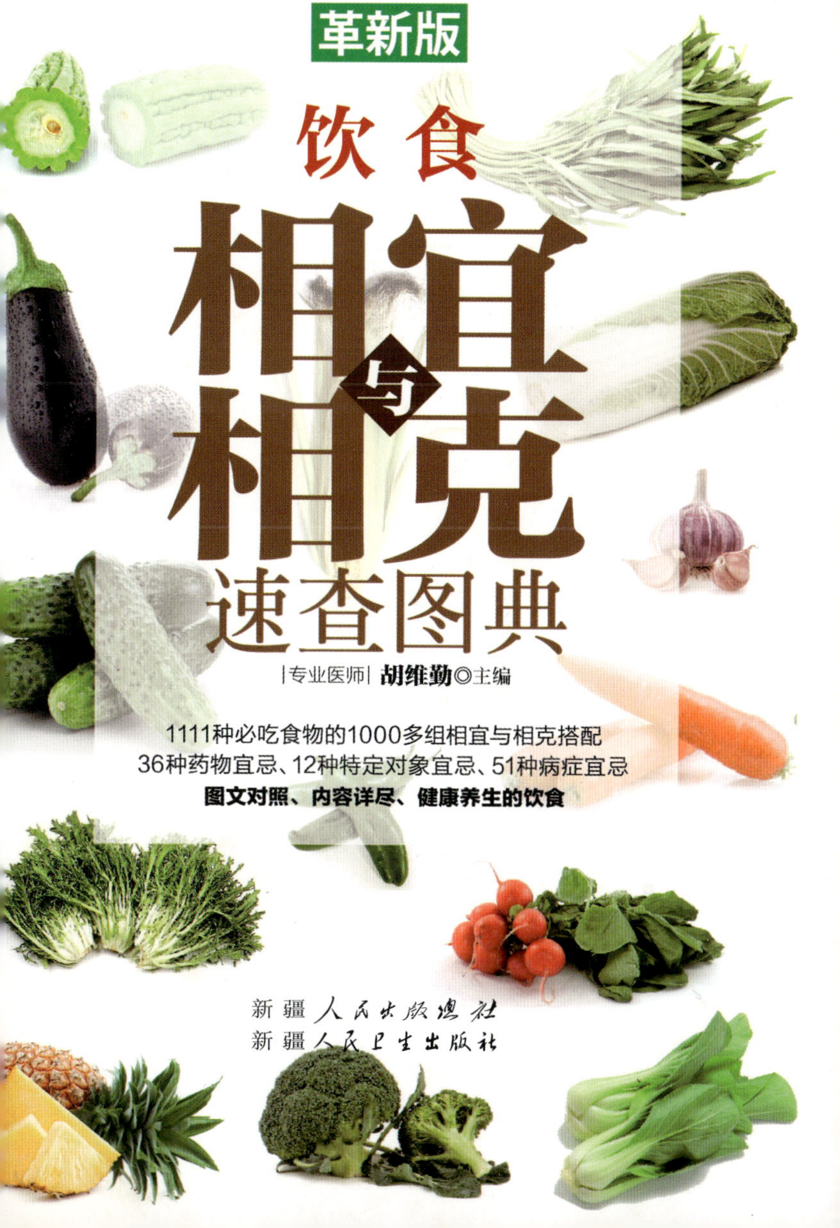

革新版

饮食相宜与相克速查图典

|专业医师| **胡维勤**◎主编

1111种必吃食物的1000多组相宜与相克搭配

36种药物宜忌、12种特定对象宜忌、51种病症宜忌

图文对照、内容详尽、健康养生的饮食

新疆人民出版总社

新疆人民卫生出版社

推荐序1

由于职业的关系，门诊中经常被病人问及适合体质的饮食及相忌宜。健康意识高涨的现代人了解到我们每天所吃的食物与身体健康有着直接的相关性，懂得利用药膳养生达到预防胜于治疗的保健原则，着实令人欣喜。

唐代孙思邈在《养老奉亲书》中记载："缘老人性，皆厌于药，而喜于食，贵不伤于脏腑也。"其实在现代的社会，何止老人不喜欢服药，男、女、老、少，只要没有生病，谁都不愿意服药的。其实日常生活中随处可见的食材皆有其功用，中医将之以性味归经来分类，依据五行相生相克配对，不但能发挥食材本身特色，更可以为健康指数加分。孙思邈更在《备急千金要方》中说："凡欲治疗，先以食疗，既食疗不愈，后乃用药尔。"也在在说明正确饮食的重要性。吃对食物，不仅能预防疾病的产生，就算生了病，也可能先用饮食配对调理来治疗初患的疾病，这正是所谓医食同源的概念。

我们姊妹于日常工作中，也常通过药膳疗法来帮助病人改善体质，或辅助慢性病患在服用药物期间的疗效，长期下来其效果甚是令人满意。

中医宝典《黄帝内经》中所载：“五谷为养，五果为助，五畜为益，五菜为充，气味合而服之，以补益精气。”综论中国历代医家早在 2000 多年以前就懂得医食同源的概念，强调平日药膳食疗的重要性。延续至今更确立了健康与摄取适宜的食物两者为密不可分的观念。本书详载了各种食物的正确配对法，更注明了与其的配对禁忌，不仅能辅助疾病的治疗，还能作为平时日常的保健，实在是家家厨房里必备应有的方便好用工具书！

台湾亚太抗老化整合医疗学会

彭美婷理事

彭美婷

青花瓷中医诊所副院长

彭燕婷副院长

彭燕婷

推荐序 2

中医精髓在于未病先防，所谓“上工治未病，中工治已病”，就是现代医学强调的预防医学观念。我们在中医门诊时深刻体会民众对调理养身的重视，往往在专业领域的望闻问切诊断把脉及针对症状治疗的处方后，民众都会再问：“医生，依据我的体质或病症该怎么注意日常生活的饮食呢？”这真是个切身的好问题，才可避免饮食寒热不合引发副作用产生，例如：体质本身偏燥热的人吃完一锅姜母鸭后，引发整脸痘痘冒出来，这就是姜的温热属性不合食用者燥热体质所导致。这也就是我们推荐此书的主要用意。

本书能提供很好的参考指标，让中药药材或食物温、热、寒、凉、平的属性，可以顺应不同体质的人食用。书中列举许多食物及中药的性味归经，同时也从营养学角度列出成分，加上现代医学常见病症的饮食宜忌，结合中西医优点让民众有全方位的健康饮食概念，无论是养病补身，还是调理保健，这本书都深具参考价值！

广州中医药大学中医博士
台北京禾中医诊所院长
陈俊如院长

国家网络医院热心医疗咨询医师
台北京禾中医大安、北投双院区主任医师
陈博圣医师

目录

CONTENTS

1 日常食物相宜与相克

蔬菜类

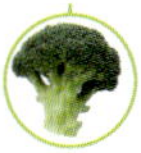

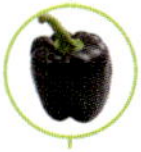

肉禽蛋类

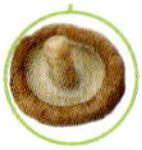

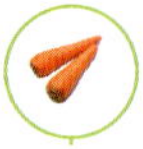

水产类

水果类

其他类

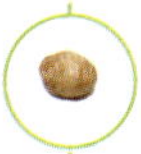

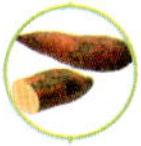

2 药物与食物相宜相克

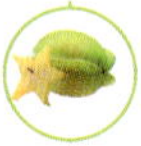

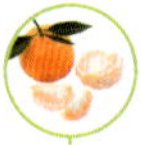

3 特定对象饮食相宜与相克

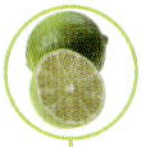

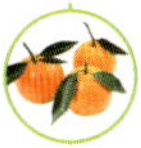

4 常见病症饮食相宜与相克

1

日常食物相宜与相克

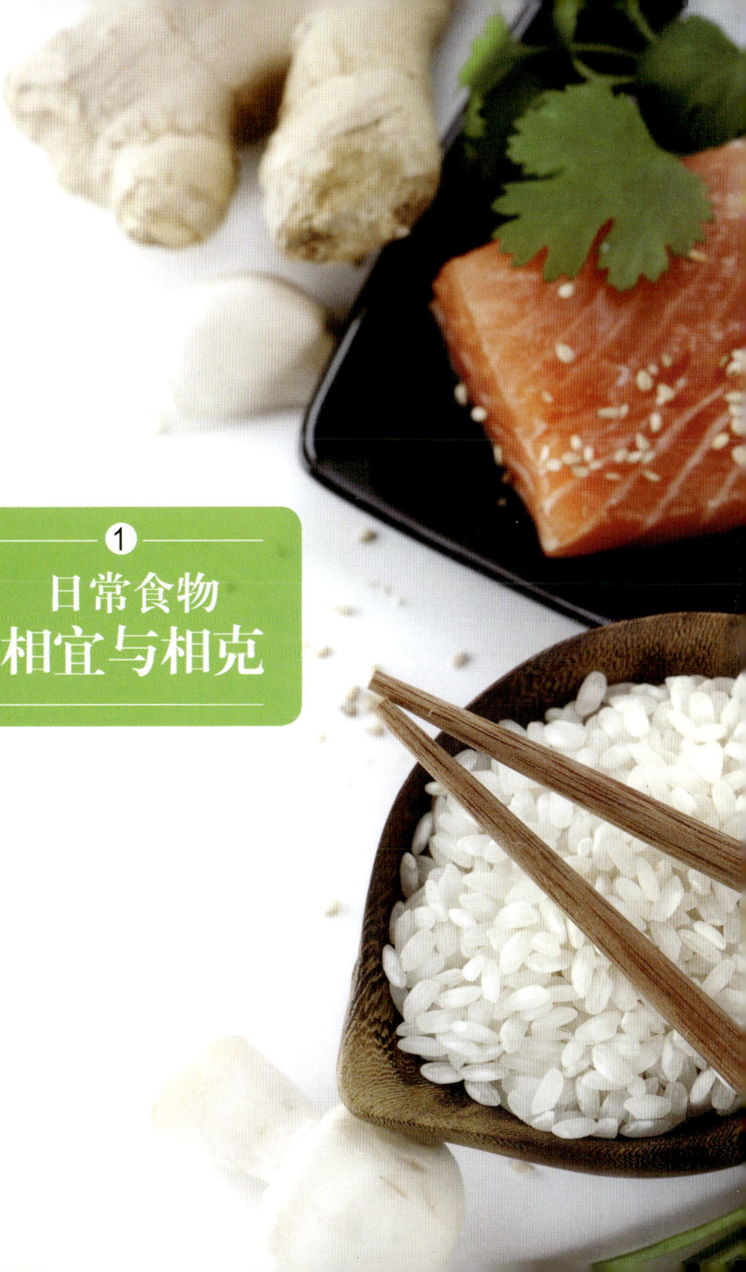

VEGETABLES

蔬菜类

蔬菜是人们日常饮食中必不可少的食物之一。蔬菜中含有多种维生素、矿物质、微量元素以及相关的植物化学物质等，所以蔬菜不仅是低糖、低盐、低脂的健康食物，同时还对各种疾病具有预防作用。

白菜

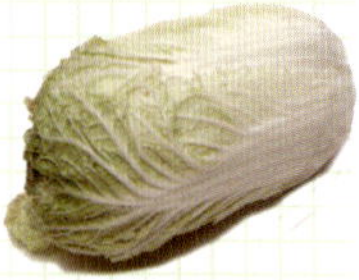

【别名】

大白菜、黄芽菜、黄矮菜、菘。

【性味归经】

性平，味苦、辛、甘。归肠、胃经。

功效 白菜具有通利肠胃、清热解毒、止咳化痰、利尿养胃的功效，是营养极为丰富的蔬菜。常食可增强人体抗病能力和降低胆固醇，对伤口难愈、牙齿出血有防治作用，还有降低血压、降低胆固醇、预防心血管疾病的食疗作用。

烹饪提示 Cooking Tip

切白菜时，宜顺丝切，这样大白菜易熟；宜用大火快炒；大白菜的做法有熘、炝、烧、炒、拌、做馅、腌等。

营养成分 含蛋白质、脂肪、多种维生素、粗纤维、钙、磷、铁、锌等。

选　购 挑选包得紧实、新鲜、无虫害的大白菜为宜。

贮　存 白菜用报纸包裹，外面再套塑料袋，袋口扎紧，存放冰箱冷藏，可保存约两周。

适宜用者 脾胃气虚者、大小便不利者、维生素缺乏者。

不宜用者 胃寒者、腹泻者、肺寒咳嗽者。

Good Food 相宜食物搭配及功效

猪肉

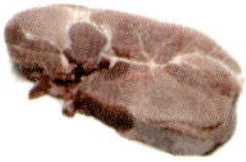

补充营养、通便

猪肝

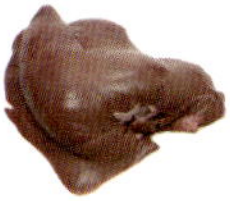

保肝护肾

鲤鱼

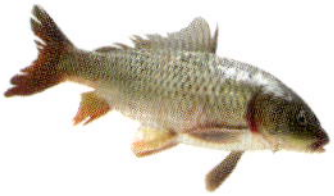

改善妊娠水肿

虾仁

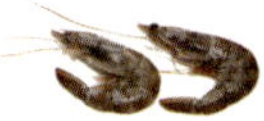

防治牙龈出血

黄豆

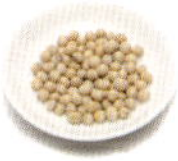

防止乳腺癌

牛肉

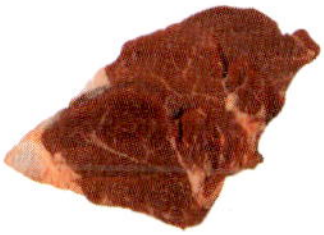

健胃消食

海带

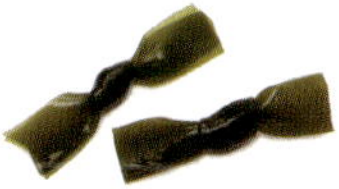

防止碘不足

青椒

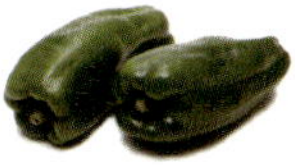

促进消化

Bad Food 相克食物搭配及后果

鳝鱼

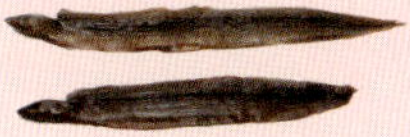

引起中毒

羊肝

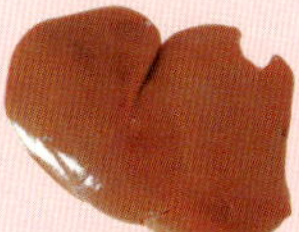

破坏维生素 C

黄瓜

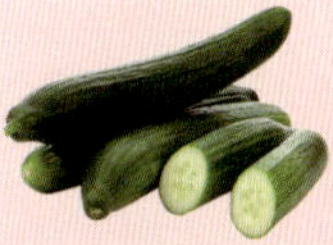

降低营养价值

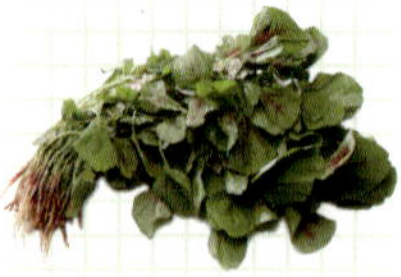

苋菜

【别名】
长寿菜、刺苋菜、野苋菜、雁来红。

【性味归经】
性凉，味微甘。归肺、大肠经。

功效 苋菜富含易被人体吸收的钙质，对牙齿和骨骼的生长可产生促进作用，并能维持正常的心肌活动，防止肌肉痉挛。它含有丰富的铁、钙和维生素K，具有促进凝血、增加血红蛋白含量、提高携氧能力、促进造血等食疗作用。

适宜用者 老人、儿童、女性、减肥者、急慢性肠炎患者、痢疾患者、大便秘结者、临产孕妇。

不宜用者 消化不良者、腹满、肠鸣、大便稀薄等脾胃虚寒者。

Good Food
相宜食物搭配及功效

猪肉

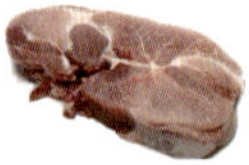

补充营养、通便

猪肝

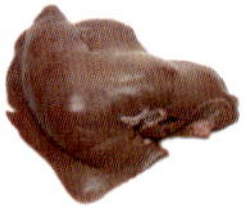

保肝护肾

鸡蛋

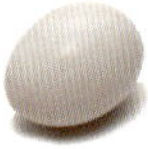

滋阴润燥

Bad Food
相克食物搭配及后果

菠菜

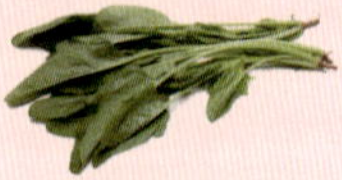

降低营养价值

牛奶

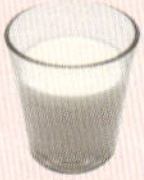

影响钙的吸收

鳖

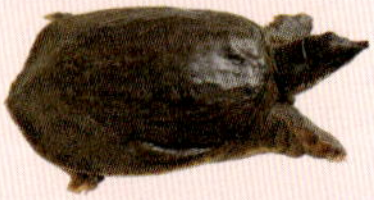

引起中毒

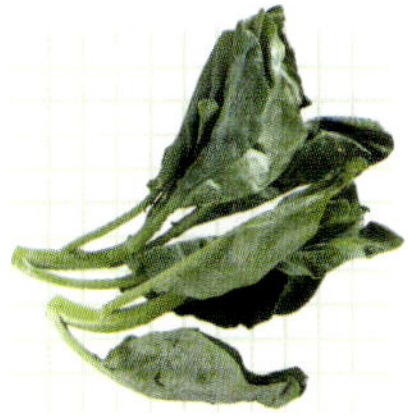

芥蓝

【别名】
百花芥蓝。

【性味归经】
性平，味甘。
归肝、胃经。

功效 芥蓝具有利尿化痰、解毒祛风、清心明目、降低胆固醇、软化血管、预防心脏病的食疗作用，不过久食也会抑制性激素的分泌。

适宜用者	食欲不振、便秘、高胆固醇患者。
不宜用者	阳痿患者忌食。
选 购	以杆身适中、叶茎鲜嫩、味道清香、无烂叶为佳。

Good Food
相宜食物搭配及功效

西红柿

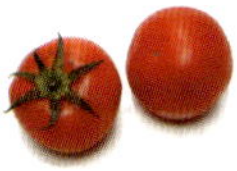

防癌

山药

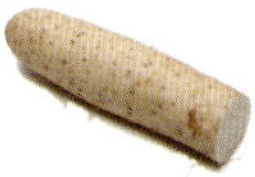

消暑

小提醒 Point

芥蓝应以炒食最佳，稍有苦涩味，故炒时要放少量豉油、糖调味。

注解

芥蓝为十字花科、芸薹属甘蓝类两年生草本植物。其栽培历史悠久，起源于大陆的南方，主要产区有广东、广西、福建和台湾等，沿海及北方大城市郊区有少量栽培，是具有特色的蔬菜。芥蓝的菜薹柔嫩、鲜脆、清甜、味鲜美，可炒食、汤食或作配菜。

小白菜

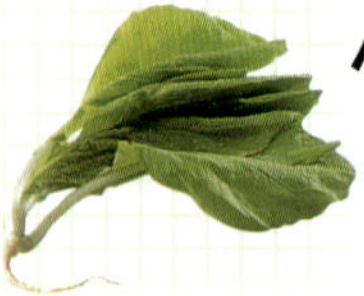

【别名】

不结球白菜、青菜。

【性味归经】

性凉，味甘。归肺、胃、大肠经。

功效 小白菜具有清热除烦、行气祛瘀、消肿散结、通利胃肠等功效，对肺热咳嗽、身热、口渴、胸闷、心烦、食少便秘、腹胀等病症有食疗作用。

适宜用者 一般人均可食用。

不宜用者 脾胃虚寒、大便溏薄者。

Good Food 相宜食物搭配及功效

虾皮

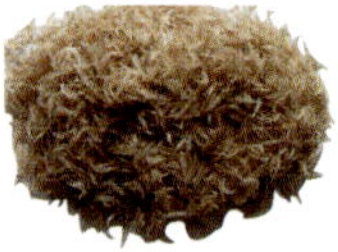

营养全面

Bad Food 相克食物搭配及后果

醋

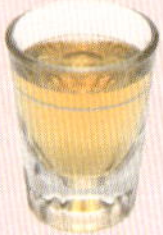

营养流失

注解

小白菜属十字花科蔬菜，是一种普遍栽培的大众化蔬菜。其品种多、生长期短、适应性广，高产易种，可全年生长与供应。小白菜原产于大陆，栽培历史悠久。早在后汉时期就有关于小白菜的文献记载，当时称其为“菘”、“鲜菜”。

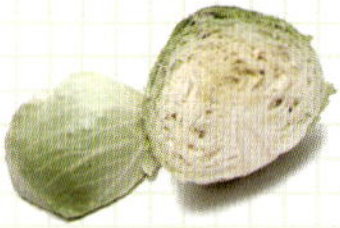

包菜

【别名】

圆白菜、高丽菜、结球甘蓝、莲花白、卷心菜。

【性味归经】

性平，味甘。无毒。归脾、胃经。

功效 包菜有补骨髓、润脏腑、益心力、壮筋骨、祛结气、清热止痛、增进食欲、促进消化、预防便秘的功效，对睡眠不佳、多梦易睡、耳目不聪、皮肤粗糙、皮肤过敏、关节屈伸不利、胃脘疼痛等病症患者具有食疗作用。

适宜用者 胃及十二指肠溃疡患者、糖尿病患者、容易骨折的老年人。

不宜用者 皮肤瘙痒性疾病、咽部充血患者。

Good Food 相宜食物搭配及功效

西红柿

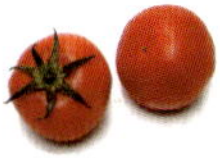

益气生津

黑木耳

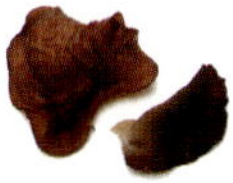

健胃补脑

猪肉

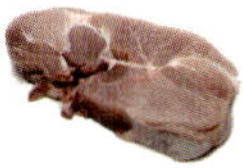

补充营养、通便

鲤鱼

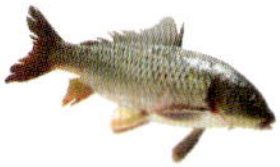

改善妊娠水肿

青椒

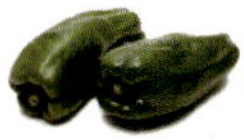

帮助消化

海带

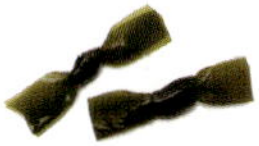

防止碘不足

Bad Food 相克食物搭配及后果

兔肉

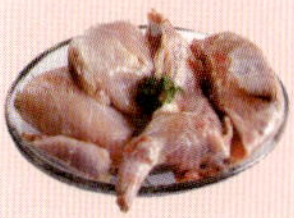

引起腹泻、呕吐

黄瓜

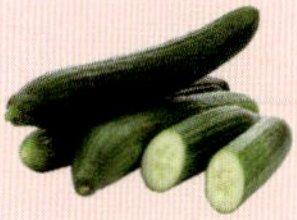

降低营养价值

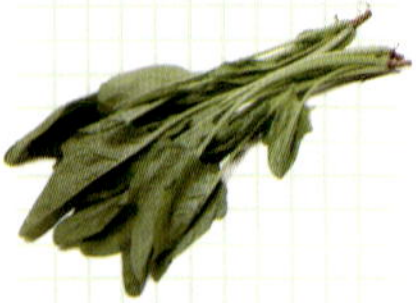

菠菜

【别名】

赤根菜、鹦鹉菜、波斯菜、菠棱菜。

【性味归经】

性凉，味甘、辛。无毒。归肠、胃经。

功效 菠菜具有促进肠道蠕动的作用，利于排便，对于痔疮、慢性胰腺炎、便秘、肛裂等病症有食疗作用，能促进生长发育，增强抗病能力，促进人体新陈代谢，延缓衰老。

烹饪提示 Cooking Tip

菠菜宜汆烫后再进行烹调，以降低草酸含量。

营养成分	含蛋白质、脂肪、碳水化合物、维生素、铁、钾、胡萝卜素、叶酸、草酸、磷脂等。
选　购	宜选择个大、叶柄粗、叶片肥大的菠菜。
贮　存	贮藏前要去除烂叶、黄叶。
适宜用者	电脑工作者、爱美者、糖尿病患者、高血压患者、便秘者、贫血者、坏血病患者、皮肤粗糙、过敏者。
不宜用者	肾炎患者、肾结石患者、易腹泻患者。

Good Food 相宜食物搭配及功效

猪肝

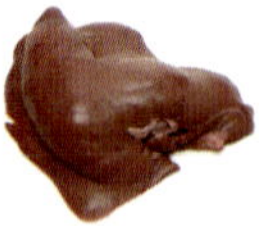

提供丰富的营养

胡萝卜

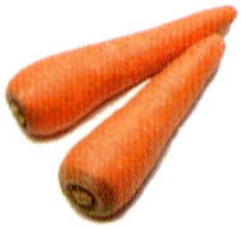

保持心血管畅通

鸡血

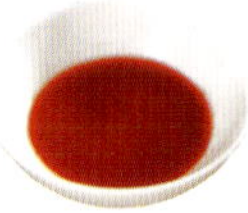

保肝护肾

鸡蛋

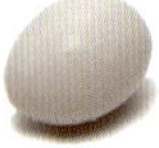

预防贫血、营养不良

花生

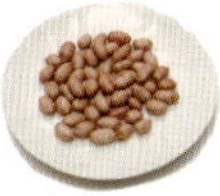

美白皮肤

粉丝

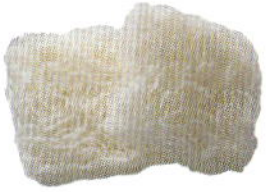

养血润燥和滋补肝肾

羊肝

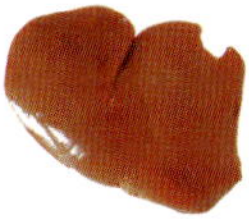

恢复活力

香油

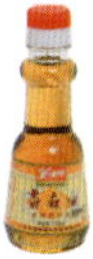

通便

Bad Food 相克食物搭配及后果

大豆

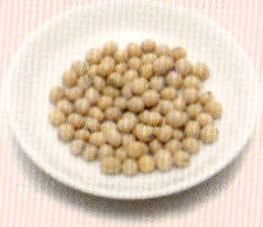

损害牙齿

鳝鱼

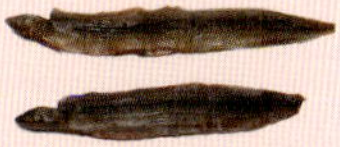

导致腹泻

核桃

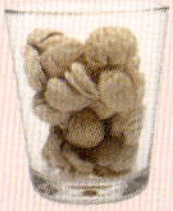

引起结石

韭菜

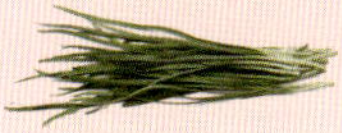

引起腹泻

虾皮

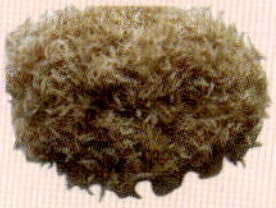

引起结石

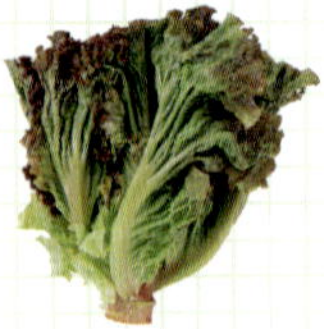

生菜

【别名】

叶用莴笋、鹅仔菜、莴仔菜、生菜。

【性味归经】

性凉，味甘。归小肠、胃经。

功效 生菜因其茎叶中含有莴苣素，故味微苦，具有镇痛催眠、降低胆固醇、改善神经衰弱等功效；生菜中含有甘露醇等有效成分，有利尿和促进血液循环的作用；生菜中膳食纤维较多，有助于消除多余脂肪，可用于减肥。

适宜用者 胃病患者、肥胖者、高胆固醇患者、神经衰弱者、肝胆病患者、维生素 C 缺乏者。

不宜用者 频尿者、畏寒者。

Good Food 相宜食物搭配及功效

兔肉

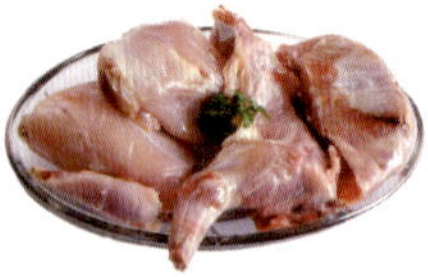

促进消化和吸收

Bad Food 相克食物搭配及后果

醋

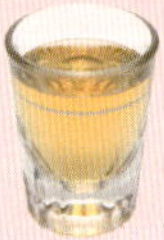

破坏营养物质

注解

生菜原产欧洲地中海沿岸，由野生种驯化而来。生菜味甘甜微苦，颜色翠绿，口感脆嫩清香，有球形的包心生菜和叶片褶皱的奶油生菜（花叶生菜）两大类。生菜含有糖类、蛋白质、莴苣素和丰富的矿物质，尤以维生素 A、维生素 C、钙和磷的含量较高。

油菜

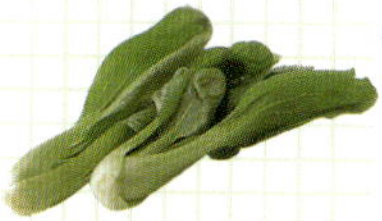

【别名】

芸薹、上海青、青江菜、油白菜、苦菜。

【性味归经】

性温，味辛。无毒。归肝、肺、脾经。

功效 油菜具有活血化瘀、消肿解毒、促进血液循环、润便通肠、美容养颜、强身健体的功效，对游风丹毒、手足疖肿、乳痈、习惯性便秘、老年人缺钙等病症有食疗作用。

适宜用者 口腔溃疡、齿龈出血、瘀血腹痛者、癌症患者。

不宜用者 怀孕早期妇女、小儿麻疹后期、患有疥疮和狐臭的人。

Good Food 相宜食物搭配及功效

黑木耳

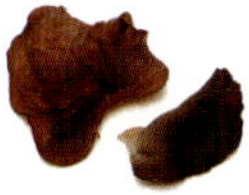

平衡营养

豆腐

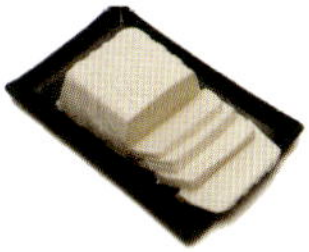

清肺止咳

蘑菇

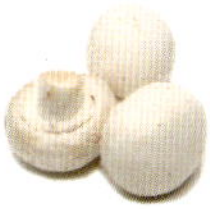

抗衰老

Bad Food 相克食物搭配及后果

螃蟹

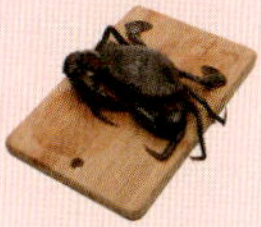

引起中毒

黄瓜

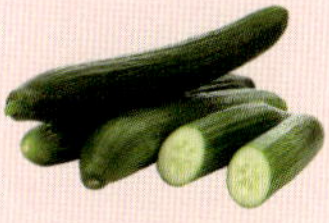

破坏维生素C

南瓜

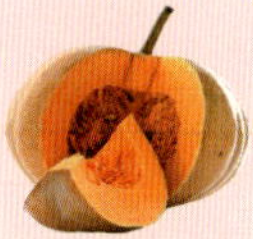

降低营养

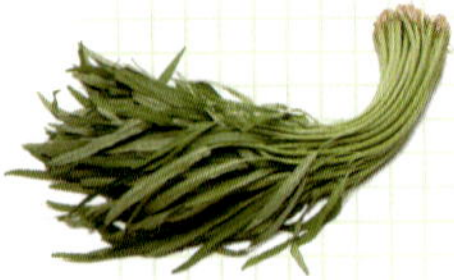

空心菜

【别名】
藤藤菜、通心菜、无心菜、竹叶菜、蕹菜。

【性味归经】
性寒，味甘。无毒。归肝、心、大肠、小肠经。

功效 空心菜有促进肠蠕动、通便解毒、清热凉血、利尿的功效，可用于防暑解热，对食物中毒、吐血、鼻出血、尿血、小儿胎毒、痈疮、疔肿、丹毒等症状也有一定的食疗作用。

适宜用者 高血压、头痛、糖尿病、鼻血、便秘、淋浊、痔疮、痈肿等患者。

不宜用者 体质虚弱、脾胃虚寒、大便溏泄者。

Good Food 相宜食物搭配及功效

辣椒

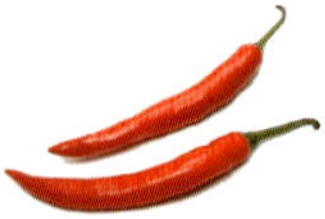

解毒降压

Bad Food 相克食物搭配及后果

牛奶 优酪乳 乳酪

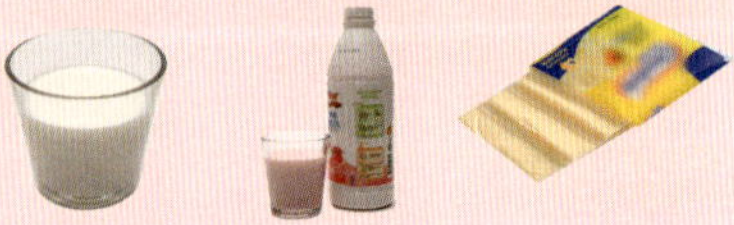

与这些食物同食影响钙质吸收

注解

空心菜为蔓性草本植物，全株光滑，地下无块根。其梗中心是空的，故称“空心菜”。其叶互生，椭圆状卵形或长三角形，开白色喇叭状花，也有紫红色或粉红色。空心菜原产东亚，主要分布于亚洲温热带地区，对土壤要求不严，适应性广，无论旱地水田还是沟边地角都可栽植。

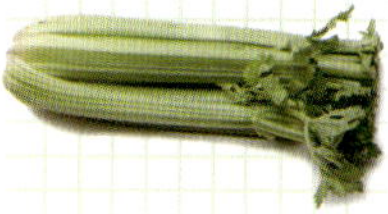

芹菜

【别名】
蒲芹、香芹。

【性味归经】
性凉，味甘、辛。
归肺、胃、肝经。

功效 芹菜有清热除烦、平肝、利水消肿、凉血止血的作用，对高血压、头痛、头晕、暴热烦渴、黄疸、水肿、小便热涩不利、妇女月经不调、赤白带下、淋巴结肿大、腮腺炎等病症有食疗作用。

烹饪提示 Cooking Tip

烹饪时，先将芹菜放于沸水中汆烫，汆烫后马上过凉水，除了可以使成菜颜色翠绿，还可以减少炒菜的时间，减少油脂对蔬菜“入侵”的时间。

营养成分 含蛋白质、甘露醇、食物纤维、含有丰富的维生素 A、维生素 C、维生素 P、钙、铁、磷等。

选　购 要选色泽鲜绿、叶柄厚、茎部稍呈圆形、内侧微向内凹的芹菜。

贮　存 用保鲜膜将芹菜叶包严、根部朝下、竖直放入清水盆中，水没过芹菜根部 5 厘米，可保持芹菜一周内不老。

适宜用者 高血压患者、动脉硬化患者、缺铁性贫血者及经期妇女。

不宜用者 脾胃虚寒者、容易腹泻者。

Good Food 相宜食物搭配及功效

西红柿

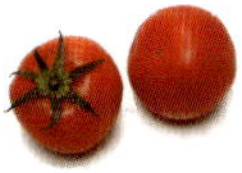

降低血压

牛肉

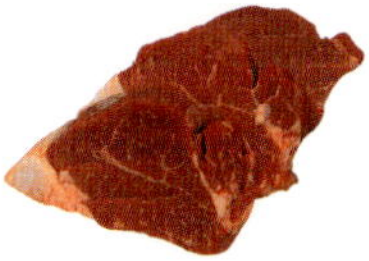

增强免疫力

羊肉

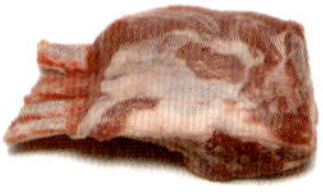

强身健体

核桃

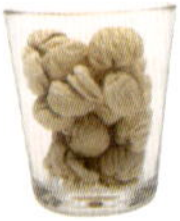

美容养颜和抗衰老

虾

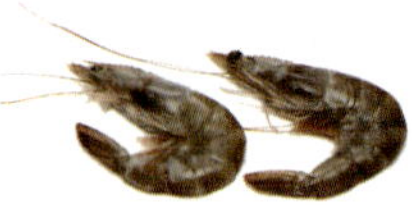

增强免疫力

莲藕

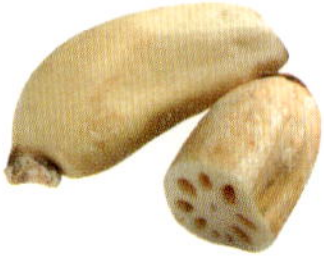

调理经血

花生

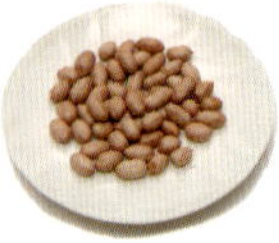

抗衰老

茭白笋

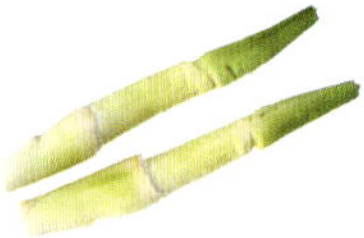

降低血压

红枣

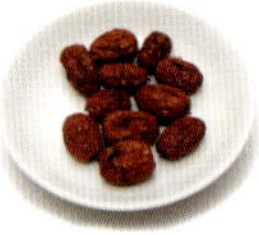

补血养颜

Bad Food 相克食物搭配及后果

醋

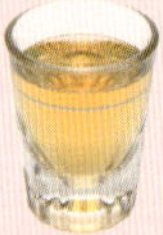

损坏牙齿

蚬

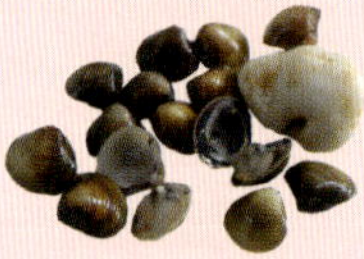

引起腹泻

南瓜

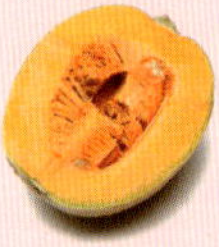

腹胀、腹泻

蛤蜊

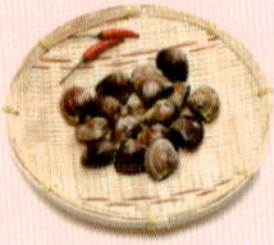

导致腹泻

螃蟹

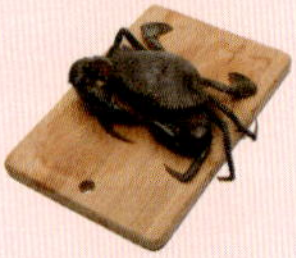

导致腹泻

鸡肉

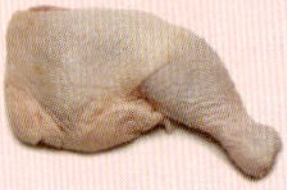

伤元气

鳖

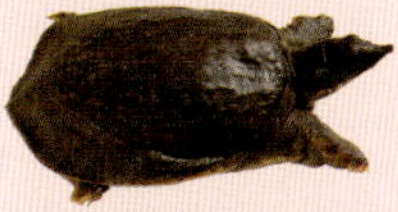

引起中毒

黄豆

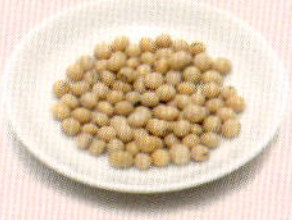

影响铁的吸收

牡蛎

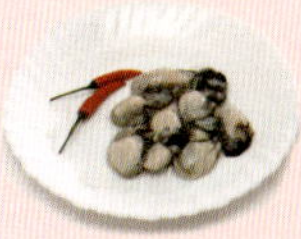

降低锌的吸收

注解

芹菜属伞形科植物，有水芹、旱芹两种，其功能相近，药用以旱芹为佳。旱芹香气较浓，又名“香芹”，亦称“药芹”。芹菜含有多种营养素，不仅有丰富的胡萝卜素、维生素 C 和粗纤维，还含有大量的钙、磷、铁、钾、钠等矿物质，有“厨房里的药物”之称。

笔记

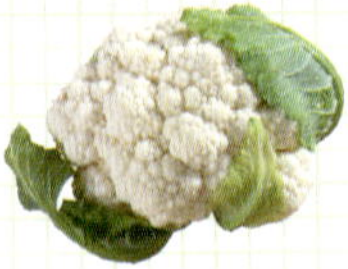

花菜

【别名】
菜花、花椰菜、球花甘蓝。

【性味归经】
性凉，味甘。归胃、肝、肺经。

功效 花菜有爽喉、开音、润肺、止咳的功效。花菜是含有类黄酮最多的食物之一，可以防止感染，阻止胆固醇氧化，防止血小板凝结成块，进而减少心脏病与中风的危险。常吃花菜还可以增强肝脏的解毒能力，提高身体的免疫力。

烹饪提示 Cooking Tip

将花菜放在盐水里浸泡几分钟，可有助于去除残留农药。花菜汆烫后，应放入凉开水内过凉，捞出沥干水再用。

营养成分 含丰富的钙、磷、铁、维生素C、维生素A原、维生素B_1、维生素B_2以及蔗糖等。

选　购 以花球周边未散开，无异味、无毛花的为佳。

贮　存 花菜最好即买即吃，即使温度适宜，也尽量避免存放3天以上。

适宜用者 食欲不振者、大便干结者、少年儿童、癌症患者。

不宜用者 尿路结石者。

Good Food 相宜食物搭配及功效

蚝油

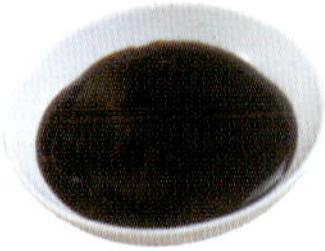

健脾开胃

辣椒

防癌抗癌

香菇

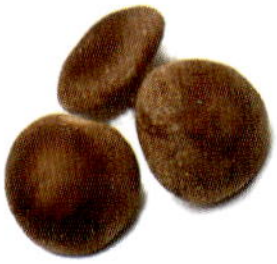

降低血脂

西红柿

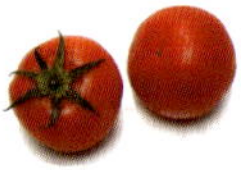

降压降脂

蜂蜜

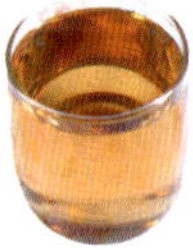

止咳润肺

Bad Food 相克食物搭配及后果

猪肝

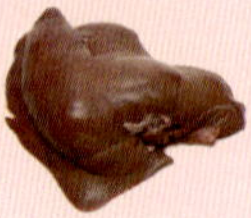

阻碍营养物质的吸收

牛肝

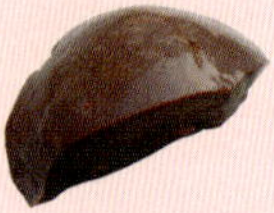

不利身体健康

牛奶

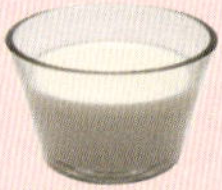

降低营养

豆浆

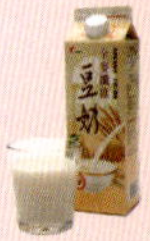

降低营养价值

注解

花菜属十字花科，是甘蓝的变种，花茎可食，原产地中海沿岸，其营养贮藏的器官为洁白、短缩、肥嫩的花蕾、花枝、花轴等聚合而成的“花球”，是一种粗纤维含量少、品质鲜嫩、营养丰富、风味鲜美的蔬菜。

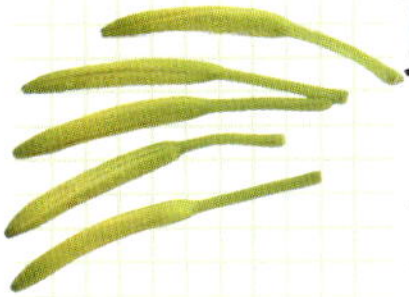

黄花菜

【别名】
金针、川草、鹿葱花、安神菜。

【性味归经】
性微寒，味甘。归心、肝经。

功效 黄花菜具有清热解毒、止血、止渴生津、利尿通乳、解酒毒的功效，对口干舌燥、大便带血、小便不利、吐血、鼻出血、便秘、肺结核等症状的食疗作用。

适宜用者 情志不畅、心情抑郁、胸闷不舒、神经衰弱、健忘失眠、气血亏损、体质虚弱、心慌气短、阳痿早泄者。

不宜用者 皮肤瘙痒症、支气管气喘患者。

Good Food 相宜食物搭配及功效

猪肉

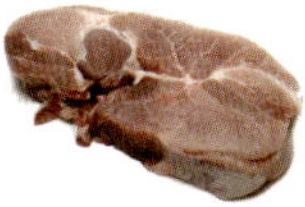

增强体质

马齿苋

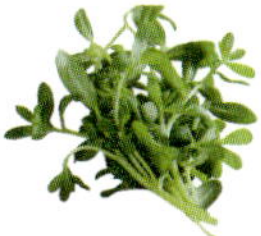

清热祛毒

鸡蛋

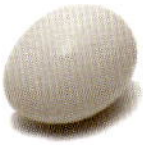

提供丰富的营养

鳝鱼

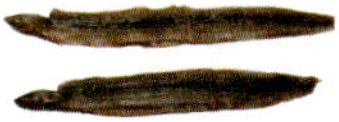

通血脉、利筋骨

Bad Food 相克食物搭配及后果

鹌鹑

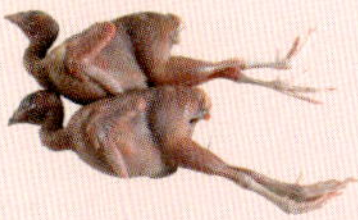

引发痔疮

驴肉

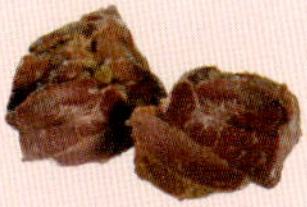

引起中毒

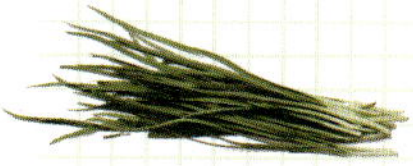

韭菜

【别名】
韭、丰本、扁菜、懒人菜、起阳草。

【性味归经】
性温，味甘、辛。无毒。归肝、肾经。

功效
韭菜能温肾助阳、益脾健胃、行气理血。韭菜中的含硫化合物具有降血脂及扩张血脉的作用。此外，这种化合物还能使黑色素细胞内的酪氨酸系统功能增强，进而改变皮肤毛囊的黑色素，消除皮肤白斑，并使头发乌黑发亮。

适宜用者 夜盲症、干眼病患者，体质虚寒、皮肤粗糙、便秘、痔疮患者。

不宜用者 消化不良、肠胃功能较弱、眼疾、胃病患者。

Good Food 相宜食物搭配及功效

黄豆芽

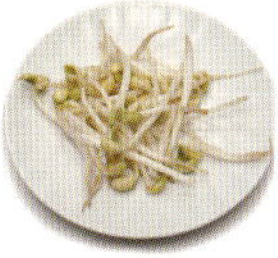

排毒瘦身

豆腐

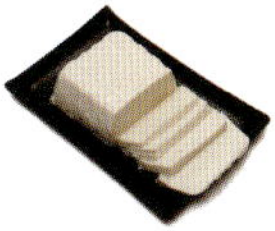

治疗便秘

鸡蛋

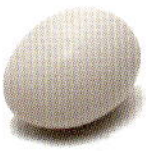

补肾、止痛

虾

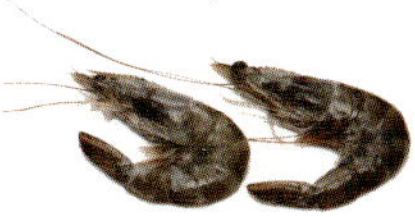

增强免疫力

Bad Food 相克食物搭配及后果

蜂蜜

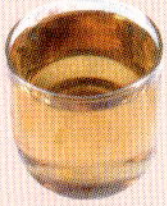

导致腹泻

菠菜

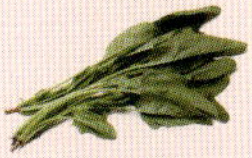

引起腹泻

牛肉

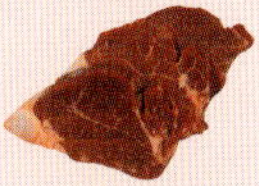

酒

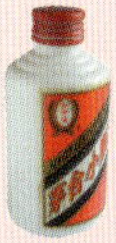

容易上火

牛奶

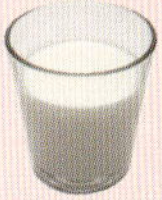

影响钙的吸收

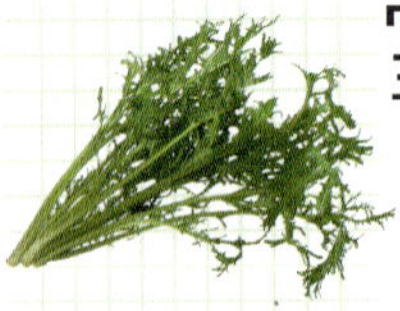

雪里红

【别名】
春不老、雪里蕻、雪里翁。

【性味归经】
性温，味甘、辛。归肝、胃、肾经。

功效

雪里红具有解毒消肿、开胃消食、温中利气的功效，对疮痈肿痛、胸膈满闷、咳嗽痰多、牙龈肿烂、便秘等症有食疗作用。

适宜用者 咳嗽多痰者、牙龈肿烂者、便秘者。

不宜用者 小儿消化功能不全者。

Good Food 相宜食物搭配及功效

猪肝

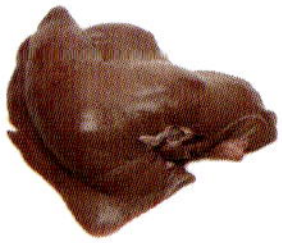

有助于钙的吸收

Bad Food 相克食物搭配及后果

醋

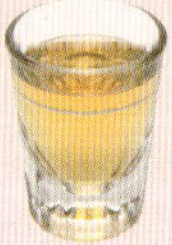

降低营养价值

注解

雪里红的栽培品种为“八根柴”，是多年栽培的农家良种。它耐热性较差，耐寒性较强，适于秋季栽培，从播种到收割只有60天。其叶片为板叶，叶长0.5米左右，肉质根直径约0.03米，亩产约万斤。

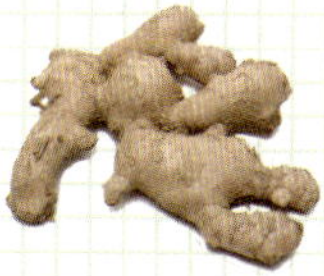

姜

【别名】
生姜。

【性味归经】
性微温，味辛。
归脾、胃、肺经。

功效

姜具有发汗解表、温中止呕、温肺止咳、解毒的功效，对外感风寒、胃寒呕吐、风寒咳嗽、腹痛腹泻、中鱼蟹毒等病症有食疗作用。

适宜用者 伤风感冒、寒性痛经、晕车晕船者。

不宜用者 阴虚内热及邪热亢盛者。

Good Food 相宜食物搭配及功效

醋

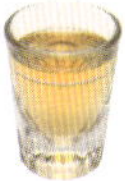

减缓恶心和呕吐

红糖

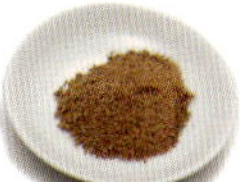

预防感冒

螃蟹

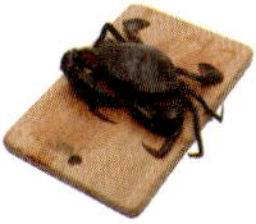

祛寒杀菌

羊肉

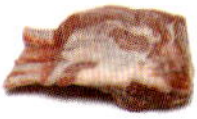

温中补血，调经散寒

Bad Food 相克食物搭配及后果

白酒

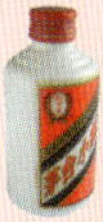

伤害肠胃

狗肉

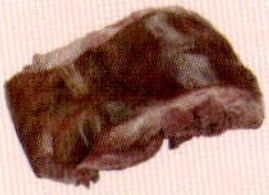

容易上火

兔肉

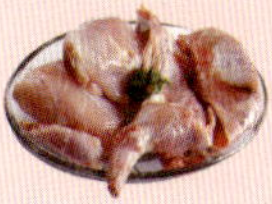

破会营养成分

马肉

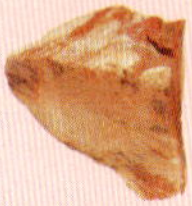

导致痢疾

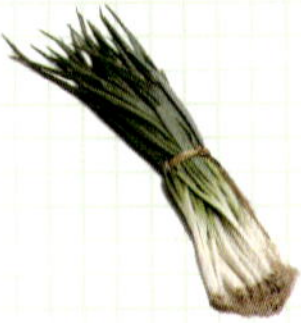

葱

【别名】

芤、鹿胎、菜伯、四季葱、葱白、大葱。

【性味归经】

性温，味辛。归肺、胃二经。

功效 葱含有挥发性硫化物，具特殊辛辣味，是重要的解腥调味品。中医学上，葱有杀菌、通乳、利尿、发汗和安眠等药效，对风寒感冒轻症、痈肿疮毒、寒凝腹痛、小便不利等病症有食疗作用。

烹饪提示 Cooking Tip

根据主料的不同，可切成葱段和葱末掺和食用。

营养成分	含蛋白、糖类、脂肪、碳水化合物、胡萝卜素，还含有苹果酸、碳酸糖、维生素C、铁、钙、镁等。
选　购	葱宜选择葱白嫩、叶绿鲜翠的。
贮　存	用报纸将葱包裹好，放置在冷藏室内保存；或洗净后切成葱花状，以盒密封冷藏，可保存7天左右。
适宜用者	伤风感冒、发热无汗、头痛鼻塞、咳嗽痰多者，腹部受寒引起的腹痛腹泻者，胃寒之食欲不振、胃口不开者。
不宜用者	容易感冒、多汗者以及溃疡病患者。

Good Food 相宜食物搭配及功效

动物肝脏

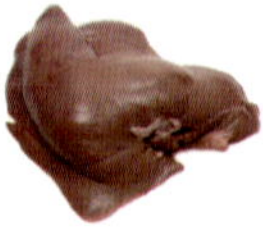

有利于营养物质的吸收

牛肉

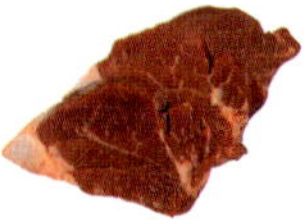

可预防和治疗风寒感冒、头痛鼻塞

蘑菇

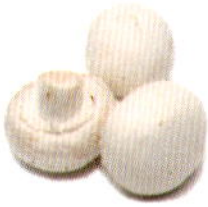

降低血脂

猪肉

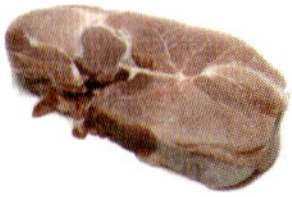

增强人体免疫力

毛豆

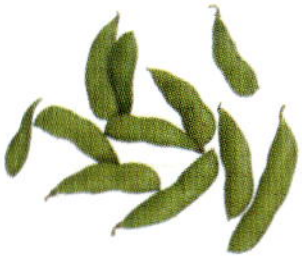

改善睡眠

Bad Food

相克食物搭配及后果

红枣

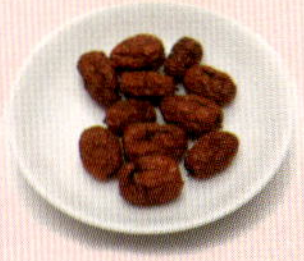

引起上火

杨梅

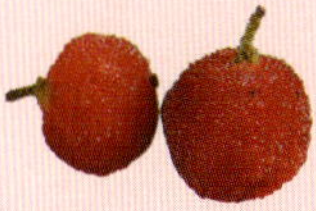

降低营养价值

山楂

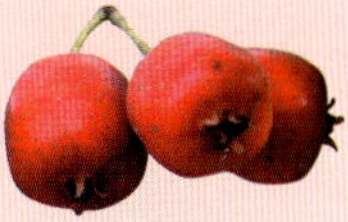

伤脾胃

笔记

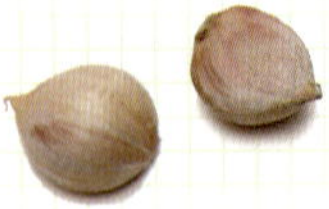

蒜

【别名】

蒜头、大蒜、胡蒜。

【行为归经】

性温，味辛。归脾、胃、肺经。

功效

蒜含有大量对人体有益的活性成分，可防病健身。蒜能杀菌，促进食欲，调节血脂、血压、血糖，可预防心脏病，抗肿瘤，保护肝脏，增强生殖功能，保护胃黏膜，抗衰老，还可减少铅中毒等。

烹饪提示 Cooking Tip

大蒜可用于生食、捣泥食用、炒菜等。

营养成分	含蛋白质、脂肪、糖类、维生素B群、维生素C等营养成分。
选购	以瓣种外皮干净、带光泽、无损伤和烂瓣的为上品。
贮存	常温下，将蒜放网袋中，悬挂于通风处。
适宜用者	糖尿病患者、有铅中毒倾向者、肺结核患者、百日咳患儿，痢疾、肠炎、伤寒患者，胃酸减少及胃酸缺乏者。
不宜用者	胃炎患者、胃溃疡患者、肝病患者、阴虚火旺者，常见面红、午后低热、口干便秘、烦热者，目疾、口齿喉舌疾者。

Good Food

相宜食物搭配及功效

醋

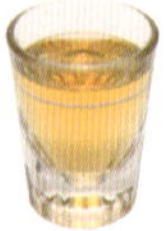

治疗痢疾、肠炎

猪肉

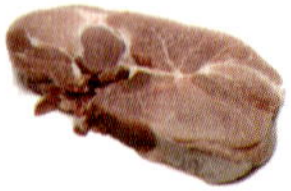

提供丰富的营养

洋葱

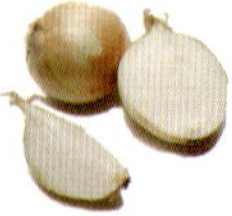

增强人体免疫力

马齿苋

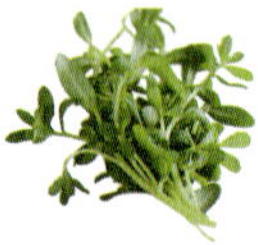

清热止痢

黄瓜

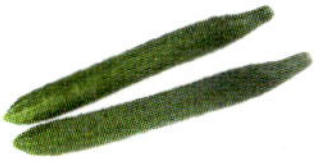

促进脂肪和胆固醇的代谢

生菜

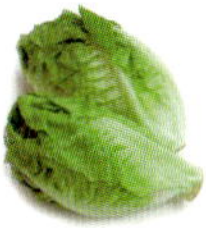

清热解毒

莴笋

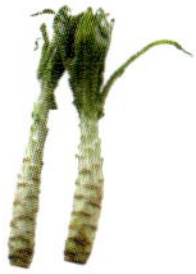

降低血压

豆腐

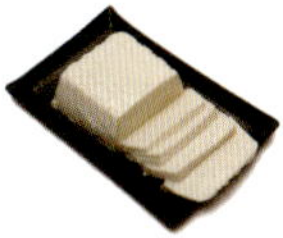

降压降脂

Bad Food 相克食物搭配及后果

蜂蜜

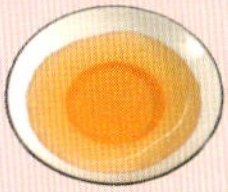

导致便秘

鲫鱼

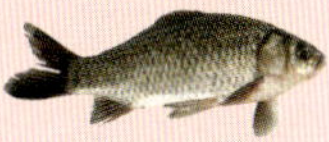

导致肠胃痉挛

芒果

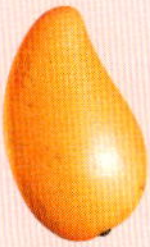

导致肠胃不适

山楂

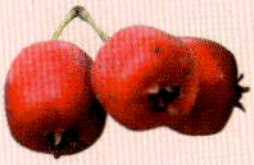

导致神经衰弱

笔记

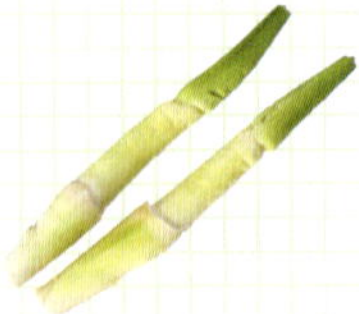

茭白

【别名】
出隧、绿节、菰菜、茭笋、茭粑、高笋、茭白笋。

【性味归经】
性寒，味甘。归肝、脾、肺经。

功效
茭白有解热毒、除烦渴、利二便的功效，对烦热、消渴、二便不通、黄疸、痢疾、膀胱炎、眼睛红、乳汁不下、疮疡等病症有食疗作用。另外，茭白还有很好的解酒作用。

适宜用者 高血压病人、黄疸肝炎患者、产后乳汁缺少的妇女、饮酒过量和酒精中毒的患者。

不宜用者 肾脏疾病、尿路结石或尿中草酸盐类结晶较多者。

Good Food 相宜食物搭配及功效

鸡蛋

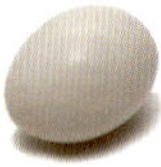

美容养颜

猪脚

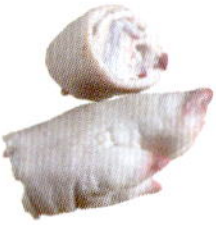

有催乳作用

猪肝

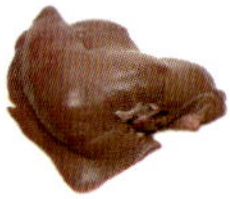

保肝护肾

芹菜

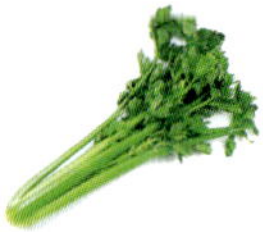

降低血压

西红柿

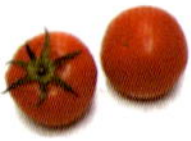

清热解毒、利尿降压

香菇

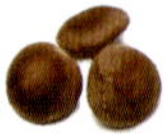

清胃肠兼补、不燥不腻

Bad Food 相克食物搭配及后果

豆腐

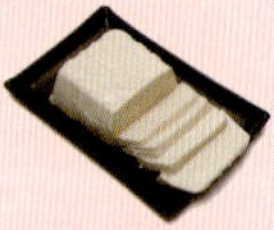

容易得结石

蜂蜜

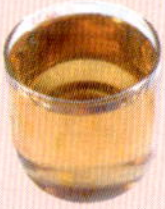

引发痼疾

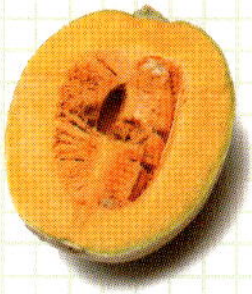

南瓜

【别名】

麦瓜、番瓜、倭瓜、金冬瓜。

【性味归经】

性温，味甘。归脾、胃经。

功效

南瓜具有润肺益气、化痰、消炎止痛、降低血糖、驱虫解毒、止喘、美容等功效，可减少粪便中毒素对人体的危害，防止结肠癌的发生，对高血压及肝脏等一些病变也有预防和治疗的食疗作用。另外，南瓜中胡萝卜素含量较高，可保护眼睛。

烹饪提示 Cooking Tip

南瓜所含的类胡萝卜素耐高温，加油脂烹炒，更有助于人体摄取吸收。

营养成分 含蛋白质、淀粉、糖类、胡萝卜素、维生素B_1、维生素B_2、维生素C和膳食纤维，以及钾、磷、钙、铁、锌等。

选　购 挑选外形完整，最好是瓜梗蒂连着瓜身，这样的南瓜最新鲜。购买已切开的南瓜，则选择果肉厚、新鲜水嫩不干燥的。嫩南瓜水分多，瓜肉薄而脆；老南瓜则较面较甜。建议依据口味选择。

贮　存 南瓜切开后，可将南瓜子去掉，用保鲜袋装好后，放入冰箱冷藏保存。

适宜用者 糖尿病、动脉硬化、胃溃疡、肋间神经痛等患者，脾胃虚弱者、营养不良者、肥胖者、便秘者以及中老年人。

不宜用者 有脚气、黄疸、时病疳症、下痢胀满、产后痧痘、气滞湿阻病症患者。

Good Food 相宜食物搭配及功效

牛肉

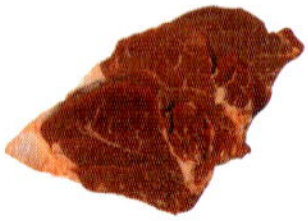

补脾健胃、解毒止痛

莲子

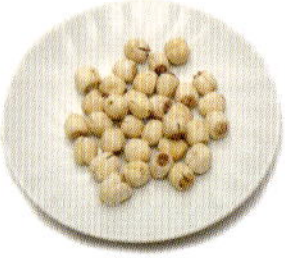

降低血压

芦荟

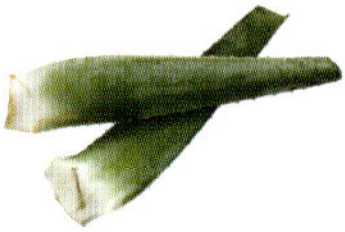

美白肌肤

猪肉

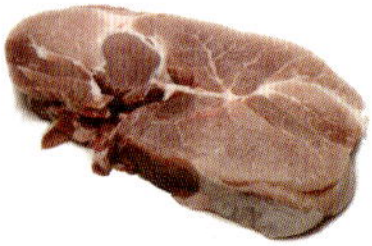

预防糖尿病

山药

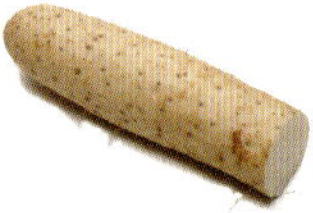

提神补气

绿豆

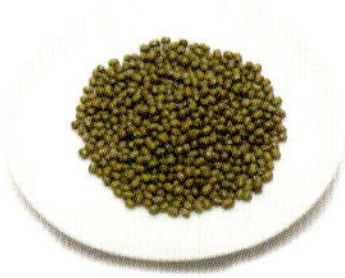

清热解毒、生津止渴

Bad Food 相克食物搭配及后果

辣椒

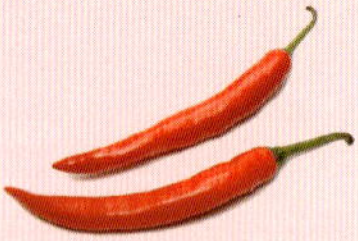

破坏维生素C

羊肉

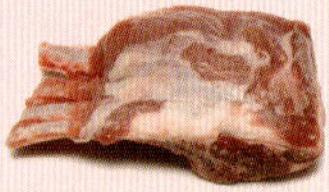

发生黄疸和脚气

螃蟹

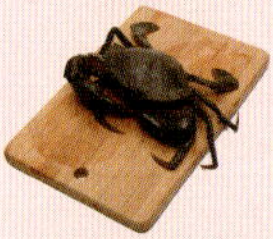

导致腹痛、腹泻

鲤鱼

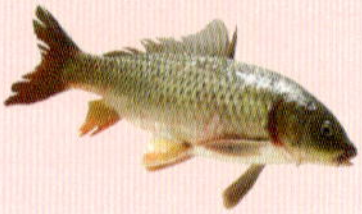

引起中毒

虾

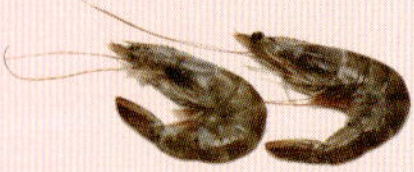

引起腹泻、腹胀

菠菜

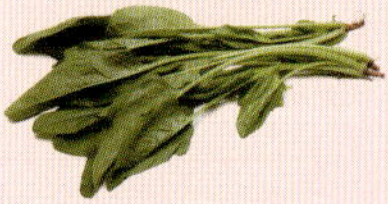

降低营养价值

白带鱼	红薯
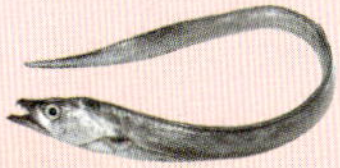	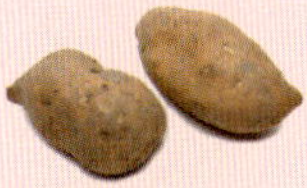
不利营养物质的吸收	引起腹胀腹痛

注解

南瓜为葫芦科南瓜属一年生草本植物。起源于美洲，2000年前已有栽培。现广泛分布于全世界和中国各地。南瓜嫩果味甘适口，是夏秋季节的瓜菜之一。老瓜可作饲料或杂粮，所以有很多地方又称为饭瓜。在西方，南瓜常用来做成南瓜派。南瓜瓜子可以做零食。

笔记

冬瓜

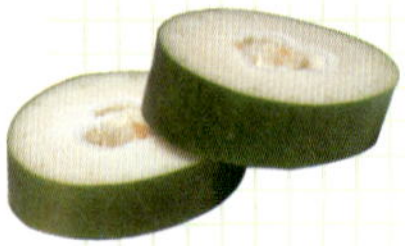

【别名】

白瓜、白冬瓜、枕瓜。

【性味归经】

性凉，味甘。归肺、大肠、小肠、膀胱经。

功效

冬瓜具有清热解毒、利水消肿、减肥美容的功效；能减少体内脂肪，有利于减肥。常吃冬瓜，还可以使皮肤光洁；另外，对慢性支气管炎、肠炎、肺炎等感染性疾病有一定的食疗作用。

烹饪提示 Cooking Tip

冬瓜是一种解热利尿比较理想的日常食物，连皮一起煮汤，效果更明显。

营养成分 含有矿物质、维生素，冬瓜子中含有脂肪、瓜氨酸、不饱和脂肪酸等。

选　　购 挑选时用指甲掐一下，皮较硬，肉质致密，种子已成熟变成黄褐色的冬瓜口感好。

贮　　存 买回来的冬瓜如果吃不完，可用比较大的保鲜膜贴在冬瓜的切面上，用手抹紧贴满，可保持3～5天。

适宜用者 心烦气躁、热病口干烦、小便不利者。

不宜用者 脾胃虚弱、肾脏虚寒、久病滑泄、阳虚肢冷患者。

Good Food 相宜食物搭配及功效

海带

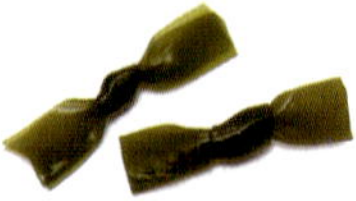

降低血压

芦笋

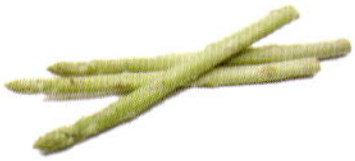

降低血脂

火腿

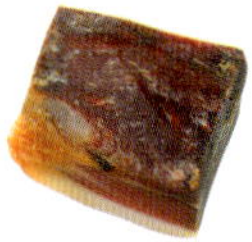

治疗小便不顺

鳖

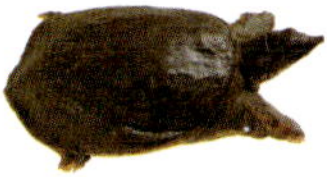

润肤、明目

鲢鱼

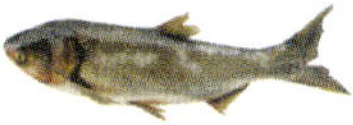

可辅助治疗产后气血亏虚

螃蟹

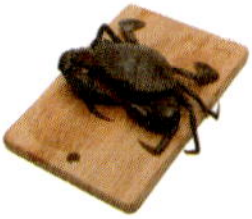

减肥健美

鸡肉

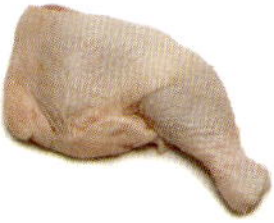

排毒养颜

蘑菇

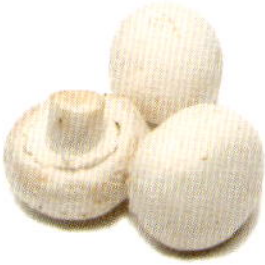

利小便

Bad Food 相克食物搭配及后果

鲫鱼

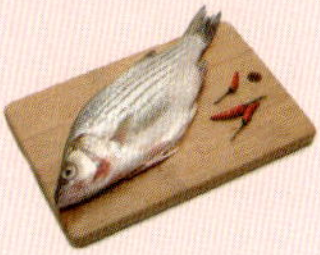

导致身体脱水

醋

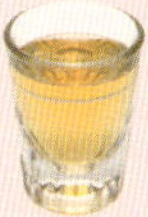

降低营养价值

红豆

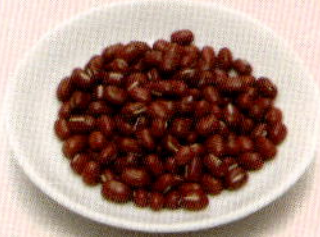

身体脱水

注解

冬瓜为一年生草本植物。瓜嫩时绿色有毛，熟后发青色，皮坚厚有粉，瓜肉肥白。瓜瓤叫做瓜练，瓤中的籽叫瓜犀，排列生长。冬瓜原产中国南方各地及印度，现在东亚和南亚地区广泛栽培。其可以拿来煮汤，又可以炒食。并且它还有减肥、润肺功效，可消除身体水肿。冬瓜分皮面表面有刺的和表面没刺的两种。

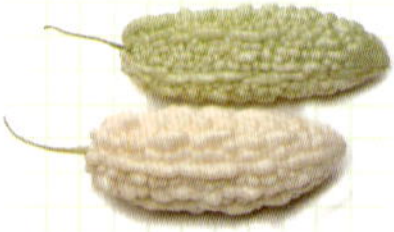

苦瓜

【别名】

凉瓜、癞瓜。

【性味归经】

性寒，味苦。归脾、胃、心、肝经。

功效 苦瓜有清暑除烦、清热消暑、解毒、明目、降低血糖、提高身体免疫力的功效，对治疗痢疾、疮肿、热病烦、痱子过多、眼结膜炎、小便短赤等病症有一定的食疗作用。

烹饪提示 Cooking Tip

切好的苦瓜放入开水中稍氽烫，或放在无油的热锅中干煸一会，或用盐腌一下，都可减轻它的苦味。

营养成分 含胰岛素、蛋白质、脂肪、淀粉、维生素C、粗纤维、胡萝卜素和钙、磷、铁等多种矿物。

选　　购 苦瓜身上一粒一粒的果瘤，是判断苦瓜好坏的特征。颗粒愈大愈饱满，表示瓜肉也愈厚。

贮　　存 苦瓜不耐保存，即使在冰箱中存放也不宜超过2天。

适宜用者 糖尿病、癌症、痱子患者。

不宜用者 脾胃虚寒者及孕妇。

Good Food 相宜食物搭配及功效

辣椒

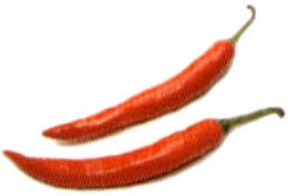

排毒瘦身

鸡蛋

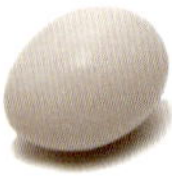

对骨骼、牙齿的健康有帮助

猪肝

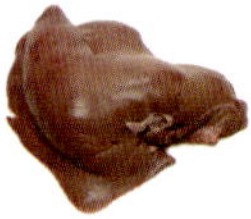

清热解毒、补肝明目

茄子

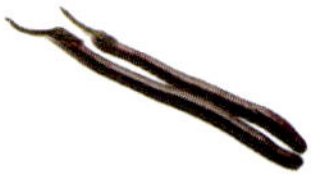

延缓衰老、益气壮阳

洋葱

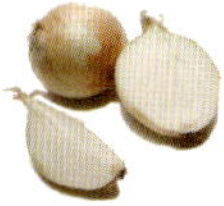

增强免疫力

瘦肉

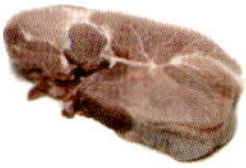

提高人体对铁元素的吸收

玉米

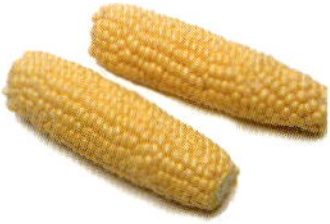

清热解毒

鸡翅

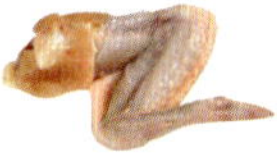

补脾健胃

Bad Food 相克食物搭配及后果

豆腐

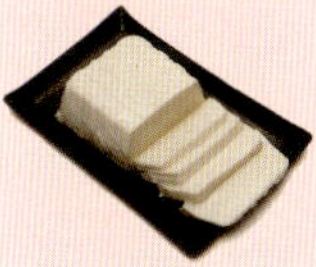

容易引起结石

南瓜

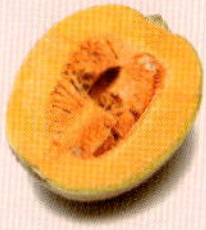

破坏维生素C

沙丁鱼

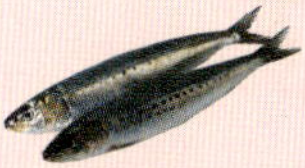

引发荨麻疹

牛奶

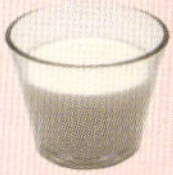

不利营养的吸收

笔记

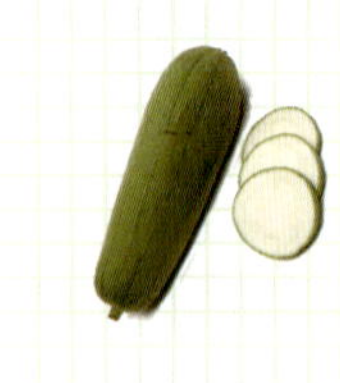

丝瓜

【别名】

布瓜、绵瓜、絮瓜、天丝瓜、倒阳菜。

【性味归经】

性凉，味甘。归肝、胃经。

功效　丝瓜有清暑凉血、解毒通便、祛风化痰、润肌美容、通经络、行血脉、下乳汁、调理月经不顺等食疗作用，还能用于辅助治疗热病身热烦、痰喘咳嗽、肠风痔漏、崩漏、带下、血淋、疔疮痈肿、妇女乳汁不下等病症。

适宜用者　月经不调者，身体疲乏、痰喘咳嗽、产后乳汁不通的妇女。

不宜用者　体虚内寒、腹泻者。

Good Food 相宜食物搭配及功效

毛豆

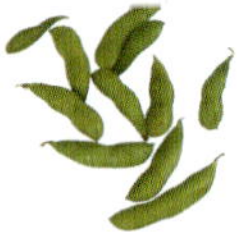

降低胆固醇

菊花

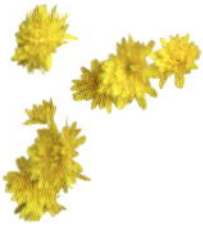

清热养颜、洁肤除雀斑

鸡肉

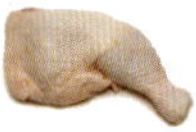

清热利肠

鸭肉

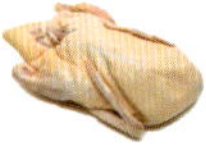

清热祛火

鱼

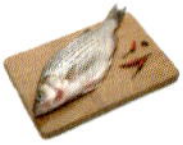

增强免疫力

鸡蛋

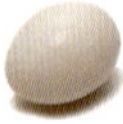

润肺、补肾

虾

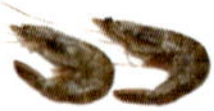

养心润肺、润肤

Bad Food 相克食物搭配及后果

芦荟

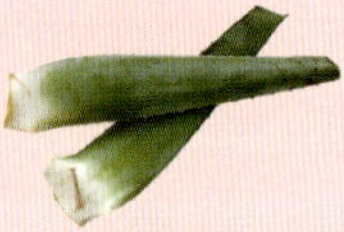

引起腹痛、腹泻

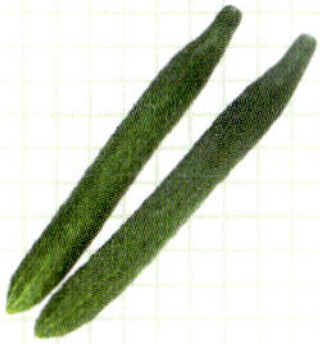

黄瓜

【别名】
胡瓜、青瓜。

【性味归经】
性凉，味甘。有小毒。归肺、胃、大肠经。

功效 黄瓜具有除湿、利尿、降脂、镇痛、促消化之食疗作用。尤其是黄瓜中所含的纤维素能促进肠内腐败食物排泄，而所含的丙醇、乙醇和丙醇二酸还能抑制糖类物质转化为脂肪，对肥胖者和高血压、高血脂患者有利。

烹饪提示 Cooking Tip

黄瓜尾部含有较多的苦味素，苦味素有抗癌的作用，所以不宜把黄瓜尾部全部丢掉。

营养成分 含有蛋白质、食物纤维、矿物质、维生素、乙醇、丙醇等，并含有多种游离氨基酸。

选　购 选购黄瓜，色泽应亮丽，若外表有刺状凸起，而且小黄瓜头上顶着新鲜黄花的为最好。

贮　存 保存黄瓜要先将它表面的水分擦干，再放入密封保鲜袋中，封好袋口后冷藏即可。

适宜用者 热病患者，肥胖、高血压、高血脂、水肿、癌症、嗜酒者及糖尿病患者。

不宜用者 脾胃虚弱、胃寒、腹痛腹泻、肺寒咳嗽患者。

Good Food 相宜食物搭配及功效

鱿鱼

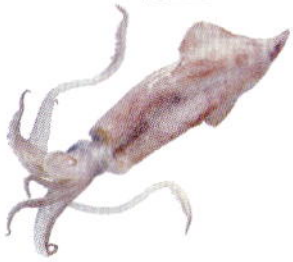

增强人体免疫力

大蒜

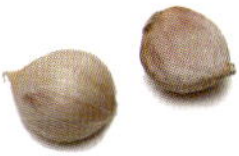

排毒瘦身

黄花菜

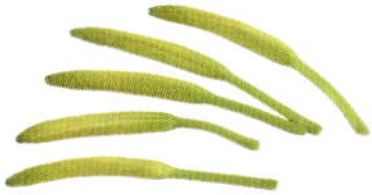

可改善不良情绪

黑木耳

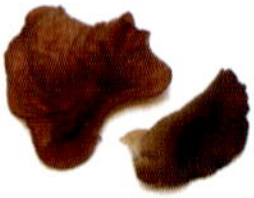

排毒瘦身和补血养颜

豆腐

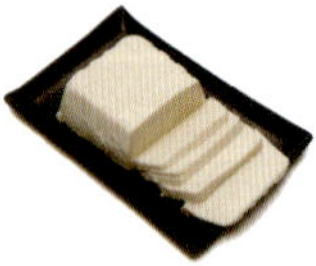

降低血脂

马铃薯

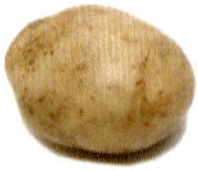

排毒瘦身

虾

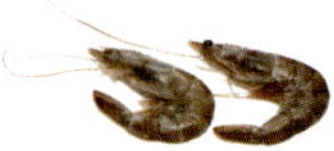

保肝护肾

蜂蜜

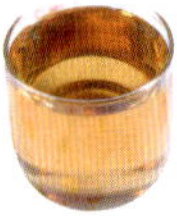

润肠通便和清热解毒

醋

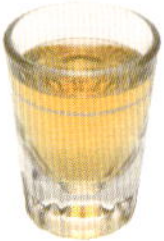

开胃消食

落葵

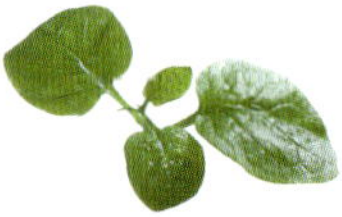

减肥塑身

注解

黄瓜原产于喜马拉雅山南麓的热带雨林地区，最初为野生，瓜带黑刺，味道非常苦，不能食用，后经长期栽培、改良，才成为现在脆甜可口的黄瓜。台湾各地普遍栽培，初春育苗后移栽，或春季、夏季直接播种，可温室栽培。黄瓜食用部分为幼嫩子房。果实颜色呈油绿或翠绿。鲜嫩的小黄瓜顶花带刺，果肉脆甜多汁，具有清香口味。

笔记

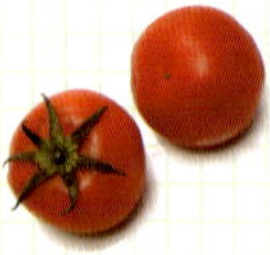

西红柿

【别名】
番茄、番李子、洋柿子、毛蜡果。

【性味归经】
性凉，味甘、酸。归肝、胃、肺经。

功效 西红柿具有止血、降压、利尿、健胃消食、生津止渴、清热解毒、凉血平肝的功效，可以预防子宫颈癌、膀胱癌和胰腺癌等。另外，还能美容和治愈口疮（可含些西红柿汁，使其接触疮面，每次数分钟，每日数次，效果显著）。

烹饪提示 Cooking Tip

剥西红柿皮时，把开水淋在西红柿上，或者把西红柿放入开水里稍汆烫，皮就能很容易被剥掉了。

营养成分 富含有机碱、西红柿碱和胡萝卜素、维生素A、维生素B群、维生素C及钙、镁、钾、钠、磷、铁、铜、碘等矿物，以及蛋白质、糖类、纤维素、苹果酸、柠檬酸、芦丁等。

选　购 不要选有棱角和掂起来分量轻的，可能是催红剂的作用。要选颜色粉红、浑圆，表皮有白色的小点点，蒂部圆润、带着淡淡的青色，就是最沙最甜的了。

贮　存 放入食品袋中，扎紧口，放在阴凉通风处，每隔一天打开口袋透透气，擦干水珠后再扎紧。

适宜用者 热性病发热、口渴、食欲不振、习惯性牙龈出血、贫血、高血压、急慢性肝炎、急慢性肾炎、夜盲症和近视眼者。

不宜用者 急性肠炎、菌痢者及溃疡活动期病人。

Good Food 相宜食物搭配及功效

芹菜

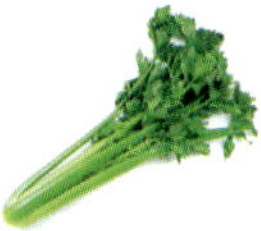

降压、健胃消食

蜂蜜

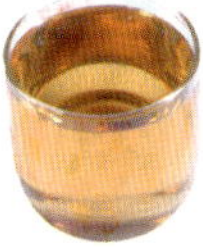

补血养颜

鸡蛋

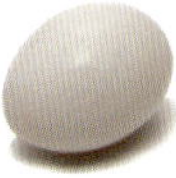

抗衰防老

山楂

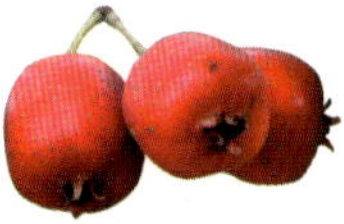

降低血压

优酪乳

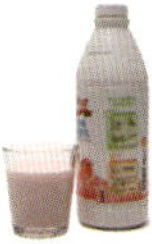

补虚降脂

花菜

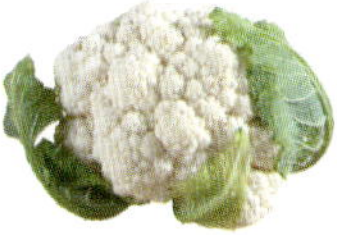

预防心血管疾病

Bad Food 相克食物搭配及后果

南瓜

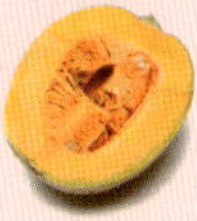

降低营养

红薯

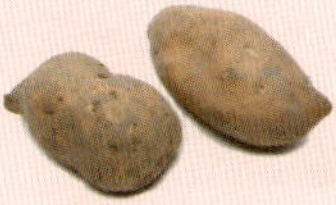

引起呕吐、腹痛腹泻

猕猴桃

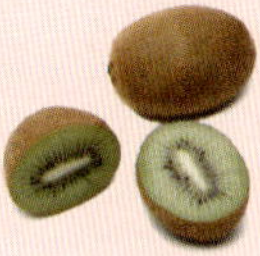

降低营养价值

鱼肉

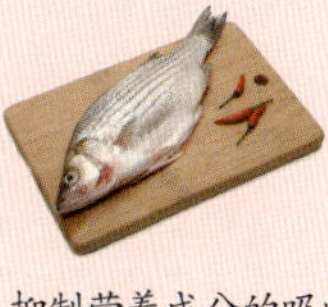

抑制营养成分的吸收

螃蟹

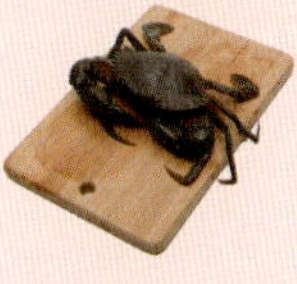

引起腹痛、腹泻

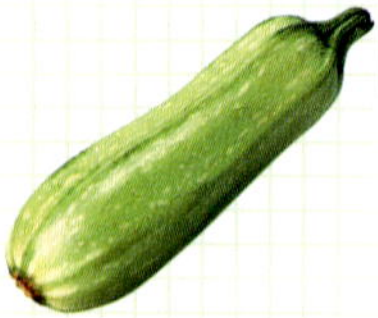

西葫芦

【别名】

北瓜、番瓜、瓢子、夏南瓜、桥瓜。

【性味归经】

性寒，味甘。归肺、胃、肾经。

功效 西葫芦具有除烦止渴、润肺止咳、清热利尿、消肿散结的食疗作用。其对烦渴、糖尿病、水肿腹胀、疮毒，以及肾炎、肝硬化腹水等症，具有辅助治疗的作用。还能增强免疫力，发挥抗病毒和肿瘤的辅助作用。

选购 选表面光亮、挺阔、坚实，无物理伤害，翠绿中带白的。最好不选粗的，细的西葫芦味道更鲜嫩，而且出水也较少。

适宜用者 一般人都可食用，尤其适合糖尿病患者。

不宜用者 脾胃虚寒者。

Good Food 相宜食物搭配及功效

鸡蛋

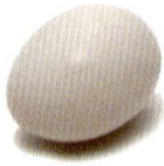

补充动物蛋白

洋葱

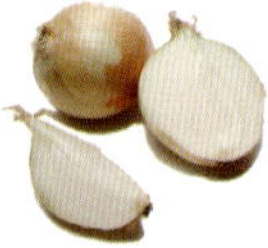

增强免疫力

小提醒 Point

炒西葫芦片时，放入炒锅后，立即淋几滴醋，再加一点番茄酱，可使西葫芦片脆嫩爽口。

注解

西葫芦夜间开花，果实呈长圆形，绿白花，是南瓜的一种变种。西葫芦原产北美洲南部，19 世纪中叶，中国开始栽培，现在世界各地均有分布，欧洲、美洲最为普遍。西葫芦形状有圆筒形，椭圆形和长圆柱形等多种。

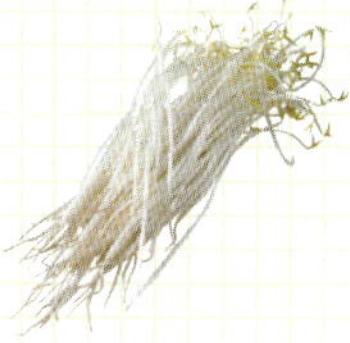

绿豆芽

【别名】
绿豆菜。

【性味归经】
性凉，味甘。归胃、三焦经。

功效
绿豆芽具有清暑热、通经脉、解诸毒的功效，还可用于利尿、消肿、调五脏、美肌肤、利湿热、降血脂、软化血管等症的食疗作用。

营养成分 含有优质植物性蛋白质和维生素C、维生素B_1、维生素B_2、钙、钾、磷和铁等矿物质，以及糖类、氨基酸等。

选　　购 豆芽略显黄色，不太粗，水分适中，无异味，以6厘米左右的长度为最好。茎部长而细、不易折断者次。

适宜用者 湿热郁滞、食少体倦、热病烦渴、大便秘结、小便不利、目赤肿痛、口鼻生疮等患者。

不宜用者 脾胃虚寒者。

Good Food 相宜食物搭配及功效

猪肚

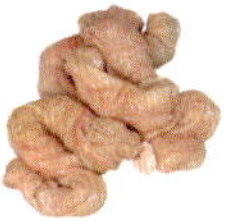

降低胆固醇吸收

韭菜

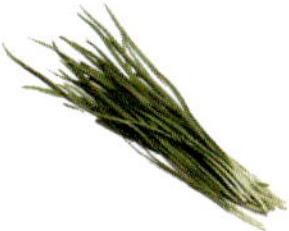

解毒、补肾、减肥

鸡肉

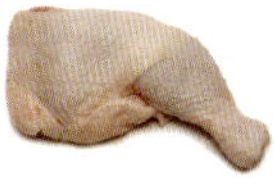

降低心血管疾病发病

注解

绿豆芽，即绿豆的芽。绿豆在发芽过程中，维生素 C 含量会增加很多，而且部分蛋白质也会分解为各种人体所需的氨基酸，可达到绿豆原含量的七倍，所以绿豆芽的营养价值比绿豆更高。

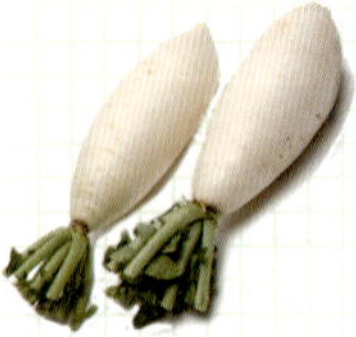

白萝卜

【别名】
莱菔、罗菔、萝卜、芦菔。

【性味归经】
性凉，味辛、甘。归肺、胃经。

功效

白萝卜能协助促进新陈代谢、增进食欲、化痰清热、帮助消化、化积滞，对食积胀满、痰咳失音、吐血、口渴、痢疾、头痛、排尿不利等症状有食疗作用。常吃白萝卜可减低血脂、软化血管、稳定血压，还可减轻冠心病、动脉硬化、胆石症等疾病的病情。

烹饪提示 Cooking Tip

白萝卜可生食、炒食、做药膳、煮食，或煎汤、捣汁饮，或外敷患处。烹饪中适用于烧、拌、做汤，也可作配料和点缀。白萝卜宜生食，但要注意吃后半小时内不能进食，以防其有效成分被稀释。

营养成分　含蛋白质、糖类、维生素B群和大量的维生素C，以及铁、钙、磷、纤维、芥子油、叶酸和淀粉酵素。

选　购　以色泽嫩白、表皮光滑、个体大小均匀、根形圆整、根须直的白萝卜为优。

贮　存　白萝卜最好能带泥存放。如果室内温度不太高，可放在阴凉通风处。如果买到的萝卜已清洗过，则可以用纸包起来放入塑料袋中保存。

适宜用者　头屑多、头皮痒者，咳嗽者、鼻出血者。

不宜用者　脾虚泄泻者慎食；胃溃疡、十二指肠溃疡、慢性胃炎、单纯甲状腺肿、先兆流产、子宫脱垂等患者。

Good Food 相宜食物搭配及功效

紫菜

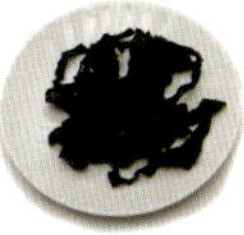

清肺热、治咳嗽

豆腐

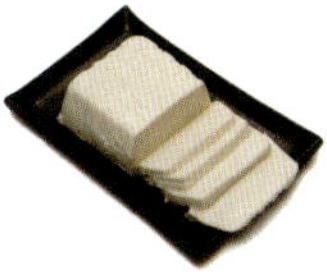

促进吸收

羊肉

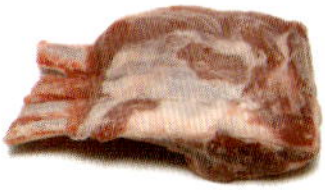

降低血脂

牛肉

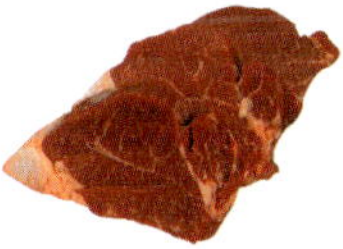

补五脏、益气血

金针菇

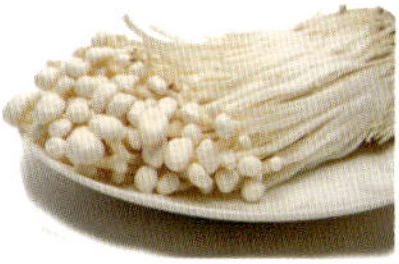

可治消化不良

猪肉

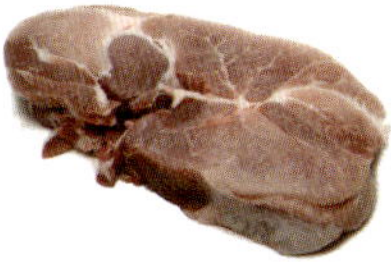

消食、除胀、通便

Bad Food 相克食物搭配及后果

人参

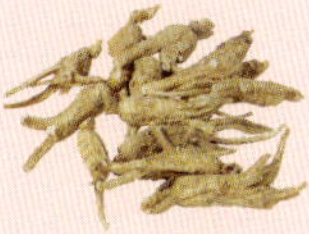

降低营养价值

猪肝

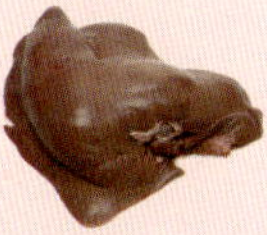

降低营养价值

橘子

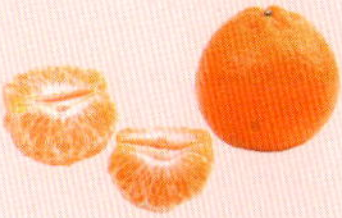

易诱发甲状腺肿大

蛇肉

中毒

黑木耳

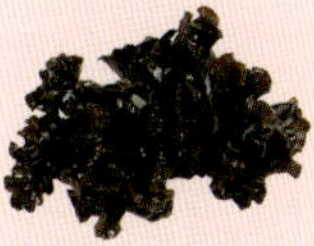

易引发皮炎

黄瓜

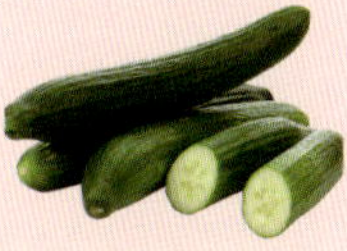

破坏维生素C

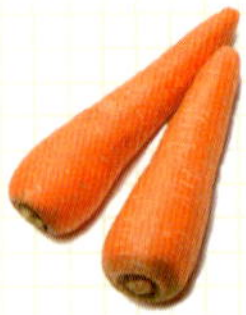

胡萝卜

【别名】

红萝卜、金笋、丁香萝卜。

【性味归经】

性平，味甘、涩。无毒。归心、肺、脾、胃经。

功效 胡萝卜有健脾和胃、补肝明目、清热解毒、壮阳补肾、透疹、降气止咳等食疗功效，对于肠胃不适、便秘、夜盲症、性功能低下、麻疹、百日咳、小儿营养不良等症状有食疗作用。

烹饪提示 Cooking Tip

胡萝卜素是一种脂溶性物质，消化吸收率极差，烹调时应用食用油烹制。

营养成分 富含糖类、蛋白质、脂肪、碳水化合物、胡萝卜素、维生素B群、维生素C。

选　购 要选根粗大、心细小，质地脆嫩、外形完整的胡萝卜。另外，表面光泽、感觉沉重的才是好胡萝卜。

贮　存 将胡萝卜加热，放凉后用密封容器保存，冷藏可保5天，冷冻可保2个月左右。

适宜用者 癌症、高血压、夜盲症、干眼症、营养不良、食欲不振、皮肤粗糙者。

不宜用者 脾胃虚寒者。

Good Food 相宜食物搭配及功效

香菜

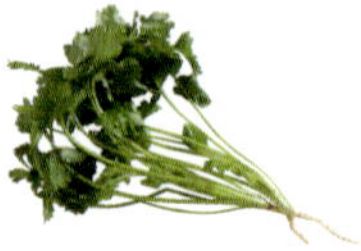

开胃消食

绿豆芽

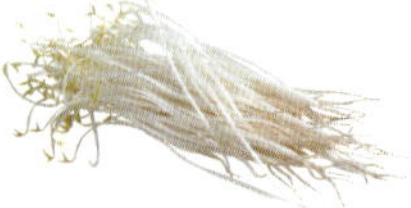

排毒瘦身

菠菜

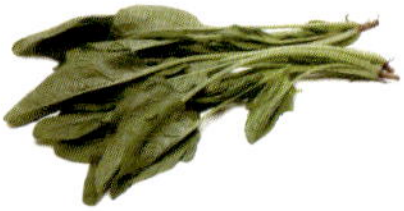

防止中风

Bad Food 相克食物搭配及后果

酒

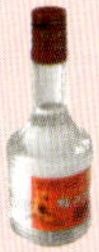

损害肝脏

山楂

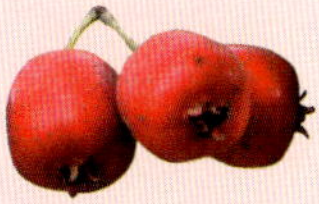

破坏维生素C

醋

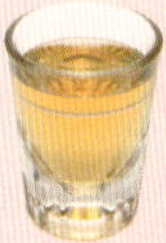

降低营养价值

红枣

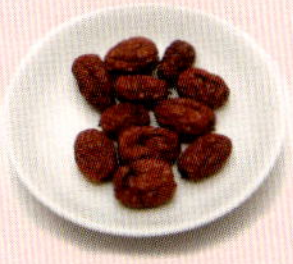

降低营养价值

柠檬

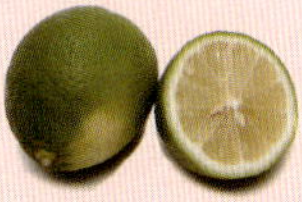

破坏维生素C

笔记

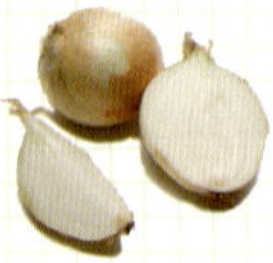

洋葱

【别名】

玉葱、葱头、洋葱头、圆葱。

【性味归经】

性温，味甘、微辛。归肝、脾、胃、肺经。

功效

洋葱具有散寒、健胃、发汗、祛痰、杀菌、降血脂、降血压、降血糖、抗癌之食疗作用。常食洋葱可以长期稳定血压、降低血管脆性、保护人体动脉血管，还能帮助防治流行性感冒。

烹饪提示 Cooking Tip

切洋葱前，把刀放在冷水里浸泡一会儿，再切洋葱就不会刺眼睛了。

炒洋葱的时候，洋葱很容易发软，口感不佳，如果在切好的洋葱中拌入些面粉，则可避免，而且成菜色泽金黄，质地脆嫩。

营养成分 富含蛋白质、粗纤维及胡萝卜素、维生素B_1、维生素B_2和维生素C等，还含有咖啡酸、多糖和多种氨基酸。

选　购 要挑选表皮干燥、包卷紧实、球体完整、没有裂开或损伤、表皮完整光滑的，最好透明表皮有茶色纹理。黄皮的洋葱较甜，紫皮的较辣。

贮　存 将洋葱放入网袋中，然后悬挂在室内阴凉通风处，或者放在有透气孔的专用陶瓷罐中保存。

适宜用者 高血压、高血脂、动脉硬化、糖尿病、癌症、急慢性肠炎、痢疾等病症患者以及消化不良、饮食减少和胃酸不足者。

不宜用者 皮肤瘙痒性疾病、眼疾以及胃病、肺发炎者、热病患者。

Good Food 相宜食物搭配及功效

火腿

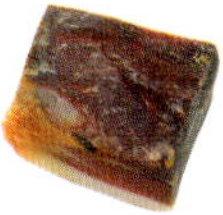

防止有害物质的生成

大蒜

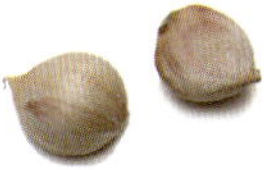

防癌抗癌

红酒

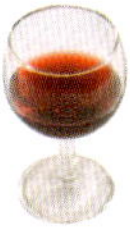

降压降糖

鸡肉

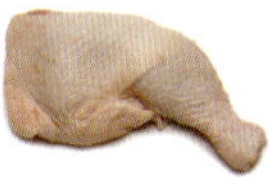

延缓衰老

咖喱

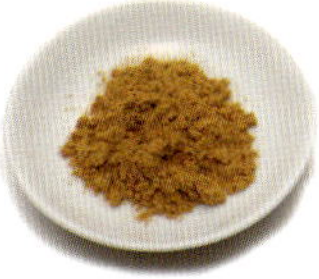

增强免疫力

猪肉

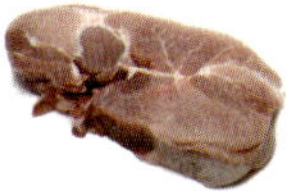

滋阴润燥

玉米

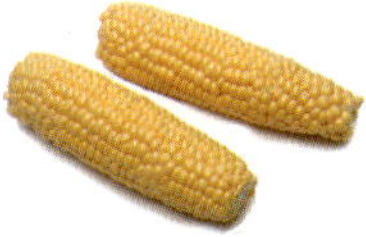

降压降脂

鸡蛋

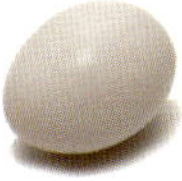

降压降脂

苹果

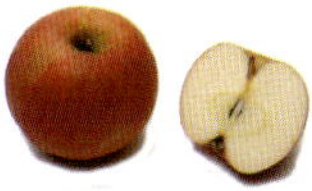

降压降脂

醋

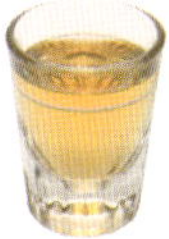

治疗咽喉肿痛

Bad Food 相克食物搭配及后果

蜂蜜

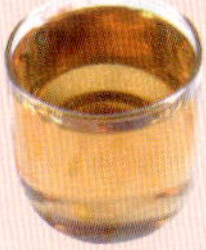

伤害眼睛

黄豆

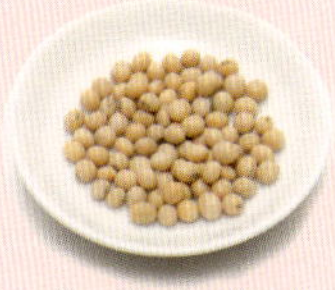

降低钙吸收

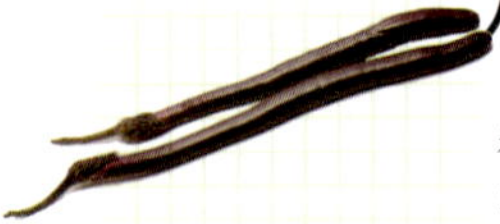

茄子

【别名】

茄瓜、白茄、紫茄、昆仑瓜、落苏矮瓜。

【性味归经】

味甘，性凉。归脾、胃、大肠经。

功效

茄子具有活血化瘀、清热消肿、助排便等食疗作用，适用于肠胃出血、热毒疮痈、皮肤溃疡等。茄子含黄酮类化合物，具抗氧化功能，可协助防止细胞癌变，同时也能降低血液中胆固醇含量，预防动脉硬化，具有调节血压、保护心脏等食疗作用。

烹饪提示 Cooking Tip

茄子切成块或片后，由于氧化作用会很快由白变褐。如果将切成块的茄子立即放入水中浸泡起来，待做菜时再捞起滤干，就可避免茄子变色。

茄子适合烧、焖、蒸、炸、拌等，但油炸时会造成维生素P大量损失，挂糊上浆后炸制能减少这种损失。

营养成分 含蛋白质、维生素A、维生素B群、维生素C、维生素P、脂肪、糖类以及矿物质等。

选　购 茄子以果形均匀周正，老嫩适度，无裂口、腐烂、锈皮、斑点，皮薄、籽少、肉厚、细嫩的为佳。

贮　存 茄子的表皮覆盖着一层蜡质，具有保护茄子的作用，一旦蜡质层被冲刷掉，就容易受微生物侵害而腐烂变质。因此，茄子绝对不能用水冲洗，还要防雨淋，防磕碰，防受热，并存放在阴凉通风处。

适宜用者 发热、咳血、便秘、高血压、动脉硬化、坏血病、眼底出血、皮肤紫斑症等容易内出血的人。

不宜用者 虚寒腹泻、皮肤疮疡、目疾患者以及孕妇。

Good Food 相宜食物搭配及功效

猪肉

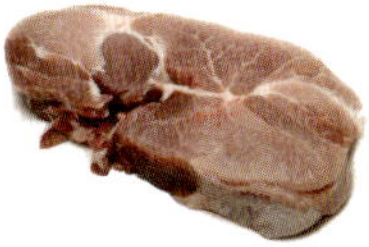

维持正常血压

黄豆

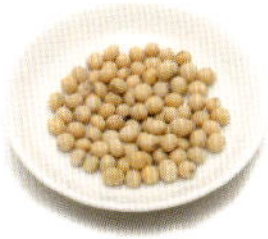

通气、顺肠、润燥消肿

牛肉

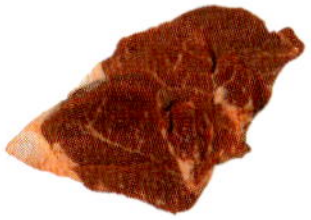

强身健体

羊肉

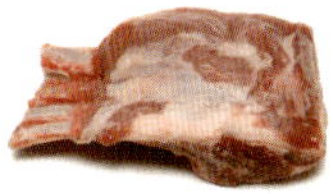

预防心血管疾病

鹌鹑肉

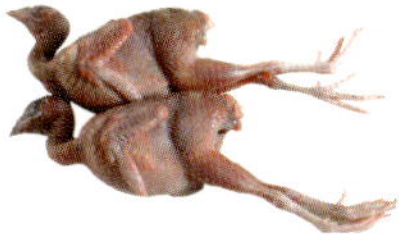

预防心血管疾病

苦瓜

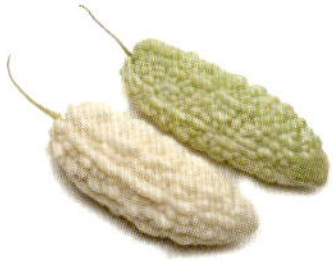

清心明目

Bad Food 相克食物搭配及后果

螃蟹

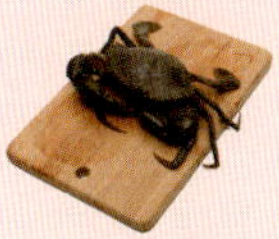

郁积腹中、寒伤肠胃

墨鱼

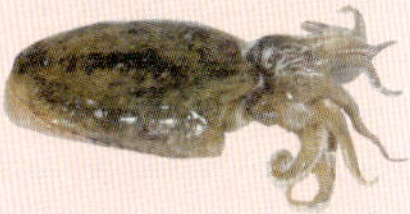

引起腹泻

注解

茄子是为数不多的紫色蔬菜之一，是茄科茄属一年生草本植物，热带为多年生。其结出的果实可食用，颜色多为紫色或紫黑色，也有淡绿色或白色品种，形状上也有圆形、椭圆、梨形等各种。

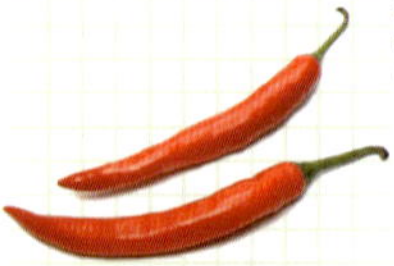

辣椒

【别名】
番椒、海椒、辣子、辣角、秦椒。

【性味归经】
性热，味辛。归脾、胃、心经。

功效

辣椒含丰富的辣椒素，对消化道有较强的刺激作用，有刺激胃液的分泌、加速新陈代谢的食疗作用，并能减轻一般感冒症状。此外，辣椒还有促进消化、改善食欲、增强体力及杀菌防癌的食疗作用。

烹饪提示 Cooking Tip

辣椒既可做主菜，也可以用来做配菜或汤。
在切辣椒时，先将刀在冷水中泡一下，再切时就不会辣眼睛了。

营养成分	含维生素A、维生素B_{12}、维生素C、钙、磷、胡萝卜素、铁、钴等。还含辣味成分，主要为辣椒碱、二氢辣椒碱；另含挥发油、蛋白质、钙、磷，丰富的维生素C、胡萝卜素及辣椒红素。
选　购	品质好的辣椒表皮有光泽，无破损，无皱缩，形态丰满，无虫蛀。
贮　存	辣椒用保鲜膜封好置于冰箱中可保存1周左右。
适宜用者	一般对象及食欲不振者、胃寒者。
不宜用者	咳喘、咽喉肿痛、痔疮患者。

小提醒 Point

切辣椒时，眼睛往往被辣得直流眼泪。可以在菜板旁放一盆凉水，刀边沾水边切，可有效减轻辣味的散发。

Good Food 相宜食物搭配及功效

醋

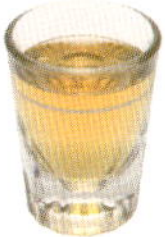

开胃增食

荠菜

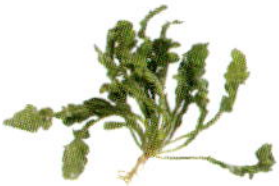

降血压、治头痛

绿豆芽

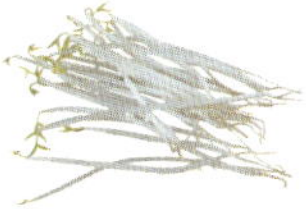

利尿消肿

虾皮

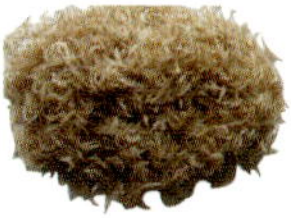

益智健脑

豆干

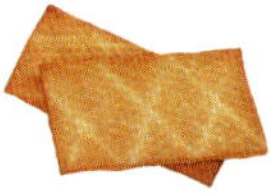

美容、益智

大白菜

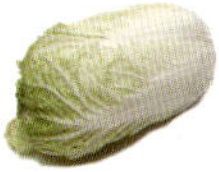

助消化

墨鱼

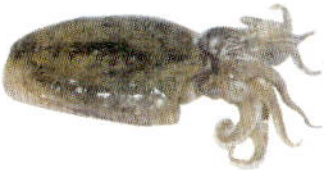

降低胆固醇

茼蒿

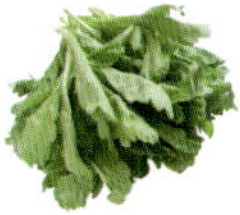

预防癌症和动脉硬化

Bad Food 相克食物搭配及后果

猪肝

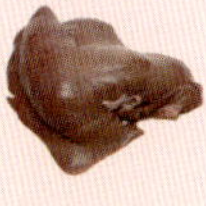

会破坏维生素C

胡萝卜

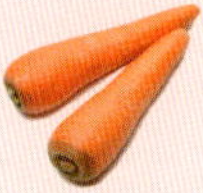

会破坏维生素C的吸收

南瓜

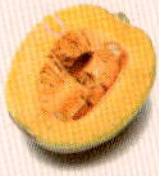

会破坏维生素C的功效

注解

辣椒是一种茄科辣椒属植物，为一年或多年生草本植物。果实通常成圆锥形或长圆形，未成熟时呈绿色，成熟后变成红色、黄色或紫色，以红色最为常见。辣椒原产于中美洲热带地区，原产国是墨西哥。

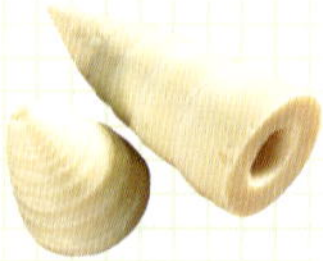

竹笋

【别名】

笋、闽笋。

【性味归经】

性微寒，味甘。无毒。归胃、大肠经。

功效 竹笋具有清热化痰、益气和胃、治口干、利水道、利膈爽胃、帮助消化、去积食、防便秘等食疗作用。另外，竹笋含脂肪、淀粉很少，属天然低脂、低热量食品，是肥胖者减肥的佳品。

烹饪提示 Cooking Tip

竹笋适用于炒、烧、拌、炝，也可做配料或馅。竹笋一年四季皆有，但唯有春笋、冬笋味道最佳。烹调时无论是凉拌、煎炒还是熬汤，均鲜嫩清香，是人们喜欢的佳肴之一。食用前应先用开水焯过，以去除笋中的草酸，并可去除涩味。

营养成分 含有丰富的蛋白质、氨基酸、脂肪、糖类、钙、磷、铁、胡萝卜素、维生素B_1、维生素B_2和维生素C。人体必需的赖氨酸、色氨酸、苏氨酸、苯丙氨酸，以及谷氨酸、胱氨酸都有一定的含量。

选　购 竹笋节与节之间的距离要近，距离愈近的笋愈嫩；外壳色泽鲜黄或淡黄略带粉红；笋壳完整且饱满光洁；手感饱满，肉色洁白如玉。

贮　存 竹笋适宜在低温条件下保存，但不宜保存过久，否则质地变老会影响口感，建议保存1周左右。

适宜用者 肥胖者、习惯性便秘者、糖尿病患者、心血管疾病患者。

不宜用者 胃溃疡、胃出血、肾炎、肝硬化、肠炎者、尿路结石者、低钙、骨质疏松、佝偻病人。儿童不宜多食。

Good Food 相宜食物搭配及功效

鸡肉

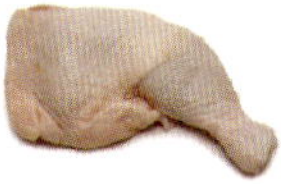

暖胃益气、补精填髓

莴笋

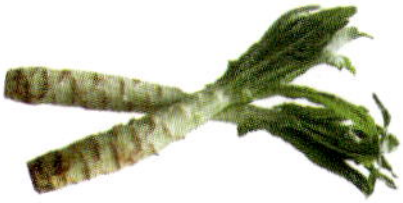

治疗肺热痰火

鲫鱼

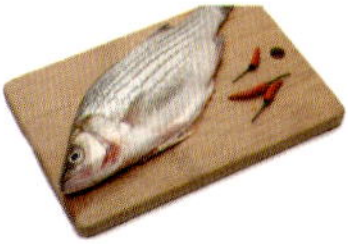

辅助治疗小儿麻痹

猪腰

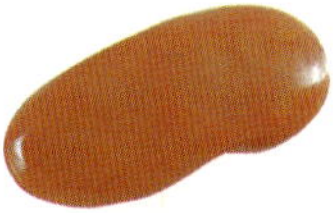

补肾利尿

猪肉

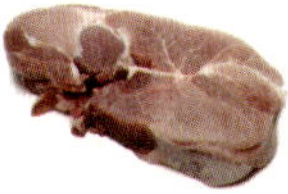

辅助治疗肥胖症

枸杞

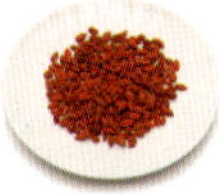

治疗咽喉疼痛

Bad Food 相克食物搭配及后果

红糖

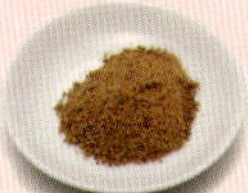

对身体不利

羊肉

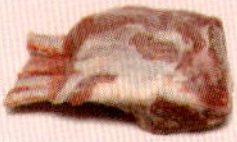

导致腹痛

羊肝

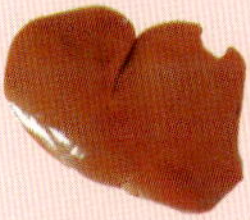

对身体不利

豆腐

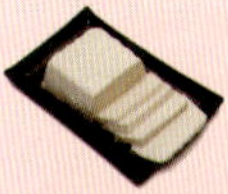

易形成结石

注解

竹笋是从竹子的根状茎上发出的幼嫩的发育芽，一长出地面就被砍下，作为一种蔬菜，尤其被中国人和日本人所喜食。在我国，自古被当做“菜中珍品”。

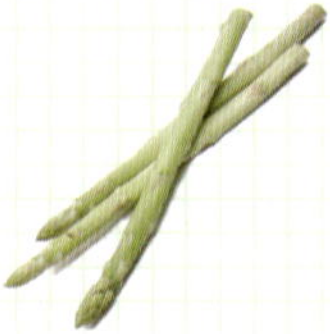

芦笋

【别名】
青芦笋。

【性味归经】
性凉，味苦、甘。归肺经。

功效 经常食用芦笋，对心脏病、高血压、心律不整、疲劳症、水肿、膀胱炎、肝功能障碍和肥胖等病症有一定的食疗作用。芦笋可以使细胞生长正常化，具有辅助防止癌细胞扩散的功能。夏季食用有清凉降火作用，能消暑止渴。

适宜用者 高血压、高脂血、癌症、动脉硬化患者，体质虚弱、气血不足、营养不良、贫血、肥胖、习惯性便秘者及肝功能不全、肾炎水肿、尿路结石者。

不宜用者 痛风者。

Good Food 相宜食物搭配及功效

黄花菜

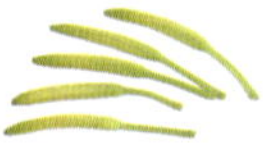

养血、止血、除烦

沙拉

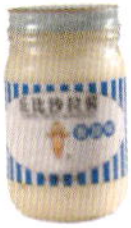

消除疲劳

冬瓜

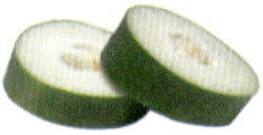

降压降脂

百合

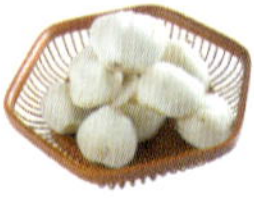

降压降脂

海参

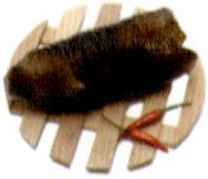

防癌抗癌

银杏

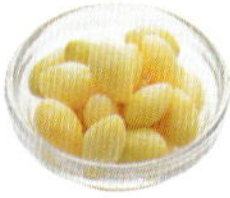

辅助治疗心脑血管疾病

Bad Food 相克食物搭配及后果

羊肉

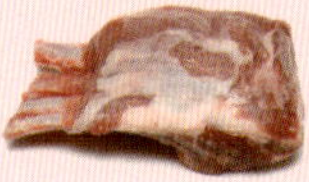

导致腹痛

羊肝

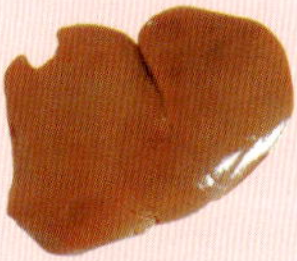

降低营养价值

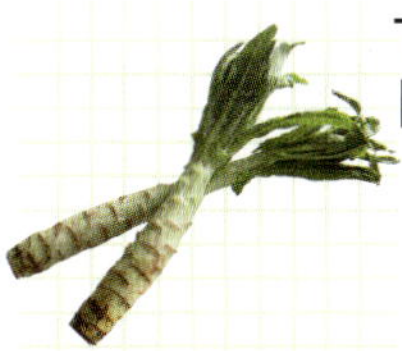

莴笋

【别名】
莴苣、白苣、莴菜、千金菜、菜心。

【性味归经】
性凉，味甘、苦。归胃、膀胱经。

功效
莴笋有增进食欲、刺激消化液分泌、促进胃肠蠕动等功能，具有协助促进利尿、降低血压、预防心律不整的作用。莴笋能改善消化系统和肝脏功能，有助于减轻风湿性疾病的痛风。

适宜用者 小便不通、尿血、水肿、糖尿病、肥胖、神经衰弱症、高血压、心律不整、失眠患者；妇女产后缺奶或乳汁不通者。

不宜用者 过动症儿童，眼病、痛风、脾胃虚寒、腹泻便溏者。

Good Food 相宜食物搭配及功效

蒜苗

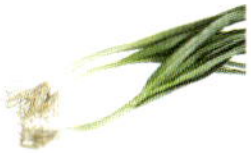

预防高血压

香菇

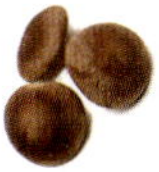

利尿通便

猪肉

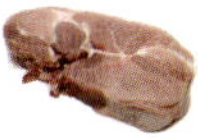

补脾益气

黑木耳

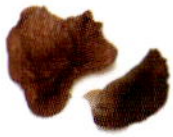

降低血压

竹笋

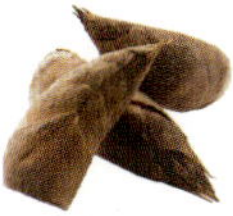

辅助治疗肺热痰火

Bad Food 相克食物搭配及后果

蜂蜜

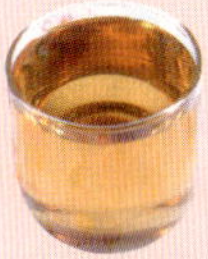

引起腹泻

乳酪

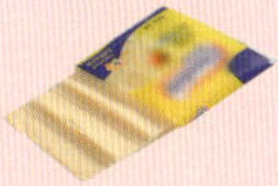

引起消化不良

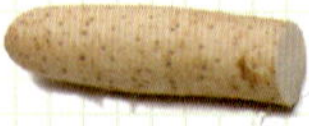

山药

【别名】
怀山药、淮山药、土薯、玉延、山薯。

【性味归经】
性平，味甘。归肺、脾、肾经。

功效 山药具有健脾补肺、益胃补肾、固肾益精、聪耳明目、助五脏、强筋骨、长志安神、延年益寿的功效，对脾胃虚弱、倦怠无力、食欲不振、久泻久痢、脚废气虚燥、痰喘咳嗽、下肢痿弱、口干频尿、遗精早泄、皮肤赤肿、肥胖等病症有食疗作用。

烹饪提示 Cooking Tip

做山药泥时，先将山药洗净，再煮熟去皮，这样不麻手，而且山药洁白如玉。削皮的山药可以放入醋水中，以防止变色。

营养成分　含多种氨基酸和糖蛋白、黏液、胡萝卜素、维生素B_1、维生素B_2、淀粉酵素、多酚氧化酵素、维生素C等。

选　购　山药要挑选表皮光滑无伤痕、薯块完整肥厚、颜色均匀有光泽、不干枯、无根须、横切面雪白的。

贮　存　尚未切开的山药，可存放在阴凉通风处。如果切开了，则可盖上湿布保湿，放入冰箱冷藏室保鲜。

适宜用者　糖尿病腹胀、病后虚弱、慢性肾炎、长期腹泻者。

不宜用者　大便燥结者、有实邪者忌食山药。

Good Food
相宜食物搭配及功效

芝麻

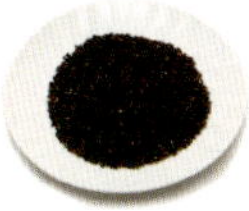

预防骨质疏松

红枣

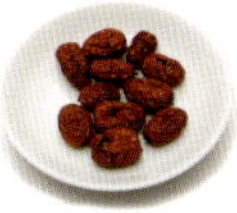

补血养颜

玉米

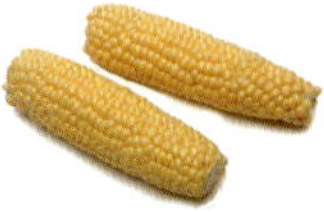

增强人体免疫力

羊肉

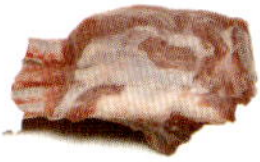

补脾健胃

扁豆

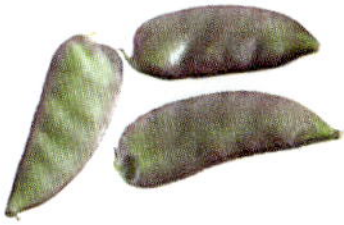

增强人体免疫力

鸭肉

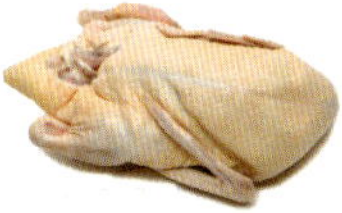

滋阴润肺

鳖

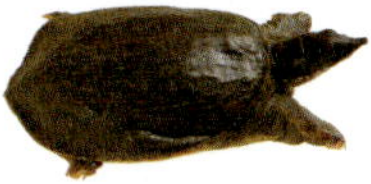

养心润肺

Bad Food
相克食物搭配及后果

鲫鱼

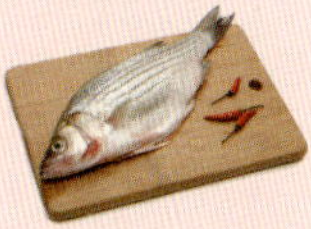

不利于营养物质的吸收

菠菜

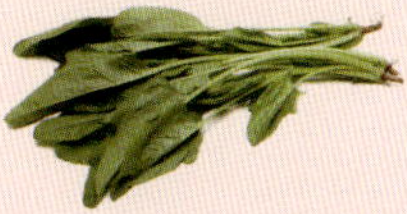

降低营养价值

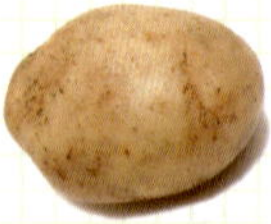

马铃薯

【别名】
山药蛋、洋番薯、洋芋、土豆。

【性味归经】
性平，味甘。归胃、大肠经。

功效

马铃薯具有助胃、健脾益气、补血强肾等多种功效。富含维生素、钾、纤维素等，可辅助预防癌症和心脏病，帮助通便，并能增强身体免疫力等食疗作用。

烹饪提示 Cooking Tip

马铃薯一定要削皮，因为皮中含有生物碱，大量食用会有恶心、腹泻等现象。削皮时，只削掉薄薄的一层，因为土豆皮下面的汁液有丰富的蛋白质。
马铃薯切块冲洗之后要先晾干，再放到锅里炒，可避免粘锅。煮马铃薯时，可先在水里加几滴醋，马铃薯的颜色就不会变黑了。

营养成分 富含糖类，还含有蛋白质、脂肪、维生素B_1、维生素B_2和钙、磷、铁等矿物质，并含有丰富的钾盐。

选　购 应选择个头结实、光滑圆润、没有出芽、颜色均匀、没有绿色的。土豆分黄肉及白肉两种，黄的较粉，白的较甜。

贮　存 存放在5摄氏度左右的阴凉处避光即可，没必要放在冰箱，温度过低会冻伤土豆，过高会导致腐烂或发芽。长期存放宜与苹果放在一起，因为成熟苹果产生的乙烯会抑制马铃薯芽眼处的细胞产生生长素。

适宜用者 妇女白带者、皮肤瘙痒者、急性肠炎患者、习惯性便秘者、皮肤湿疹患者、心脑血管疾病患者。

不宜用者 糖尿病患者、腹胀者、孕妇。

Good Food 相宜食物搭配及功效

黄瓜

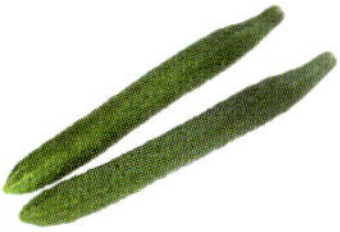

有利身体健康

牛肉

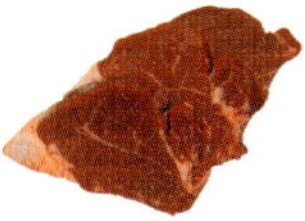

酸碱平衡

菜豆

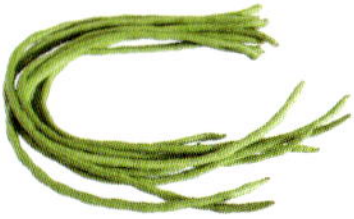

除烦润燥

醋

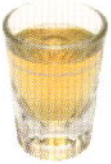

能分解有毒物

牛奶

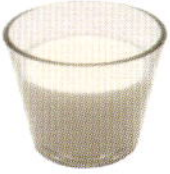

提供全面营养素

Bad Food 相克食物搭配及后果

石榴

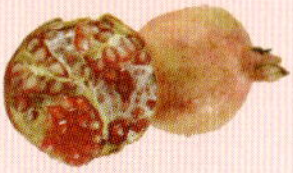

引起中毒

柿子

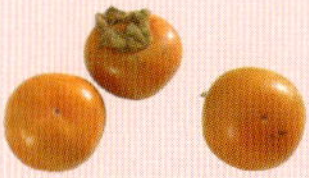

导致消化不良

香蕉

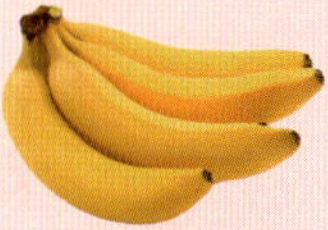

引起面部生斑

注解

马铃薯为多年生草本，但作一年生或一年两季栽培。其地下块茎呈圆、卵、椭圆等形，有芽眼，皮红、黄、白或紫色；地上茎呈棱形，有毛；奇数羽状复叶；聚伞花序顶生，花白、红或紫色；浆果球形，绿或紫褐色；种子肾形，黄色。马铃薯多用地下块茎繁殖，可供烧煮，作粮食或蔬菜。

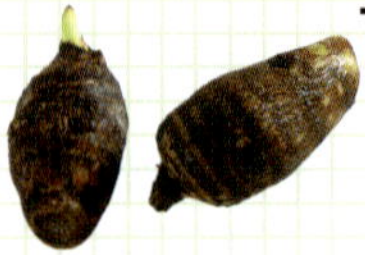

芋头

【别名】

青芋、芋艿。

【性味归经】

性平，味甘、辛。有小毒。归肠、胃经。

功效 芋头具有通便、解毒、益肝肾、消肿止痛、益胃健脾、散结、调节中气、化痰、添精益髓等功效，对肿块、痰核、淋巴腺肿大、便秘等症有食疗作用。

适宜用者 肠胃病、结核病、肿毒、牛皮癣、烫伤患者。

不宜用者 肾衰竭患者。

Good Food 相宜食物搭配及功效

红枣

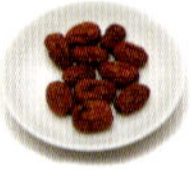

补血养颜

牛肉

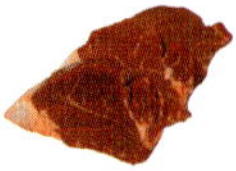

防治食欲不振

鲫鱼

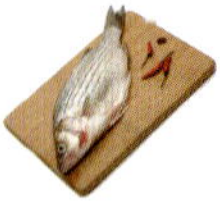

治疗脾胃虚弱

芹菜

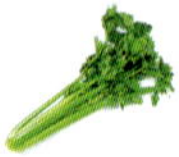

补气虚、增食欲

Bad Food 相克食物搭配及后果

香蕉

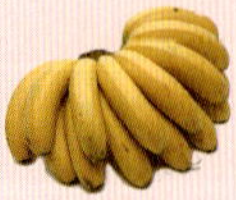

引起腹胀

注解

芋头是天南星科植物多年生草本芋的地下块茎，原产大陆和印度、马来西亚等热带地区。芋头口感细软，绵甜香糯，营养价值近似于马铃薯，又不含龙葵素，是一种很好的碱性食物。它既可作为主食蒸熟沾糖食用，又可用来制作菜肴、点心。

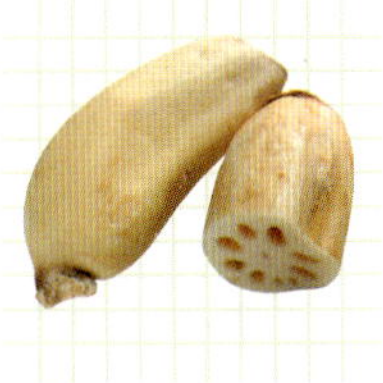

莲藕

【别名】

水芙蓉、莲根、藕丝菜。

【性味归经】

性凉，味辛、甘。归肺、胃经。

功效 莲藕具有滋阴养血的功效，可以补五脏之虚、强壮筋骨、补血养血。生食能清热润肺、凉血行瘀，熟食可健脾开胃、止泻固精。

适宜用者 体弱多病、营养不良、高热病人、吐血者以及高血压、肝病、食欲不振、铁性贫血者。

不宜用者 脾胃消化功能低下、大便溏泄者及产妇。

Good Food 相宜食物搭配及功效

猪肉

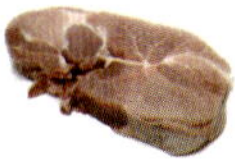

滋阴血、健脾胃

鳝鱼

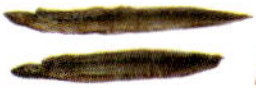

强肾壮阳

羊肉

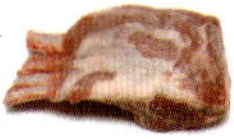

润肺补血

生姜

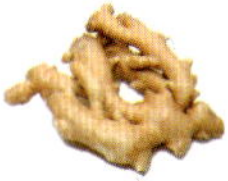

止呕

粳米

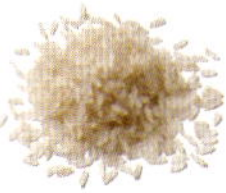

健脾、开胃

Bad Food 相克食物搭配及后果

菊花

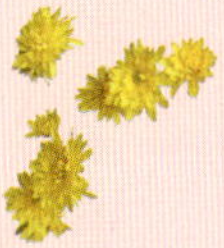

脾虚搭配菊花易腹泻

人参

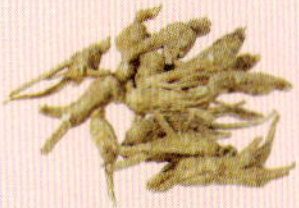

药性相反

红薯

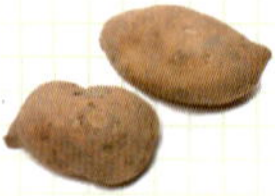

【别名】

番薯、地瓜、甘薯、山芋、白薯、金薯、甜薯。

【性味归经】

性平，生微凉，味甘。归脾、胃经。

功效 红薯能供给人体大量的黏液蛋白、糖、维生素A和维生素C，因此具有补虚乏、益气力、健脾胃、强肾阴以及和胃、暖胃、益肺等功效。常吃红薯能辅助防止肝脏和肾脏中结缔组织萎缩，预防免疫性疾病的发生。

营养成分 含有膳食纤维、胡萝卜素、维生素A、维生素B、维生素C、维生素E以及钾、铁、铜、硒、钙等10余种微量元素。营养价值很高，被称为营养最均衡的保健食品。

适宜用者 一般人群均可，适宜糖尿病患者。

不宜用者 胃及十二指肠溃疡及胃酸过多的患者。

Bad Food 相克食物搭配及后果

柿子

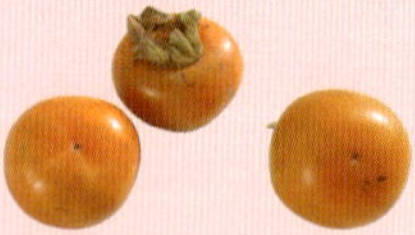

肠胃出血慎合用

鸡蛋

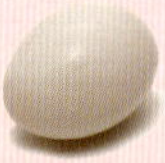

不消化，易腹痛

西红柿

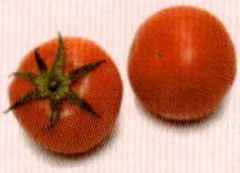

易得结石、腹泻

注解

红薯为常见的多年生双子叶植物，草本，其蔓细长，茎匍匐地面。块根，无氧呼吸产生乳酸，皮色发白或发红，肉大多为黄白色，但也有紫色。除供食用外，还可以制糖和酿酒、制酒精。

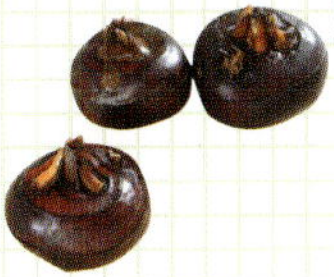

荸荠

【别名】
马蹄、乌芋、地栗、地梨。

【性味归经】
性微寒，味甘。归肺、胃、大肠经。

功效 荸荠具有清热解毒、凉血生津、利尿通便、化湿祛痰、消食除胀的功效，对黄疸、痢疾、小儿麻痹、便秘等疾病有食疗作用。另外，其含有一种抗菌成分，对降低血压有一定的食疗作用，这种物质还对癌症有预防作用。

适宜用者 儿童、发热病人、肺癌及食道癌患者。

不宜用者 脾胃虚寒、血虚、血瘀者及经期女子。

Good Food 相宜食物搭配及功效

核桃

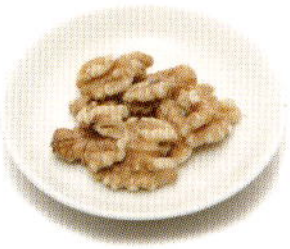

有利于消化

香菇

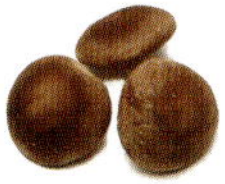

补气强身，益胃助食

黑木耳

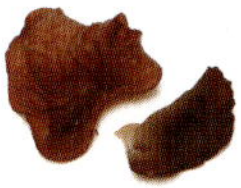

补气强身，益胃助食

注解

荸荠外表像板栗，不仅是形状，连性味、成分、功用都与板栗相似，又因它是在泥中结果，所以有“地栗”之称。荸荠皮色紫黑，肉质洁白，味甜多汁，清脆可口，又有“地下雪梨”之美誉，北方人称之为“江南人参”。其既可做水果生吃，又可做蔬菜食用。

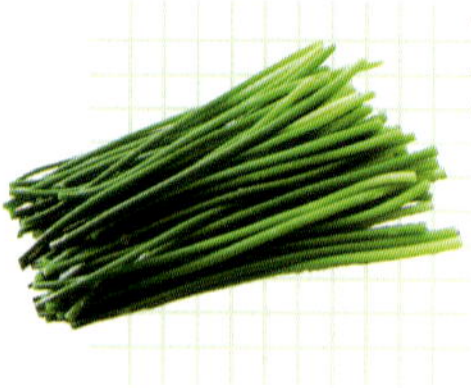

蒜薹

【别名】

蒜苔、蒜毫、青蒜、蒜苗。

【性味归经】

性平，味甘，无毒。归肺、脾经。

功效

蒜薹中所含的大蒜素、大蒜新素，可以抑制金黄色葡萄球菌、痢疾杆菌、大肠杆菌等细菌的生长繁殖；蒜薹中含有的粗纤维可预防便秘；蒜薹中含有丰富的维生素C，具有明显的降血脂及预防冠心病和动脉硬化的辅助作用。

适宜用者　冠心病患者、便秘者。

不宜用者　肝病患者及消化能力弱者。

Good Food 相宜食物搭配及功效

莴笋

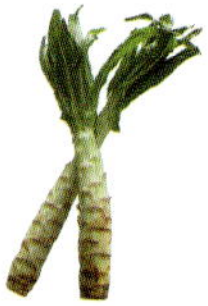

预防高血压

豆干

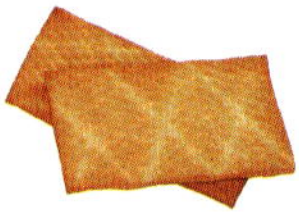

平衡营养

虾

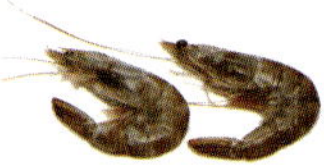

美容养颜

Bad Food 相克食物搭配及后果

蜂蜜

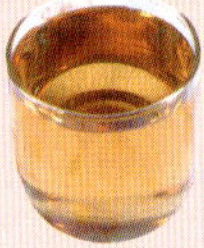

易伤眼睛

注解

蒜薹是大蒜的花茎。蒜薹的辛辣味比大蒜要轻，加之它所具有的蒜香能增加菜肴的香味，因此更易被人们所接受。其常被作为蔬菜烹制，川菜制作回锅肉时，更是不可少的配菜。

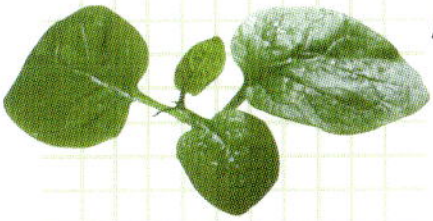

落葵

【别名】
藤菜、篱笆菜、胭脂菜、豆腐菜、木耳菜、皇宫叶。

【性味归经】
性寒，味甘、酸。归心、大肠、小肠经。

功效
落葵有清热、解毒、滑肠、凉血的功效，可用于辅助治疗便秘、痢疾、疖肿、皮肤炎等病症。因其富含维生素和蛋白质，而且热量低、脂肪少，经常食用有降血压、益肝、清热凉血、利尿、防止便秘等食疗作用，极适宜老年人食用。

适宜用者　老年人。

不宜用者　孕妇、脾胃虚寒患者。

Good Food 相宜食物搭配及功效

小黄瓜

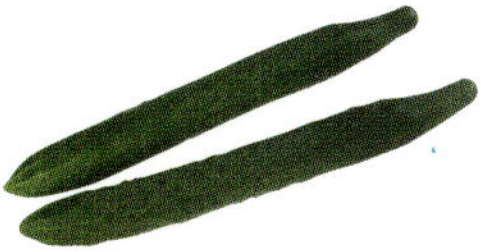

减肥塑身

Bad Food 相克食物搭配及后果

牛奶

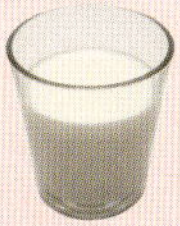

影响钙质吸收

注解

落葵属落葵科，一年生蔓生草本植物，其幼苗、嫩梢或嫩叶都可供食用。落葵质地柔嫩软滑，营养价值高，可爆炒、烫食、凉拌等。其味清香，咀嚼时如吃木耳一般清脆爽口，故又名“木耳菜”。落葵在大陆南北方普遍栽培，在大陆南方热带地区可多年生栽培，在北方多采用一年生栽培。

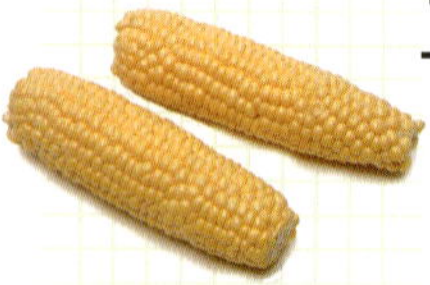

玉米

【别名】
苞米、包谷、珍珠米。

【性味归经】
性平，味甘。归脾、肺经。

功效
玉米有开胃益智、宁心活血、调理肠胃等功效，除了能辅助降低血脂肪，还可延缓人体衰老、预防脑功能退化，增强记忆力。玉米中含有一种特殊的抗癌物质——谷胱甘肽，它进入人体内可与多种致癌物质结合，起到辅助抗癌的食疗作用。

烹饪提示 Cooking Tip

玉米棒可直接煮食，玉米粒可煮粥、炒菜或加工成副食品。煮熟或蒸熟的玉米营养更易吸收。
吃玉米时，应把玉米粒的胚尖一起吃掉，因为许多营养都集中在这里。

营养成分 含蛋白质、脂肪、糖类、胡萝卜素、维生素B群、维生素E及丰富的钙、铁、镁、铜、锌、硒等多种矿物质，还含纤维素、谷胱甘肽、米黄质、烟酸和亚油酸等。

选　　购 玉米以整齐、饱满、无缝隙、色泽金黄、表面光亮者为佳。

贮　　存 保存玉米需将外皮及毛须去除，洗净后擦干，用保鲜膜包起来，再放入冰箱中冷藏。玉米受潮易发霉，产生黄曲毒素等有素物质，保存应置于阴凉干燥处。

适宜用者 水肿、脚气病、小便不利、腹泻、动脉粥样硬化、冠心病、习惯性流产、不孕症等患者。

不宜用者 遗尿、糖尿病患者。

Good Food 相宜食物搭配及功效

花菜

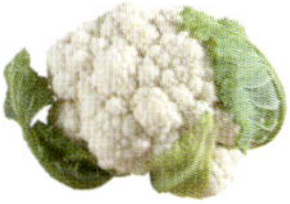

健脾益胃、助消化

洋葱

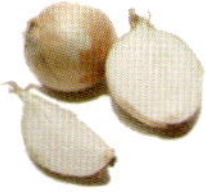

生津止渴

烤肉

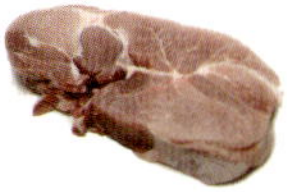

降低致癌物

大豆

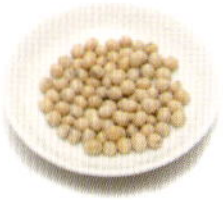

提高营养价值

山药

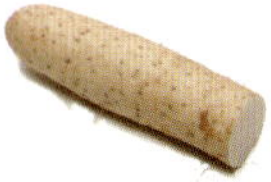

获得更多营养

鸡蛋

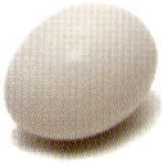

防止胆固醇过高

松仁

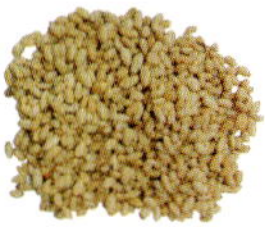

益寿养颜

木瓜

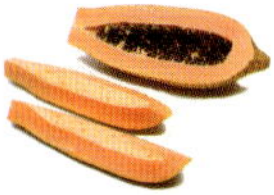

预防冠心病和糖尿病

Bad Food 相克食物搭配及后果

田螺

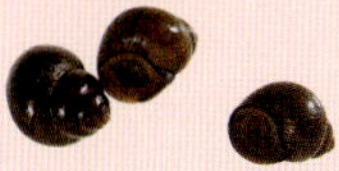

引起中毒

红薯

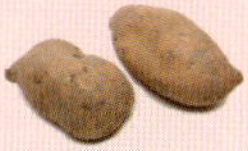

造成腹胀

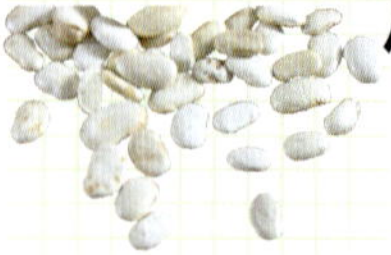

扁豆

【别名】

眉豆、四季豆、白肉豆。

【性味归经】

性平，味甘。归脾、胃经。

功效

扁豆是甘淡温和的健脾化湿药，能健脾胃、消暑清热、解毒消肿，适用于脾胃虚弱、便溏腹泻、体倦乏力、水肿、白带异常以及夏季暑湿引起的呕吐、腹泻、胸闷等病症。扁豆高钾低钠，经常食用有利于保护心脑血管，调节血压等食疗作用。具有扁豆还具有除湿止泻的功效。

烹饪提示 Cooking Tip

扁豆中含有皂素和植物血凝素两种有毒物质，必须在高温下才能被破坏，烧熟煮透后，有毒蛋白质就失去毒性，否则会引起呕吐、恶心、腹痛等毒性反应。

一次不可食用过多，否则会发生腹胀，易产气，使人不快。

营养成分 含蛋白质、脂肪、糖类、钙、磷、铁及食物纤维、维生素A、维生素B_1、维生素B_2、维生素C和氰甙、酪氨酸酶等，还含磷脂、蔗糖、葡萄糖和血球凝集素等。

选　购 优质扁豆应新鲜、干净、挺实、脆嫩、没有划痕、形状完好、一折就断、子粒很嫩。

贮　存 扁豆用水稍汆烫后，再用保鲜膜封好，放入冰箱中冷冻，可长期保存。

适宜用者 糖尿病患者、皮肤瘙痒、急性肠炎者、脾虚便溏、饮食减少、慢性久泄，以及妇女脾虚带下、小儿疳积者。

不宜用者 患寒热病者、患冷气者，患疟者、尿路结石者、腹胀者。

Good Food 相宜食物搭配及功效

花菜

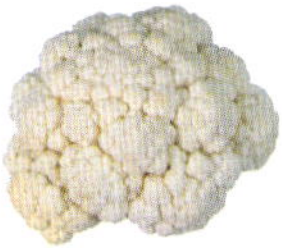

补肾脏、健脾胃

鸡肉

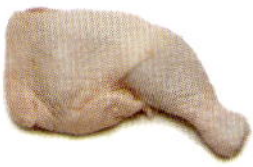

填精补髓、活血调经

老鸭肉

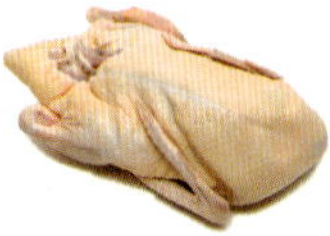

滋阴补虚、养胃益肾

猪肉

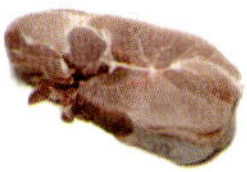

补中益气、健脾胃

粳米

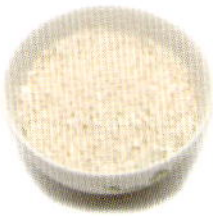

健脾养胃、清热止咳

豆腐

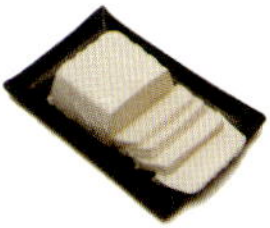

补中益气、清热化湿

荔枝

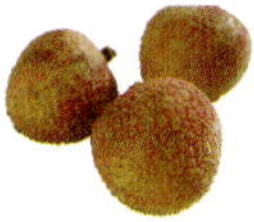

健脾胃、益肝肾

蘑菇

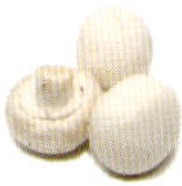

美肤、益寿

山药

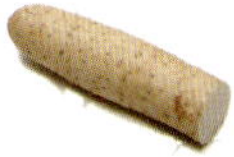

补益脾胃

红枣

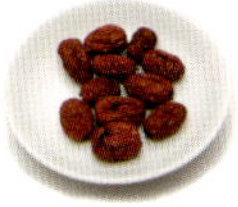

治百日咳

Bad Food 相克食物搭配及后果

橘子

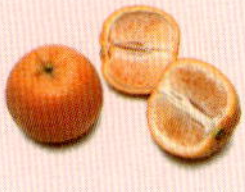

导致高钾血症

蛤蜊

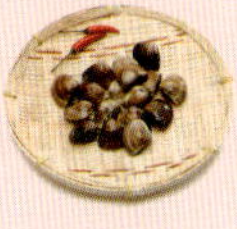

腹痛腹泻

小提醒 Point

扁豆的吃法很多，炒、煮、焖、做配菜都可以。扁豆炒食后，香濡可口。

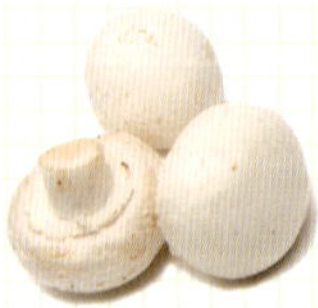

蘑菇

【别名】
洋蘑菇、洋草菇、洋菌。

【性味归经】
性平，味甘。归肝、胃经。

功效 蘑菇有降低血糖、降低血脂、预防动脉硬化和肝硬化等作用，对高血压、心血管病、肝病、糖尿病等有一定的食疗作用。此外，蘑菇还能增强人体免疫力。

适宜用者 高血压患者、糖尿病患者、免疫力低下者、老年人。

不宜用者 便溏者。

Good Food 相宜食物搭配及功效

韭菜

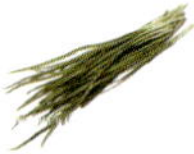

增强免疫力

葱

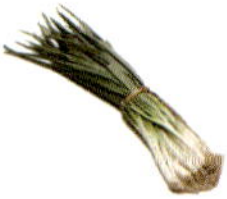

降低血脂

蒜

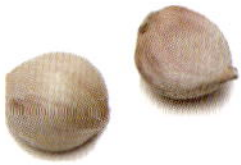

清热杀菌

青豆

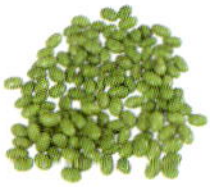

清热解毒

蛋白

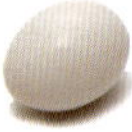

补气益胃、滋阴润燥

猪肉

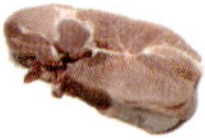

促进营养物质的吸收

鲫鱼

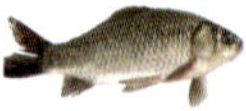

增强免疫力、提神健脑

红枣

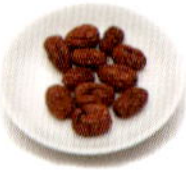

补血养颜

Bad Food 相克食物搭配及后果

酒

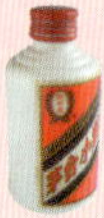

引发中毒

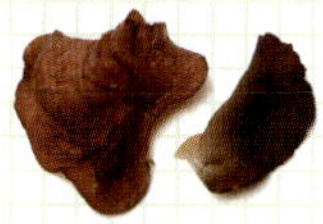

黑木耳

【别名】
树耳、木蛾、黑菜。

【性味归经】
性平，味甘。归肺、胃、肝经。

功效

黑木耳具有补血气、活血、滋润、强壮、通便之功效，对痔疮、胆结石、肾结石、膀胱结石等病症有食疗作用。黑木耳可辅助防止血液凝固，有助于减少动脉硬化，经常食用则可预防脑溢血、心肌梗塞等致命性疾病的发生。

烹饪提示 Cooking Tip

将黑木耳放入温水中，加点盐，浸泡半小时，可以让木耳快速变软。

营养成分 含蛋白质、脂肪和钙、磷、铁及胡萝卜素、维生素B_1等，还含磷脂、固醇等。

选　购 干黑木耳愈干愈好，朵大适度、朵面乌黑但无光泽、朵背略呈灰白色的为上品。

贮　存 保存干黑木耳要注意防潮，最好用塑料袋装好、封紧，常温或冷藏保存均可。

适宜用者 脑血栓、冠心病、癌症、硅沉着病、结石患者、肥胖患者。

不宜用者 慢性肠炎患者。

Good Food 相宜食物搭配及功效

竹笋

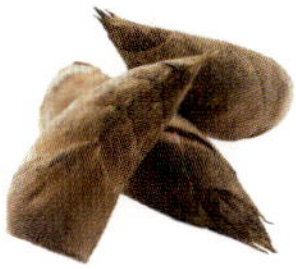

补血

红枣

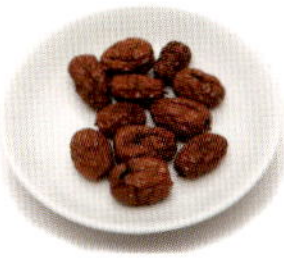

补血

豆角

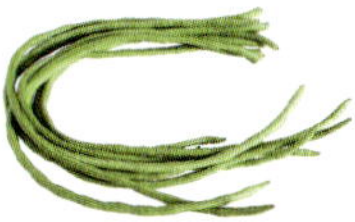

防治高血压、高血脂、糖尿病

Good Food 相宜食物搭配及功效

银耳

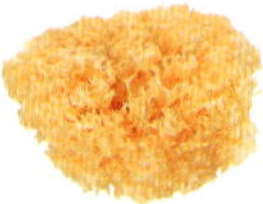

提高免疫力

白菜

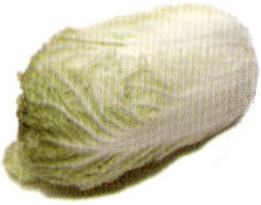

润喉止咳

芦荟

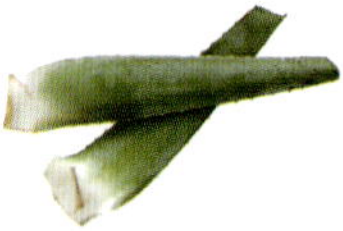

降低血糖

蒜

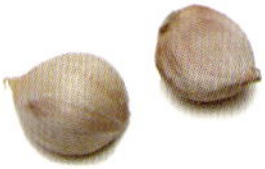

养生保健

黄瓜

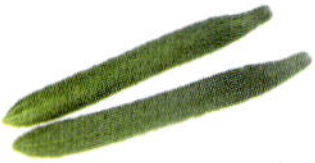

减肥

猪肾

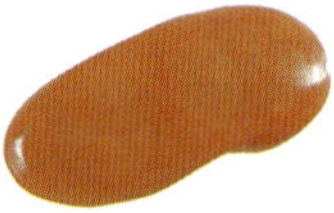

提高免疫力

莴笋

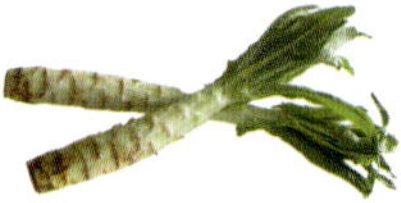

降低血压、血脂、血糖

橘子

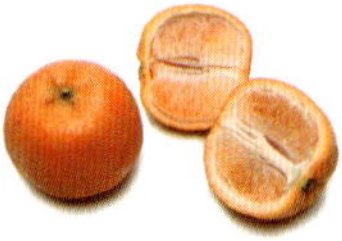

治疗痛经

绿豆

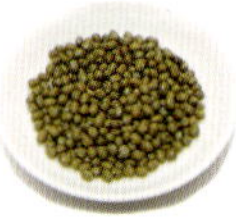

降压消暑

海带

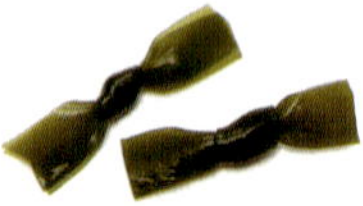

降低血压

荸荠

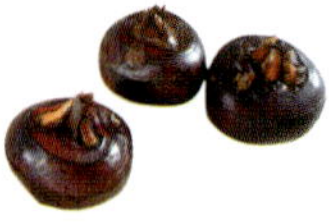

清热化痰

猪脑

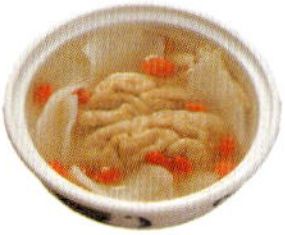

益智强身

鲫鱼

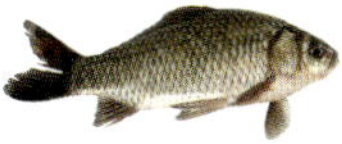

利尿

山楂

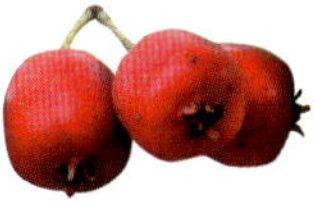

治溃疡和痛经

Bad Food

相克食物搭配及后果

田螺

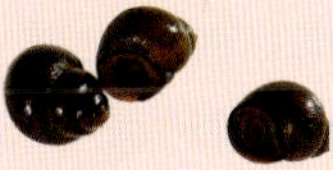

不利于消化

茶

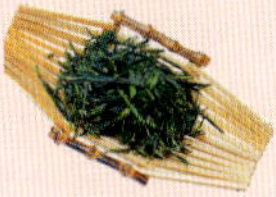

不利铁的吸收

咖啡

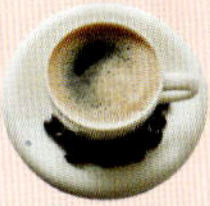

不利铁的吸收

注解

黑木耳生长于栎树、杨树、榕树、槐树等 120 多种阔叶树的腐木上，单生或群生。在大陆分布于湖北、四川、贵州、云南等地，台湾也有种植。目前人工培植以椴木的和袋料的为主。黑木耳色泽黑褐，质地柔软、味道鲜美、营养丰富，可素可荤。

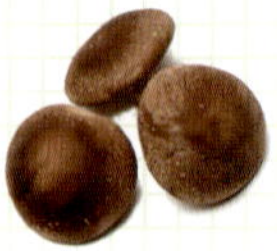

香菇

【别名】

菊花菇、合蕈。

【性味归经】

性平，味甘。归脾、胃经。

功效 香菇具有化痰理气、益胃肠、透疹解毒之功效，对食欲不振、身体虚弱、小便失禁、大便秘结、形体肥胖、肿瘤疮疡等病症有食疗作用。

烹饪提示 Cooking Tip

烹饪前，香菇在水里（冬天用温水）提前浸泡 1 天，经常换水并用手挤出杆内的水，这样既能泡发彻底，又不会造成营养大量流失。

营养成分 富含碳水化合物、钙、磷、铁、维生素、烟碱酸以及蛋白质类物质，并含有香菇多糖、天门冬素等多种活性物。

选　购 首先应当鉴别其香味如何，可用手指头压住菇伞，然后边放松边闻，以香味纯正、伞背呈黄色或白色者为佳。

贮　存 干香菇应放在干燥、低温、避光、密封的环境中贮存。发好的香菇要放在冰箱里冷藏才不会损失营养。

适宜用者 肝硬化、高血压、糖尿病、癌症、肾炎、气虚、贫血、痘疹透发不畅、佝偻病患者。

不宜用者 慢性畏寒型胃炎患者、头发痘疹之人。

Good Food 相宜食物搭配及功效

牛肉

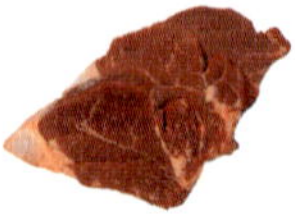

补气养血

猪肉

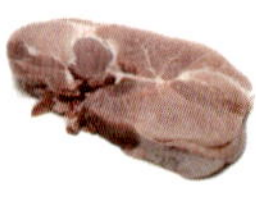

促进消化

木瓜

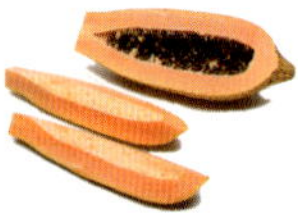

减脂降压

油菜

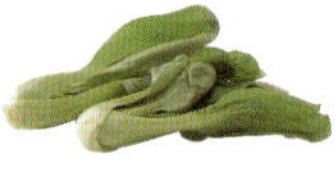

提高免疫力

豆腐

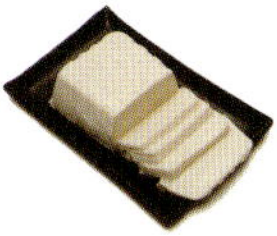

有助吸收营养

荸荠

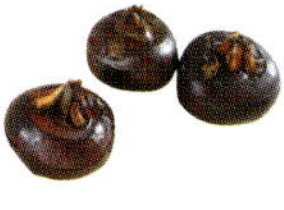

清热解毒

鱿鱼

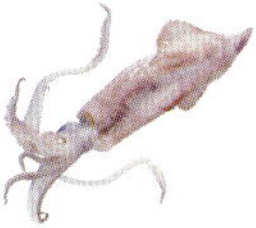

降低血压、血脂

莴笋

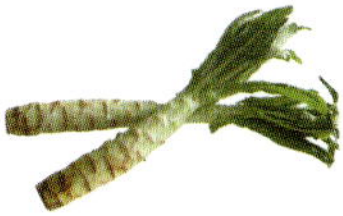

利尿通便

毛豆

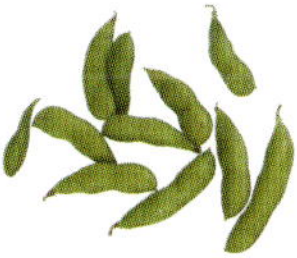

提高免疫力

猪肾

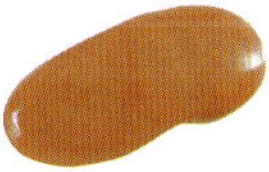

促进食欲

蘑菇

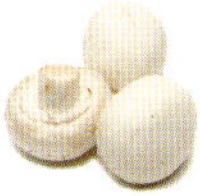

强身健体

母鸡肉

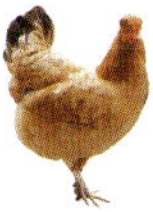

补气养血

Bad Food 相克食物搭配及后果

鹌鹑

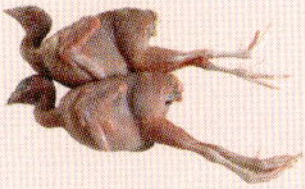

鹌鹑蛋

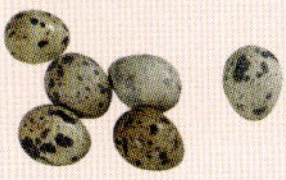

与这些食物同食面生黑斑

螃蟹

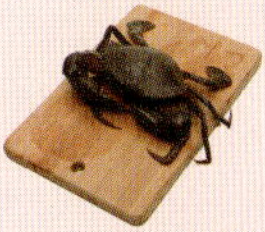

引起结石

注解

香菇是一种生长在木材上的真菌类。由于它味道较香，香气宜人，营养丰富，不但位列草菇、平菇、白蘑菇之上，而且素有“真菌皇后”之誉。同时香菇是世界第二大食用菌，也是我国特产之一，在民间素有“山珍”之称。

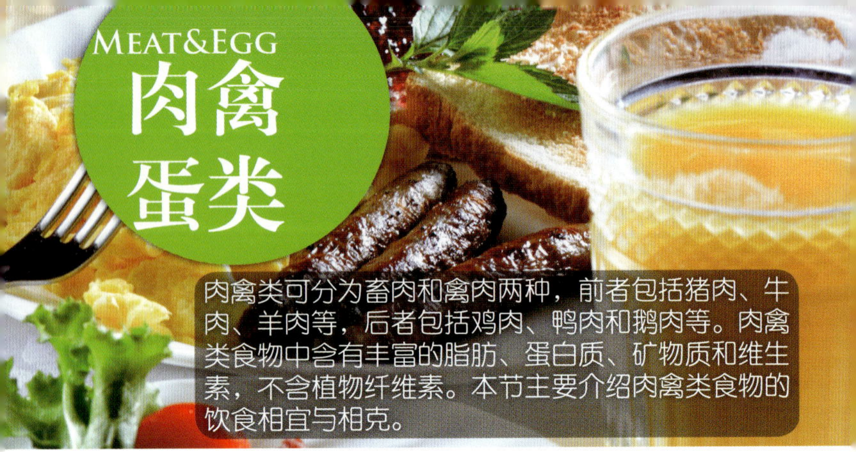

MEAT&EGG

肉禽蛋类

肉禽类可分为畜肉和禽肉两种，前者包括猪肉、牛肉、羊肉等，后者包括鸡肉、鸭肉和鹅肉等。肉禽类食物中含有丰富的脂肪、蛋白质、矿物质和维生素，不含植物纤维素。本节主要介绍肉禽类食物的饮食相宜与相克。

猪肉

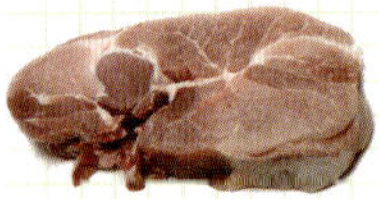

【别名】
豕肉、豚肉、彘肉等。

【性味归经】
性温，味甘、咸。归脾、胃、肾经。

功效 猪肉具有滋阴润燥、补虚养血的功效，对口干渴羸瘦、热病伤津、便秘、燥咳等病症有食疗作用。猪肉既可提供血红素（有机铁）和促进铁吸收的半胱氨酸，又可提供人体所需的脂肪酸，所以能从食疗方面来改善缺铁性贫血。

烹饪提示 Cooking Tip

猪肉要斜切，剔除猪颈等处灰色、黄色或暗红色的肉瘤。

营养成分 含蛋白质、脂肪、碳水化合物、磷、钙、铁、维生素B_1、维生素B_2、烟碱酸等。

选　购 新鲜猪肉肌肉有光泽、红色均匀，用手指压肌肉后，凹陷部分能立即恢复。

贮　存 买回的猪肉先用水洗净，然后分割成小块，装入保鲜袋，再放入冰箱保存。

适宜用者 身体虚弱者、老人、儿童、孕产妇。

不宜用者 体胖、舌苔厚腻者，冠心病、高血压、高血脂等患者以及风邪偏盛者。

Good Food 相宜食物搭配及功效

芋头

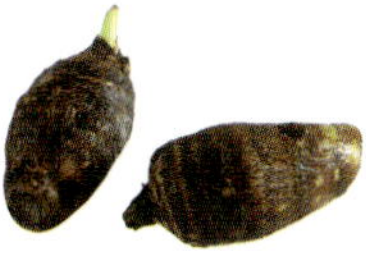

滋阴润燥、养胃益气

红薯

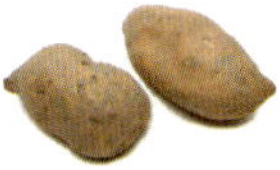

降低胆固醇

白萝卜

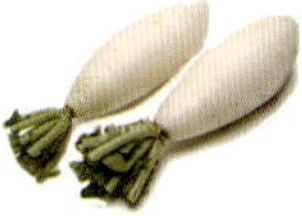

消食、除胀、通便

白菜

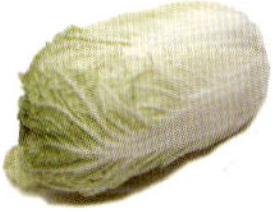

开胃消食

莴笋

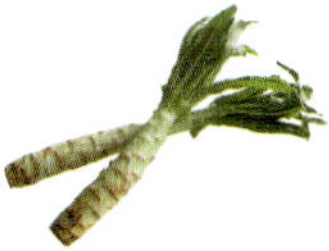

补脾益气

大蒜

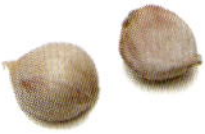

延长维生素B群的停留时间

香菇

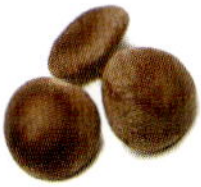

保持营养均衡

茄子

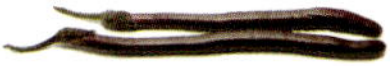

增加血管弹性

黑木耳

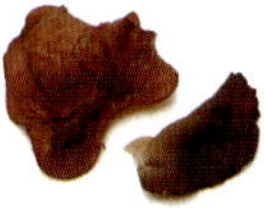

降低心血管病发病

海带

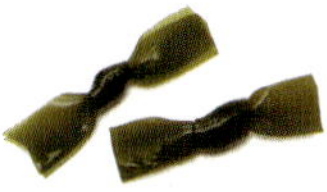

止痒

竹笋

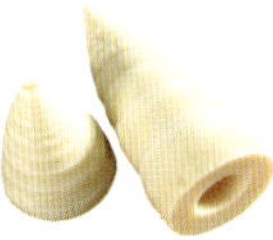

清热化痰、解渴益气

豆苗

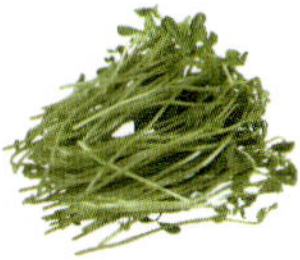

利尿、消肿、止痛

Good Food 相宜食物搭配及功效

南瓜

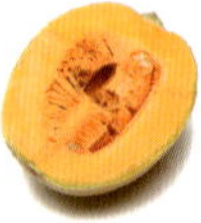

降低血压

山楂

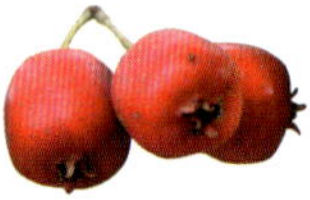

祛斑消瘀

冬瓜

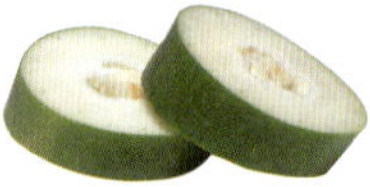

开胃消食

Bad Food 相克食物搭配及后果

田螺

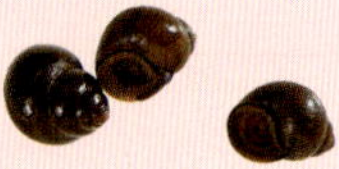

容易伤肠胃

茶

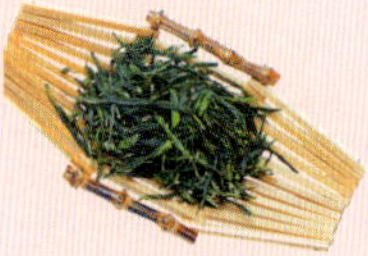

容易造成便秘

鲤鱼

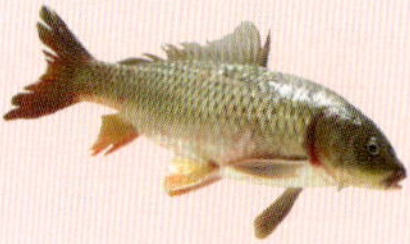

有害健康

杏仁

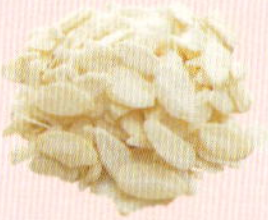

引起腹痛

虾

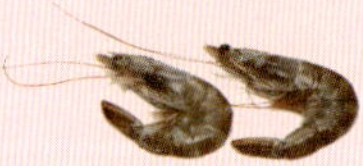

耗人阴精

菊花

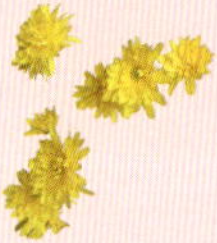

对身体十分不利

鸽肉

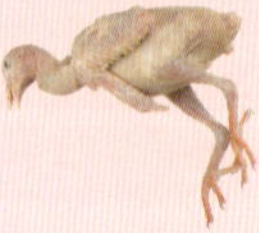

使人滞气

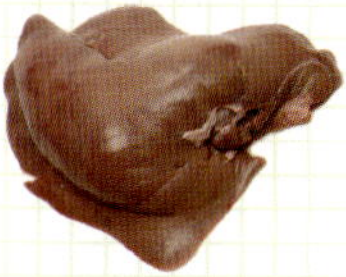

猪肝

【别名】
血肝。

【性味归经】
性温，味甘、苦。
归肝经。

功效
常食猪肝可辅助预防眼睛干涩、疲劳，可调节和改善贫血病人造血系统的生理功能，还能帮助去除身体中的一些有毒成分。猪肝中含有一般肉类食品中缺乏的维生素C和微量元素硒，能增强人体的免疫力、抗氧化、防衰老，并能抑制肿瘤细胞的产生等。

烹饪提示 Cooking Tip

买回猪肝后要在自来水龙头下冲洗一下，然后置于盆内浸泡 1 ~ 2 小时消除残血，注意水要完全浸没猪肝。
烹调时间不能太短，至少应该在急火中炒 5 分钟以上，使肝完全变成灰褐色、看不到血丝才好。

营养成分 含蛋白质、脂肪、维生素A、维生素B_1、维生素B_2、维生素B_{12}、维生素C、烟碱酸以及微量元素等。

选　购 新鲜的猪肝呈褐色或紫色，用手按压坚实有弹性，有光泽，无腥臭异味。

贮　存 切好的肝一时吃不完，可用大豆沙拉油将其涂抹搅拌，然后放入冰箱内，可延长保鲜期。

适宜用者 气血虚弱、面色萎黄、缺铁者，肝血不足导致的视物模糊不清、夜盲、眼干燥症患者，电脑工作者以及癌症患者。

不宜用者 高血压、肥胖症、冠心病及高血脂患者。

Good Food 相宜食物搭配及功效

松子

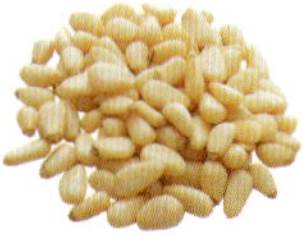

促进营养物质的吸收

苦菜

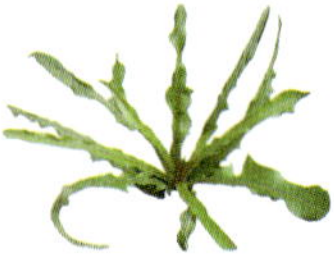

清热解毒、补肝明目

榛子

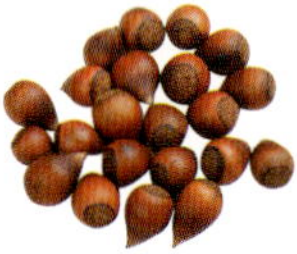

有利钙的吸收

菠菜

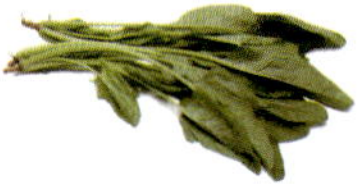

改善贫血

腐竹

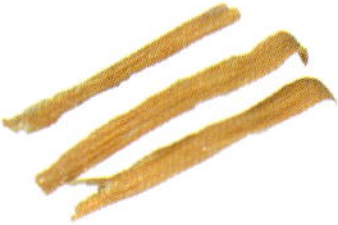

提高人体免疫力

雪里红

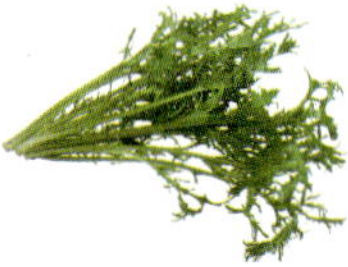

有利钙的吸收

白菜

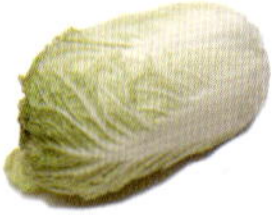

促进营养物质的吸收

韭菜

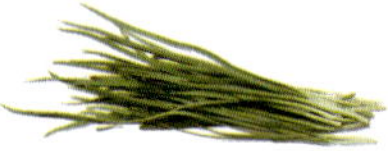

促进营养物质的吸收

葱

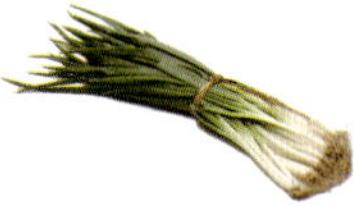

促进营养物质的吸收

大蒜

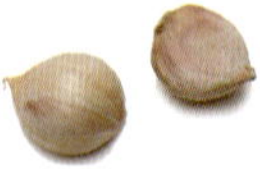

促进营养物质的吸收

苦瓜

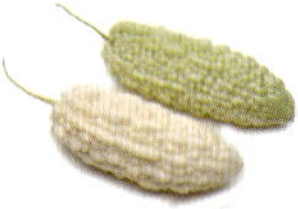

防癌抗癌

油菜

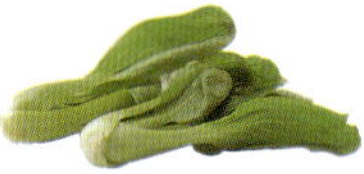

增强免疫力

银耳

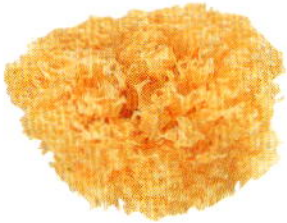

养肝、明目

莲子

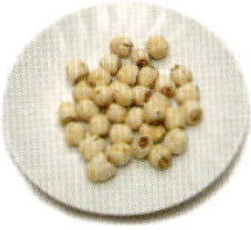

补脾健胃

洋葱

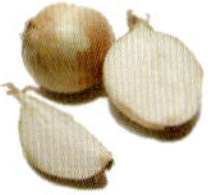

增强免疫力

Bad Food 相克食物搭配及后果

鲫鱼

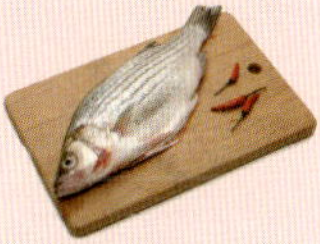

引起中毒

山楂

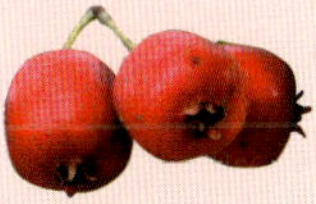

破坏维生素C

鲤鱼

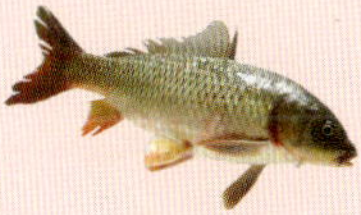

影响消化

豆腐

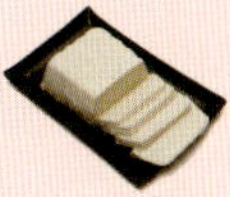

诱发痼疾

西红柿

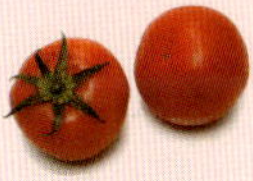

破坏维生素C

鹌鹑

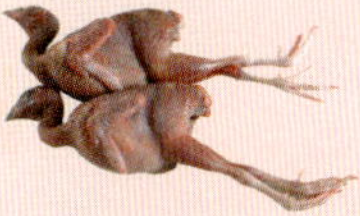

破坏维生素

荞麦

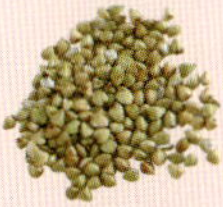

影响消化

青椒

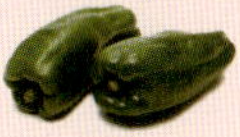

破坏维生素C

牛肉

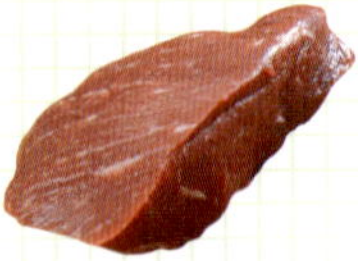

【别名】

黄牛肉。

【性味归经】

性平，味甘。归脾、胃经。

功效

牛肉补脾胃、益气血、强筋骨，对虚损羸瘦、口干、脾胃虚弱、癖积、水肿、腰膝酸痛、久病体虚、面色萎黄、头晕目眩等病症有食疗作用。多吃牛肉，对肌肉生长有好处。

烹饪提示 Cooking Tip

牛肉的纤维组织较粗，结缔组织又较多，应横切，将长纤维切断，不能顺着纤维组织切，否则不仅没法入味，还嚼不烂。

炒牛肉片之前，先用啤酒将面粉调稀，淋在牛肉片上，拌匀后腌 30 分钟，可增加牛肉的鲜嫩程度。

营养成分 含蛋白质、脂肪、维生素B_1、维生素B_2、维生素B_6、维生素B_{12}、钙、磷、钾、镁、铁、锌等，还含有多种特殊的成分，如肌醇、黄嘌呤、牛磺酸、肉毒碱、肌氨酸、丙氨酸、亚油酸等。

选　购 新鲜牛肉有光泽，红色均匀，脂肪洁白或淡黄色；外表微干或有风干膜，不黏手，弹性好。

贮　存 如不慎买到老牛肉，可急冻再冷藏一两天，肉质可稍变嫩。两天内吃完，可放在冷藏室保存。如需要冷冻，则可将牛肉切小块，每次食用时再取出小块解冻。

适宜用者 高血压、冠心病、血管硬化和糖尿病患者，老年人、儿童以及身体虚弱者。

不宜用者 内热者，皮肤病、肝病、肾病患者。高胆固醇、高脂肪、老年人、儿童、消化力弱的人不宜多吃。

Good Food 相宜食物搭配及功效

马铃薯

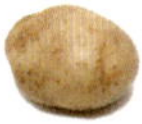

保护胃黏膜

洋葱

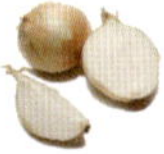

补脾健胃

鸡蛋

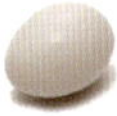

延缓衰老

枸杞

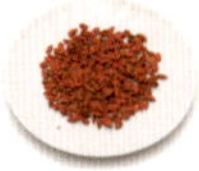

养血补气

南瓜

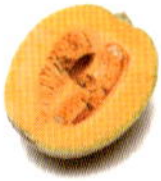

排毒止痛

芋头

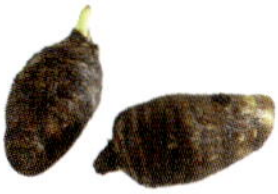

治疗食欲不振、防止便秘

白萝卜

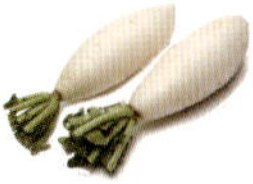

补五脏、益气血

芹菜

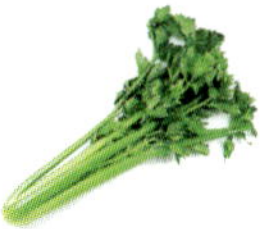

降低血压

Bad Food 相克食物搭配及后果

酒

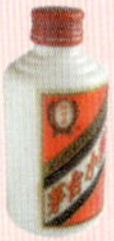

导致上火

鲶鱼

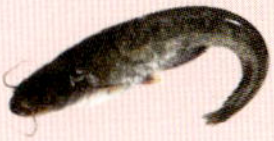

引起中毒

红糖

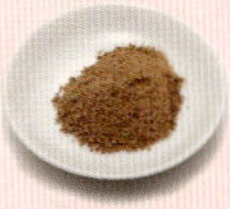

引起腹胀

橄榄

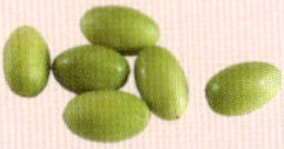

引起身体不适

板栗

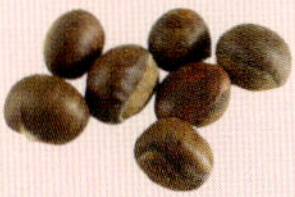

降低营养价值

田螺

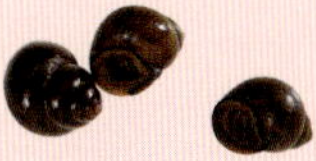

引起消化不良

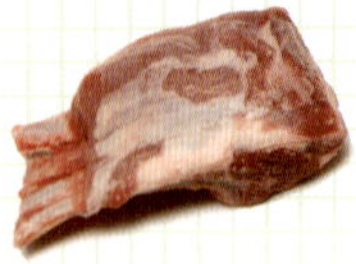

羊肉

【别名】

古称之为羝肉、羯肉。

【性味归经】

性热，味甘。归脾、胃、肾、心经。

功效 寒冬常吃羊肉有益气补虚、促进血液循环、使皮肤红润、增强御寒能力等食疗作用。羊肉还可增加消化酵素，保护胃壁，帮助消化。中医认为，羊肉还有补肾壮阳的作用。

烹饪提示 Cooking Tip

在白萝卜上戳几个洞，放入冷水中和羊肉同煮，滚开后将羊肉捞出，再单独烹调，即可去除膻味。

营养成分 含有丰富的蛋白质和纤维素。

选　购 新鲜羊肉肉色鲜红而均匀，有光泽，肉质细而紧密，有弹性，外表略干，不黏手。

贮　存 买回的新鲜羊肉要及时进行冷却或冷藏，使肉温降到5℃以下，以便减少细菌污染，延长保鲜期。

适宜用者 体虚胃寒、反胃者、中老年体质虚弱者。

不宜用者 感冒发热、高血压、肝病、急性肠炎和其他感染病者。

Good Food 相宜食物搭配及功效

生姜

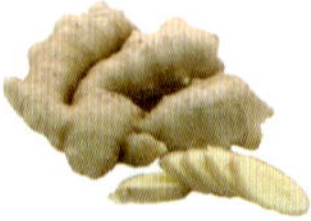

治疗腹痛

香菜

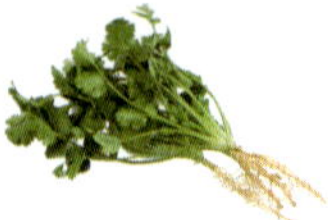

增强免疫力

鸡蛋

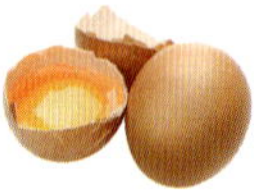

延缓衰老

山药

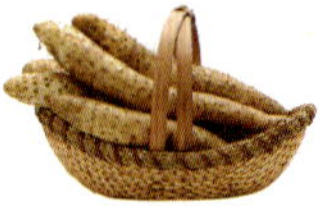

健脾胃

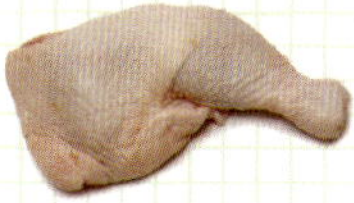

鸡肉

【别名】
家鸡肉。

【性味归经】
性平、温，味甘。
归脾、胃经。

功效
鸡肉具有健脾益气、补精填髓、益五脏、补虚损、强筋骨的功效。冬季多喝些鸡汤可提高自身免疫力，流感患者多喝点鸡汤有助于缓解感冒引起的鼻塞、咳嗽等症状。鸡皮中含有大量胶原蛋白，可延缓皮肤衰老。

烹饪提示 Cooking Tip

鸡肉用药膳炖煮，营养更全面。带皮的鸡肉含有较多的脂类物质，所以较肥的鸡应该去掉鸡皮再烹制。
鸡屁股是淋巴最为集中的地方，也是储存病菌、病毒和致癌物的仓库，应弃掉不要。

营养成分 富含蛋白质、脂肪、碳水化合物、维生素B_1、维生素B_2、烟碱酸、钙、磷、铁，以及钾、钠、氯、硫等。

选　购 新鲜的鸡肉肉质紧密排列、颜色呈干净的粉红色而有光泽，皮呈米色、有光泽和张力，毛囊突出。

贮　存 鸡肉较容易变质，购买后要马上放进冰箱。如果一时吃不完，最好将剩下的鸡肉煮熟保存，而不要生的保存。

适宜用者 虚劳瘦弱、营养不良、气血不足、面色萎黄者，以及体质虚弱或乳汁缺乏的产妇。

不宜用者 内火偏旺、痰湿偏重、感冒发热、胆囊炎、胆石症、肥胖症、热毒疖肿、高血压、高血脂、严重皮肤疾病等患者。

Good Food 相宜食物搭配及功效

枸杞

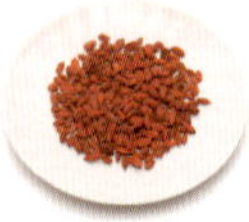

补五脏、益气血

人参

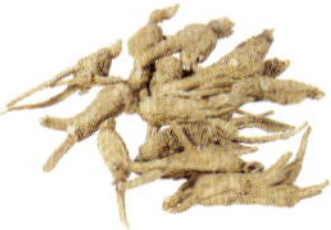

止渴生津

柠檬

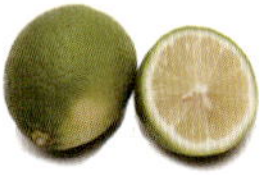

增强食欲

绿豆芽

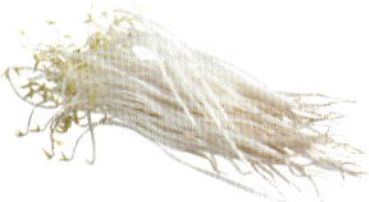

降低心血管疾病发病

金针菇

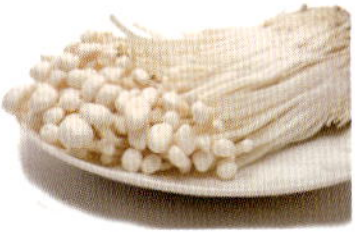

增强记忆力

冬瓜

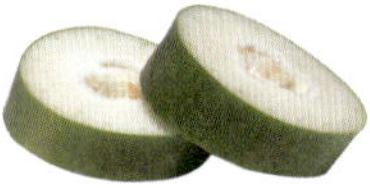

排毒养颜

板栗

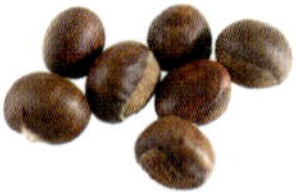

增强造血功能

红豆

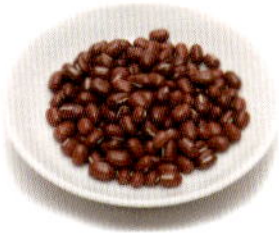

提供丰富的营养

油菜

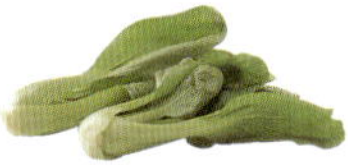

美容养颜

黑木耳

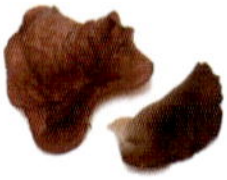

降压降脂

丝瓜

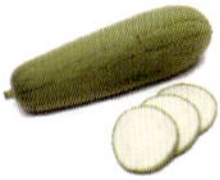

清热利肠

花菜

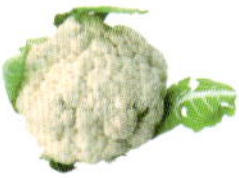

益气壮骨

青椒

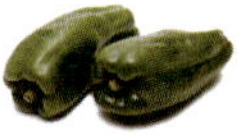

开胃消食

Bad Food

相克食物搭配及后果

芹菜

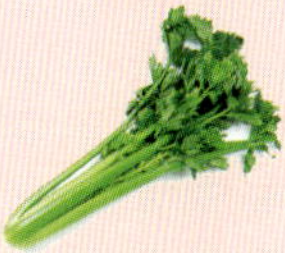

易伤元气

芥菜

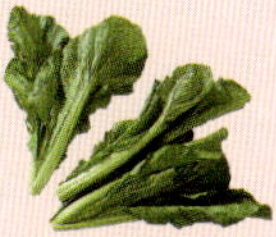

影响身体健康

鲤鱼

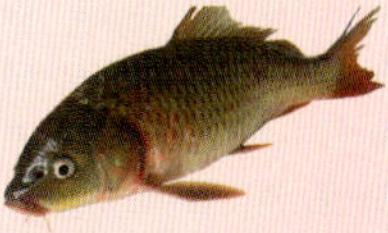

引起中毒

糯米

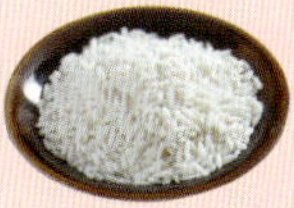

引起身体不适、胃胀

菊花

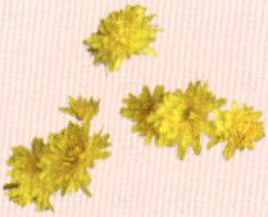

引起痢疾

李子

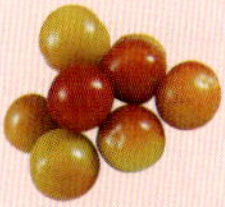

引起痢疾

注解

鸡肉适合多种烹饪方法，如热炒、炖汤，也可凉拌冷食，别有一番滋味。但切忌吃过多的鸡肉类食品，以免引起肥胖。

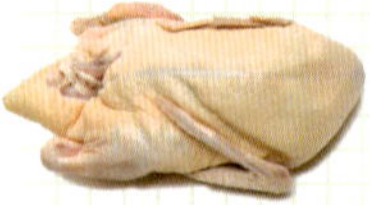

鸭肉

【别名】
鹜肉、家凫肉、扁嘴娘肉、白鸭肉。

【性味归经】
性寒，味甘、咸。归脾、胃、肺、肾经。

功效

鸭肉具有养胃滋阴、清肺解热、大补虚劳、利水消肿之功效，用于辅助治疗咳嗽痰少、咽喉干燥、阴虚阳亢之头晕头痛、水肿、小便不利。鸭肉不仅脂肪含量低，且所含脂肪主要是不饱和脂肪酸，能产生保护心脏的食疗作用。

烹饪提示 Cooking Tip

炖制老鸭时，加几片火腿或腊肉，能增加鸭肉的鲜香味。

营养成分	富含蛋白质、维生素B群、维生素E以及铁、铜、锌等微量元素。
选　购	要选择肌肉新鲜、脂肪有光泽的鸭肉。
贮　存	保存鸭肉的方法很多，我国农村用熏、腊、风、腌等方法保存。
适宜用者	体内有热、上火、水肿、低热、虚弱、食少、大便秘结、癌症、糖尿病、肝硬化腹水、慢性肾炎水肿等患者。
不宜用者	阳虚脾弱、外感未清、便泻肠风患者。

Good Food 相宜食物搭配及功效

白菜

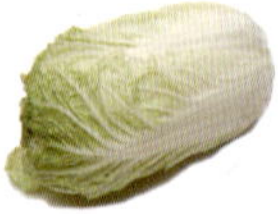

促进血液中胆固醇的代谢

芥菜

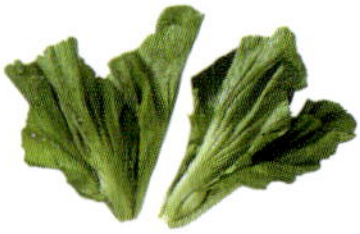

滋阴润肺

山药

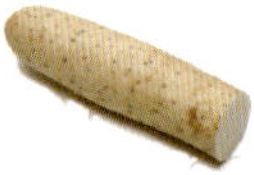

滋阴润肺

地黄

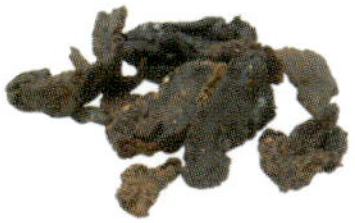

提供丰富营养

干冬菜

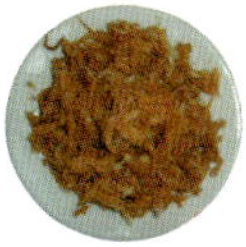

止咳润肺

金银花

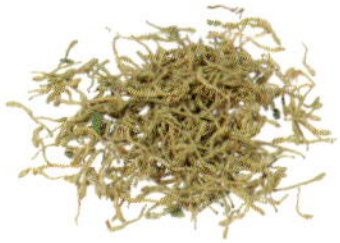

滋润肌肤

干贝

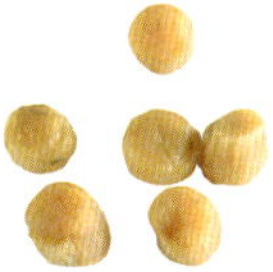

提供丰富的蛋白质

豆豉

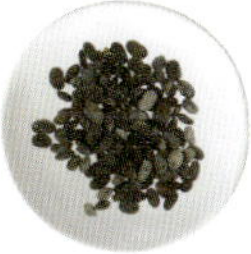

降低人体内的脂肪

Bad Food 相克食物搭配及后果

鳖

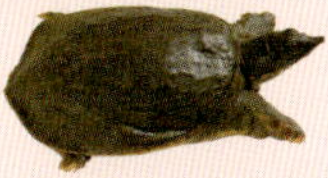

导致水肿泄泻

板栗

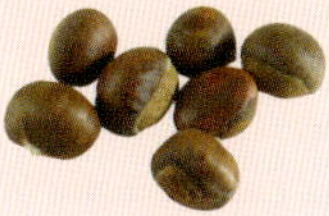

引起中毒

注解

鸭肉是进补的优良食品，营养很高，是我们常吃的一种肉。民间认为鸭是“补虚劳的圣药”。鸭肉的脂肪最健康，其脂肪酸主要是不饱和脂肪酸和低碳饱和脂肪酸，易于消化。鸭肉属凉性食物，可以很好地改善人体燥气。

鸭蛋

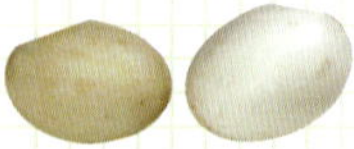

【别名】

鸭卵。

【性味归经】

性微寒，味甘、咸。归肺、脾经。

功效 鸭蛋具有滋阴清肺、止痢之功效，对喉痛、牙痛、热咳、胸闷、赤白痢等病症有食疗作用，对水中胀满等有一定的食疗功效，外用还可缓解疮毒。

适宜用者 肺热咳嗽、喉痛、泻痢等病症者。

不宜用者 寒湿下痢、脾阳不足、食后气滞痞闷，以及患有癌症、高脂血症、高血压病、动脉硬化、脂肪肝等病症者，肾炎病人，生病期间的人。

Good Food 相宜食物搭配及功效

百合

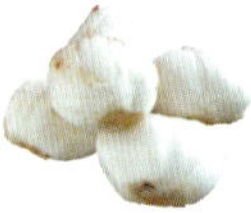

滋阴润肺

马齿苋

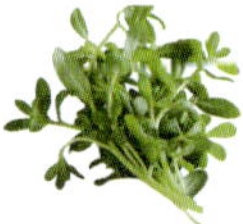

有利肠胃消化

银耳

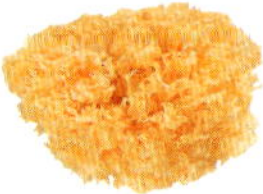

治疗咽喉干燥等症状

黑木耳

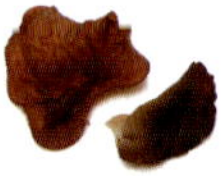

提神健脑

Bad Food 相克食物搭配及后果

李子

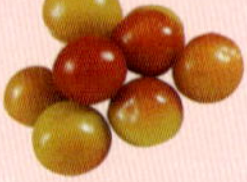

引起中毒

桑椹

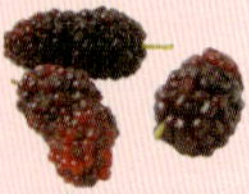

引起肠胃不适

鳖

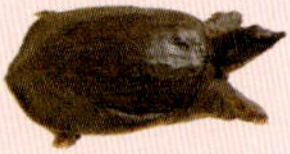

伤人阳气

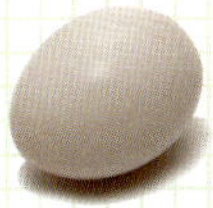

鸡蛋

【别名】
鸡卵、鸡子。

【性味归经】
性平，味甘。归肺、脾、胃经。

功效 蛋白性微寒而气清，能益精补气、润肺利咽、清热解毒，还具有护肤美肤的辅助作用，有助于延缓衰老；蛋黄性温而气浑，有滋阴润燥、养血息风的辅助作用。

烹饪提示 Cooking Tip

做炒鸡蛋时，将鸡蛋顺一个方向搅打，并加入少量水，可使鸡蛋更鲜嫩。

营养成分 富含大量水分、蛋白质；蛋黄中富含脂肪，其中约10%为磷脂，而磷脂中又以卵磷脂为主。

选　购 用拇指、食指和中指捏住鸡蛋摇晃，好的蛋没有声音。

贮　存 在20℃左右时，鸡蛋大概能放一周，如果放在冰箱里保存，最多保鲜半个月。

适宜用者 体质虚弱、营养不良、贫血、女性产后病后以及老年高血压、高血脂、冠心病等病症者。

不宜用者 肝炎、高热、腹泻、胆石症、皮肤生疮化脓等病症者，肾病患者。

Good Food 相宜食物搭配及功效

苦瓜

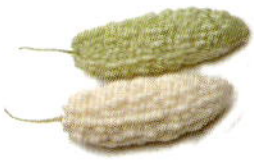

有利于骨骼、牙齿及血管的健康

醋

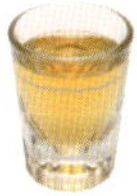

降低血脂

干贝

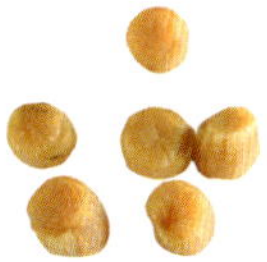

增强人体免疫力

百合

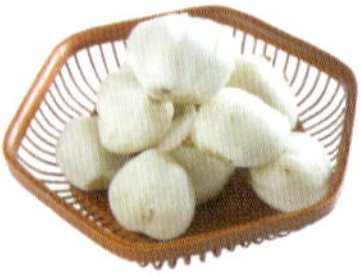

清热解毒、养心安神

羊肉

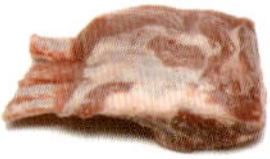

延缓衰老

韭菜

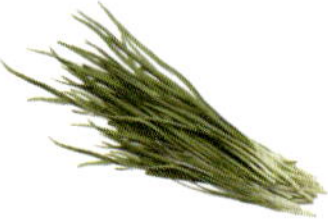

保肝护肾

菠菜

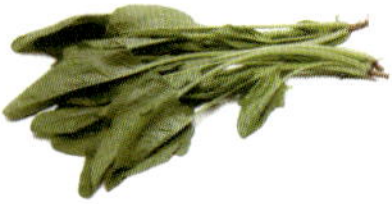

养心润肺、安神

西红柿

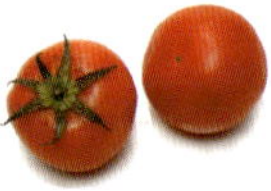

预防心血管疾病

紫菜

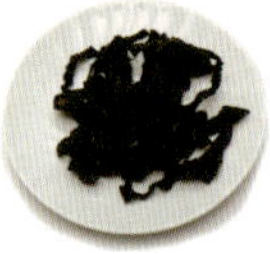

有利于营养的吸收

大豆

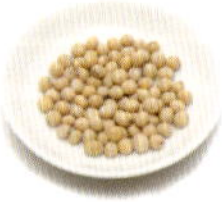

降低血脂

豆腐

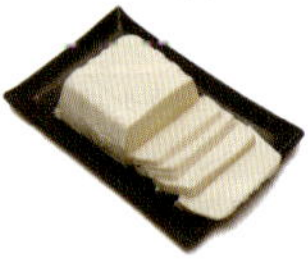

有利于钙的吸收

Bad Food 相克食物搭配及后果

大蒜

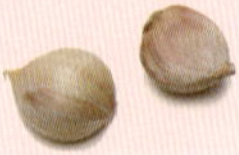

降低营养成分

红薯

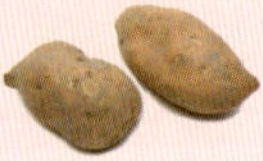

容易造成腹痛

茶

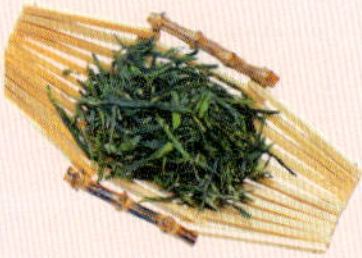

不利肠胃消化

味精

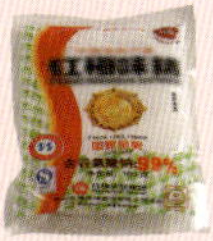

对人体有害

鳖

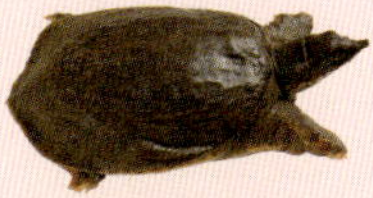

对身体不利

注解

鸡蛋是母鸡的卵，营养丰富。蛋白中富含大量水分、蛋白质；蛋黄中富含脂肪，其中约10％为磷脂，而磷脂中又以卵磷脂为主，另外还含胆固醇、钙、磷、铁、无机盐和维生素A、维生素D和维生素B_2等。

笔 记

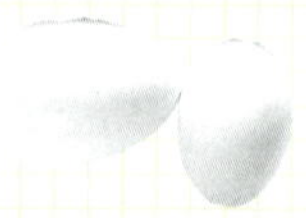

鹅蛋

【别名】

鹅卵。

【性味归经】

性微温，味甘。归脾、胃经。

功效

鹅蛋富含的蛋白质易于被人体消化吸收，含有较多的卵磷脂，对人的脑及神经组织的发育有辅助作用；可补中益气，在寒冷季节多吃一点可辅助防御寒气对人体的侵袭。

选　购　用手电照鹅蛋外壳，蛋黄蛋清分离较清楚，没有血丝状物体，打开蛋黄饱满黄色，手指轻压蛋黄不会破裂。

贮　存　冷藏在1～2℃的冷库内，在容器中加填充物，如谷糠、锯末、谷物、豆类、植物灰等进行鲜蛋贮藏。

适宜用者　老人、儿童、体虚贫血者。

不宜用者　低热不退、动脉硬化、气滞者。

Bad Food 相克食物搭配及后果

鸡蛋

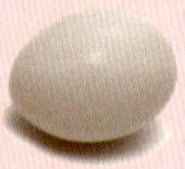

海带

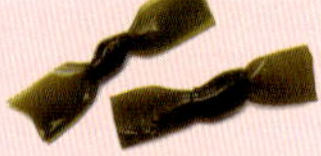

伤元气　记忆力减退

小提醒 Point

鹅蛋含有一种碱性物，对内脏有损坏。每天不要食用超过2个，以免伤到内脏。

注解

鹅蛋是母鹅的卵，味道鲜美。鹅蛋中富含蛋白质和人体所需的8种氨基酸，而且其含量都比鸡蛋和鸭蛋高，还含有维生素A、维生素B_1、维生素B_2、烟碱酸、维生素E、胆固醇、钾、钠、钙、镁、铁、锰、锌、磷、硒等。

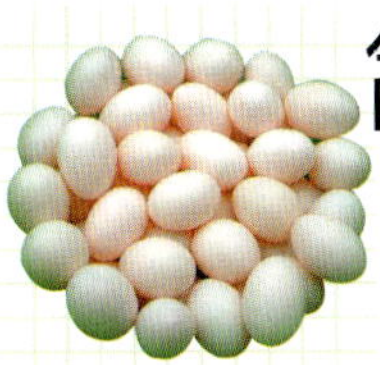

鸽子蛋

【别名】
鸽子卵。

【性味归经】
性平，味甘、咸。归心、肾经。

功效 鸽子蛋的蛋白质含量丰富，可增强身体的免疫力。鸽子蛋还富含优质磷脂，可以辅助改善皮肤弹性和血液循环。此外，鸽子蛋还富含铁、钙、维生素，是滋阴补肾的佳品。

选　购 鸽蛋外形匀称，表面光洁、细腻、白里透粉；蛋壳要硬，没有裂痕。比鹌鹑蛋较大，在阳光下透亮，煮熟后蛋白半透明，非常细嫩。

贮　存 冷藏。

适宜用者 久病体虚、神经衰弱、慢性胃炎、贫血者以及月经不调、气血不足的女性。

不宜用者 食积胃热者、性欲旺盛者及孕妇。

Good Food 相宜食物搭配及功效

枸杞

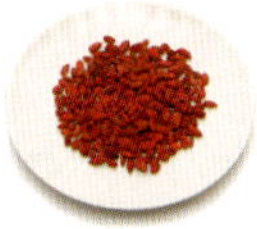

可治疗女性白带异常

牛奶

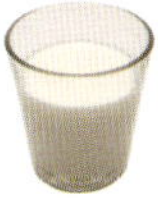

清凉解渴

花菜

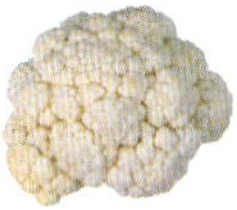

健脾养胃、防衰老

注解

鸽子蛋是鸽子的卵，营养丰富，药用价值高。鸽子富含优质蛋白质、磷脂、维生素A、维生素B_1、维生素B_2、维生素D以及铁、钙等营养成分，被称为“动物人参”。

SEAFOOD 水产类

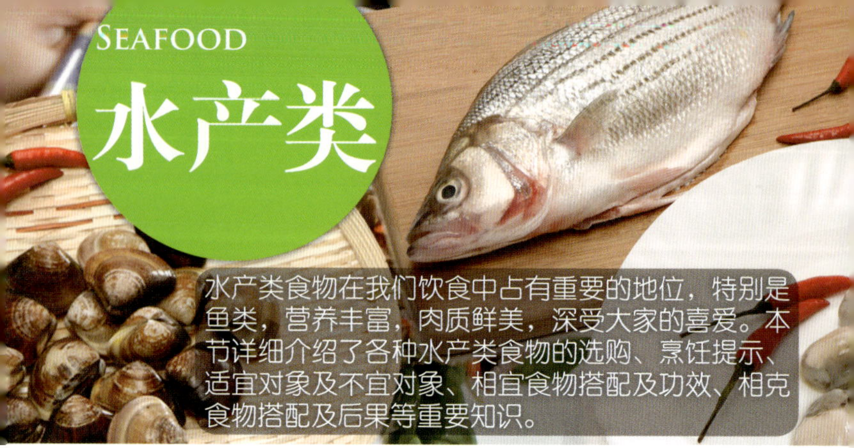

水产类食物在我们饮食中占有重要的地位，特别是鱼类，营养丰富，肉质鲜美，深受大家的喜爱。本节详细介绍了各种水产类食物的选购、烹饪提示、适宜对象及不宜对象、相宜食物搭配及功效、相克食物搭配及后果等重要知识。

鲢鱼

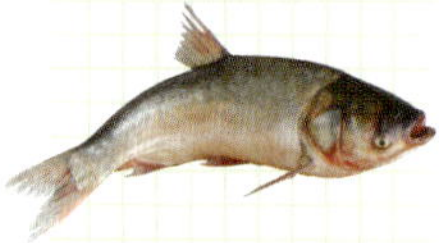

【别名】

鲢、鲢子、边鱼、白脚鲢。

【性味归经】

性温，味甘。归脾、胃经。

功效 鲢鱼具有健脾、利水、温中、益气、通乳、化湿之功效。另外，鲢鱼的鱼肉中含蛋白质、脂肪酸很丰富，能促进智力发育，对于降低胆固醇及血液黏稠度和预防心脑血管疾病、癌症等具有明显的食疗作用。

烹饪提示 Cooking Tip

鲢鱼适用于烧、炖、清蒸、油浸等烹调方法，尤以清蒸、油浸最能体现出鲢鱼清淡、鲜香的特点。

营养成分 富含蛋白质及氨基酸、脂肪、烟碱酸、钙、磷、铁、糖类、灰分等。

选　　购 选购鲢鱼头时，以头形浑圆者为佳，要选黑鲢鱼头。

贮　　存 将鲢鱼宰杀后洗净，切成块分装在塑料袋里，再放入冷冻室，要吃时拿出解冻。

适宜用者 脾胃气虚、营养不良、肾炎水肿、小便不利、肝炎患者。

不宜用者 甲状腺亢进病人、感冒、发烧、痈疽疔疮、无名肿毒、瘙痒性皮肤病等病症者。

Good Food 相宜食物搭配及功效

豆腐

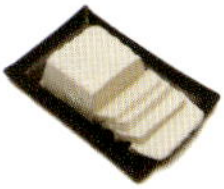

解毒美容

丝瓜

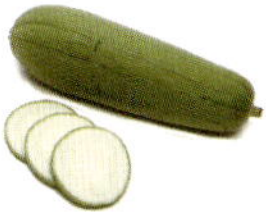

生血通乳

白萝卜

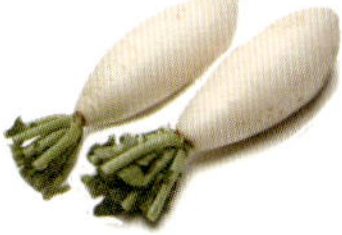

利水消肿

青椒

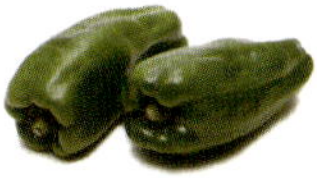

健脑益智

苹果

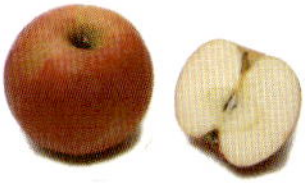

治疗腹泻

红豆

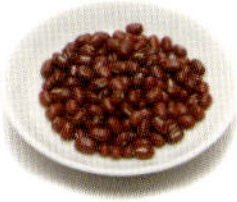

有利水作用

猪肉

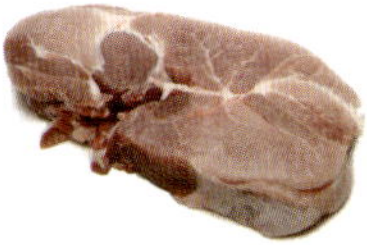

温中益气、润泽皮肤

冬瓜子

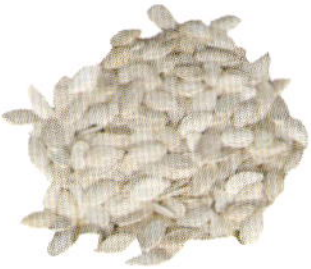

暖胃泽肤、下乳

Bad Food 相克食物搭配及后果

西红柿

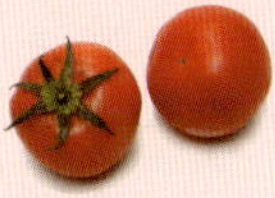

不利营养的吸收

甘草

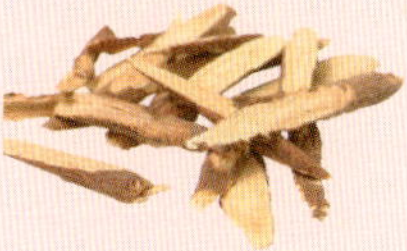

引起中毒

小提醒 Point

将鱼去鳞，腹洗净后，放入盆中倒一些黄酒，就能除去鱼的腥味，并能使鱼滋味鲜美。

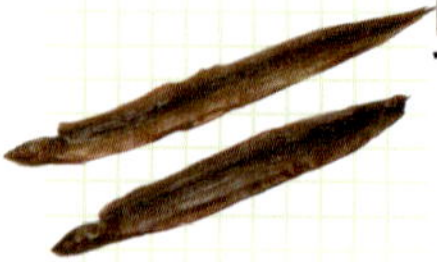

鳝鱼

【别名】
黄鳝、长鱼。

【性味归经】
性温，味甘。归脾、肝、肾经。

功效

鳝鱼具有补气养血、去风湿、强筋骨、壮阳等功效，对降低血液中胆固醇的浓度、预防因动脉硬化而引起的心血管疾病有食疗作用，还可用于辅助治疗面部神经麻痹、中耳炎、乳房肿痛等病症。

烹饪提示 Cooking Tip

将鳝鱼背朝下铺在砧板上，用刀背从头至尾拍打一遍，这样可使烹调时受热均匀，更易入味。鳝鱼肉紧，拍打时可用力大些。

营养成分 富含蛋白质、DHA、卵磷脂、钙、磷、铁、烟碱酸、维生素A、维生素B_1、维生素B_2及少量脂肪，特含降低血糖和调节血糖的“鳝鱼素”。

选　购 鳝鱼要挑选大而肥、体色为灰黄色的活鳝。灰褐色的鳝鱼最好不要买。

贮　存 鳝鱼最好现杀现烹，不要吃死鳝鱼，特别是不宜食用死过半天以上的鳝鱼。如果需要存放一二天，可以买几条泥鳅跟鳝鱼一起放在盆里，可以保持鳝鱼鲜活的品质。

适宜用者 身体虚弱、气血不足、风湿痹痛、四肢酸痛、高血脂、冠心病、动脉硬化、糖尿病患者。

不宜用者 瘙痒性皮肤病、痼疾宿病、支气管气喘、淋巴结核、癌症、红斑性狼疮等患者。

Good Food 相宜食物搭配及功效

莲藕

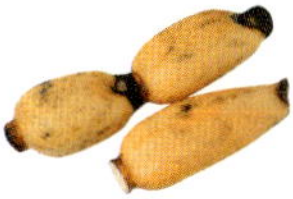

可以保持体内酸碱平衡

青椒

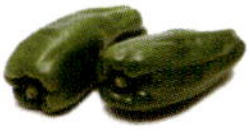

降低血糖

木瓜

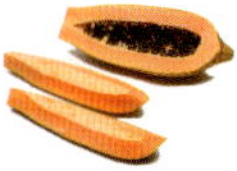

营养更全面

苹果

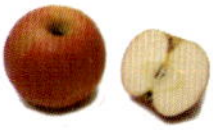

治疗腹泻

金针菇

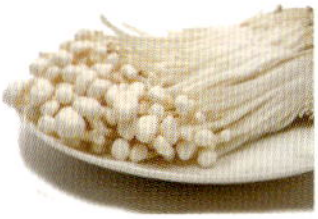

补中益血

韭菜

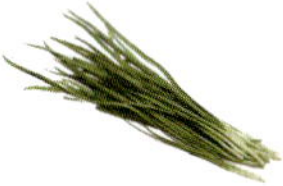

口感好、增强免疫力

松子

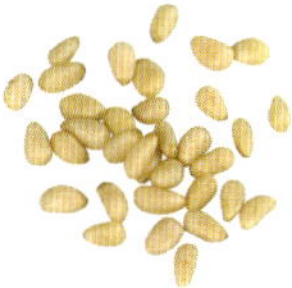

美容养颜

Bad Food 相克食物搭配及后果

南瓜

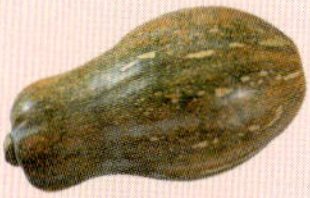

影响营养的吸收

菠菜

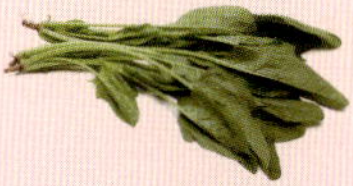

易导致腹泻

葡萄

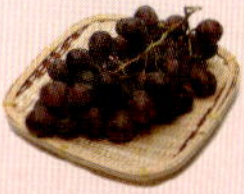

影响钙的吸收

银杏

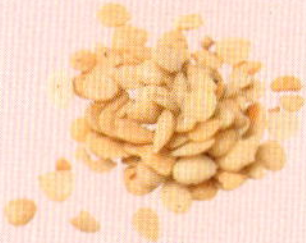

引起中毒

黄瓜

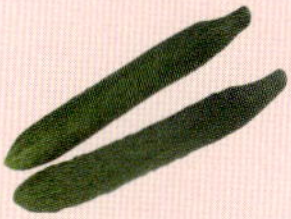

降低营养

鲍鱼

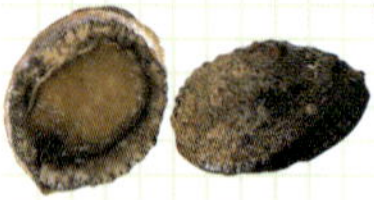

【别名】
鳆鱼、镜面鱼、九孔螺、明目鱼。

【性味归经】
性温，味咸。归肝经。

功效
鲍鱼具有调经止痛、清热润燥、利肠通便等功效。鲍鱼可辅助抗癌，破坏癌细胞必需的代谢物质。此外，鲍鱼的贝壳也是一味中药，叫石决明，具有清肝、明目等功效，对高血压和目赤肿痛等有食疗作用。

烹饪提示 Cooking Tip

鲍鱼要在冷水中浸泡 48 小时。将干鲍四周刷洗干净，彻底去沙，否则会影响到鲍鱼的口感与品质，然后先蒸后炖。食用的鲍鱼，应软硬适度，咀嚼起来有弹牙之感，伴有鱼的鲜味，入口软嫩柔滑。

营养成分 富含蛋白质和8种人体必需氨基酸，还含较多的钙、铁、碘和维生素A等，特含一种被称作“鲍灵素”的生物活性物质，有保护机体免疫系统的作用。

选　购 以质地干燥、呈卵圆形的元宝锭状，边上有花带一环，中间凸出，体形完整，无杂质，味淡者为上品。颜色呈米黄色或浅棕色，质地新鲜有光泽。鲍鱼边有密密麻麻的水泡粒状肌肉，愈密愈好。

贮　存 将干鲍鱼在通风凉爽处风干，但要避免日光照射，待凉后放入器皿中存放，或依序以塑料袋、报纸与塑料袋完整包裹密封好存放于冷冻库中，只要不受潮，约可存放半年到一年。

适宜用者 高血压病患者、糖尿病患者。

不宜用者 痛风、感冒、发热、喉咙痛者。

Good Food 相宜食物搭配及功效

竹笋

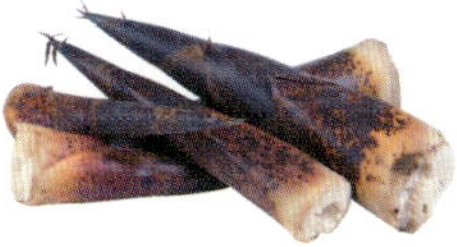

营养丰富

豆豉

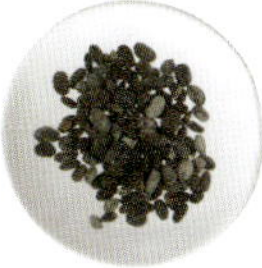

滋阴益精、下乳

葱

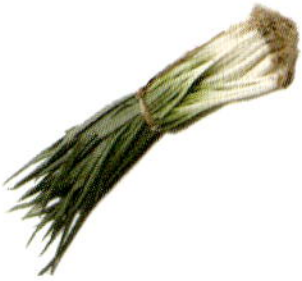

滋阴益精

枸杞

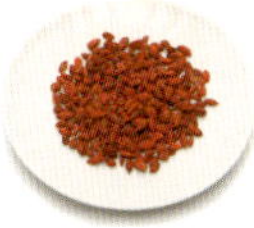

益肝肾、补虚损

白萝卜

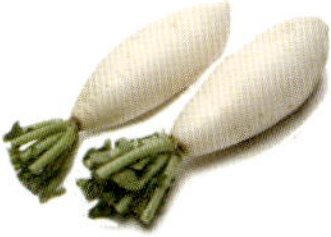

滋阴清热、平肝滋阴

乌骨鸡

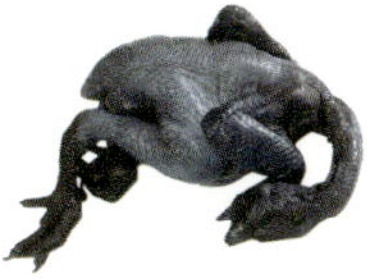

增强免疫力

Bad Food 相克食物搭配及后果

冬瓜

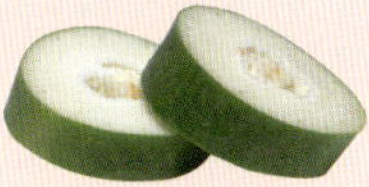

易脱水

牛肝

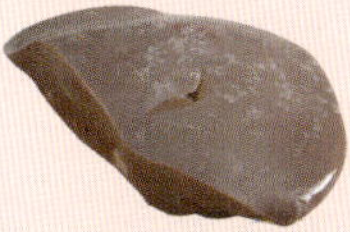

引起身体不适

鸡肉

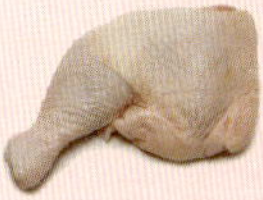

消化不良

注解

鲍鱼生活在海中，是海产贝类，不是鱼类，属软体动物，有椭圆形贝壳。肉细嫩柔滑鲜美，可鲜食，也可制成干品。有许多用鲍鱼烹饪的名菜佳肴，如红烧鲍鱼、清炒鲍鱼、扒鲍鱼、麻酱鲍鱼、青串鲍鱼等很有特色。

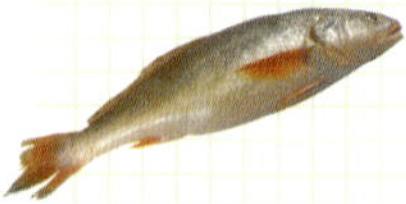

黄鱼

【别名】
石首鱼、黄花鱼。

【性味归经】
性甘，味咸、平。归肝、肾经。

功效 黄鱼可开胃益气、调中止痢、明目安神，可辅助治疗久病体虚、少气乏力、头昏神倦、脾虚下痢、肢体浮肿。黄鱼含有多种氨基酸，其提取物可作为癌症病人的辅助剂，如用黄鱼制取的水解蛋白，是癌症病人良好的蛋白质补充剂。

烹饪提示 Cooking Tip

清洗黄鱼不必剖腹，可以用筷子从口中搅出肠肚，再用清水冲洗几遍即可。煎鱼时，先把锅烧热，再用油滑锅，当油烧至冒青烟时，油已达到八成熟，这时放入鱼，不易沾锅。

营养成分 富含蛋白质、脂肪、钙、磷、铁、碘、硒、维生素B_1、维生素B_2、烟碱酸，鱼油中特含N—3脂酸，能积极防止动脉硬化和冠心病的发生。

选　购 优质的黄鱼呈金黄色，有光泽，鳞片完整不易脱落，肉质坚实，富有弹性，眼球饱满突出，角膜透明，鱼鳃色泽鲜红或紫红，腮丝清晰。无异味。

贮　存 除内脏和鱼鳞，擦净水分，放入保鲜袋，在冰箱冷藏室可保存2天。在冷冻室可长期保存。

适宜用者 贫血、头晕及体虚等病症者。

不宜用者 患气喘、过敏等病症者、急慢性皮肤病患者、支气管哮喘、癌症、淋巴结核、红斑狼疮、肾炎、血栓闭塞性脉管炎患者。

Good Food 相宜食物搭配及功效

纯菜

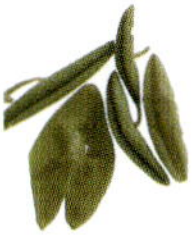

增强免疫力

乌梅

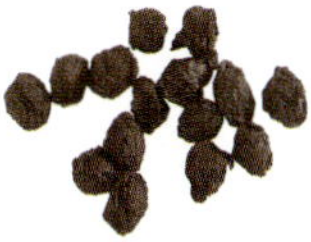

对大肠癌有疗效

雪里红

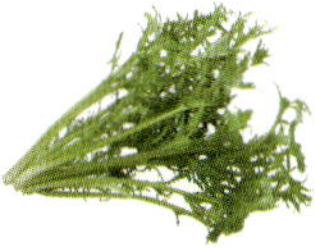

动植物蛋白互补

竹笋

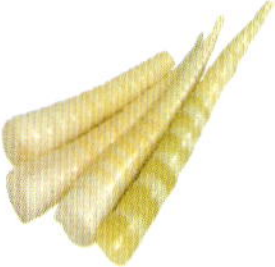

口感好且营养丰富

海带

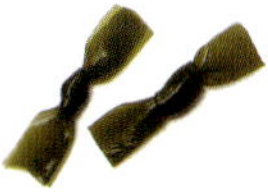

润肺健脾、补气活血

荠菜

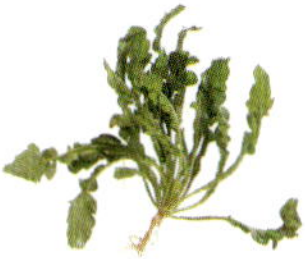

强健身体

丝瓜

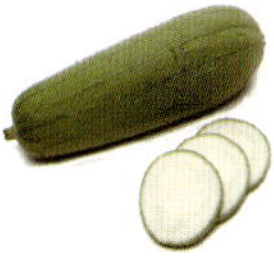

延缓衰老

茼蒿

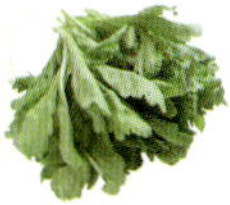

暖胃益脾、化气生肌

西红柿

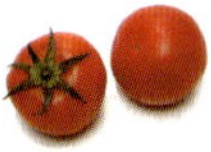

促进骨骼发育

蒜薹

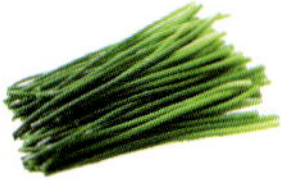

润肺健脾、补气活血

Bad Food 相克食物搭配及后果

荞麦面

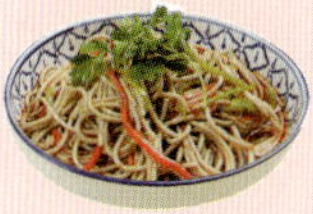

易引起消化不良

奶油

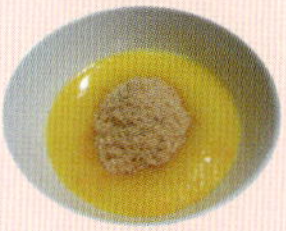

加重肠胃负担

洋葱

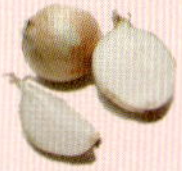

降低蛋白质的吸收，形成结石

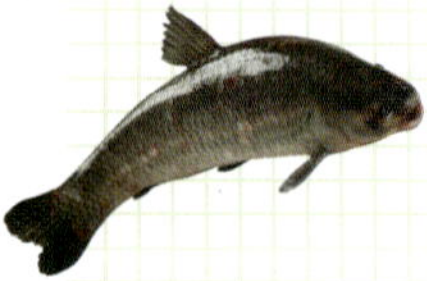

青鱼

【别名】
螺蛳鱼、乌青鱼、青根鱼、乌鰡。

【性味归经】
性平，味甘。归脾、胃经。

功效
青鱼具有补气、健脾、养胃、化湿、祛风、利水等功效，对脚气湿痹、烦闷、疟疾、血淋等症有较好的食疗作用。由于青鱼还含丰富的硒、碘等微量元素，故有辅助抗衰老、防癌作用。

适宜用者 水肿、肝炎、肾炎、脚气、脾胃虚弱、气血不足、营养不良、高脂血症、高胆固醇症、动脉硬化等病症者。

不宜用者 癌症、红斑性狼疮、淋巴结核、皮肤湿疹、疥疮瘙痒等病症者。

Good Food 相宜食物搭配及功效

银耳

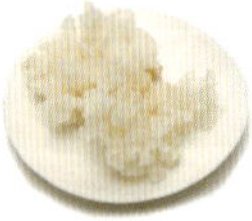

滋补身体

韭菜

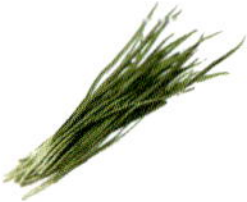

治疗脚气

苹果

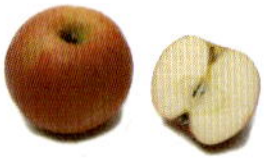

治疗腹泻

Bad Food 相克食物搭配及后果

李子

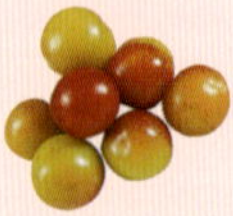

引起身体不适

西红柿

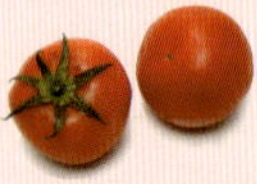

不利营养成分的吸收

酸菜

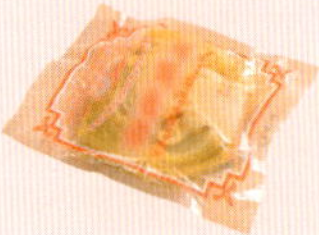

引起消化道癌肿

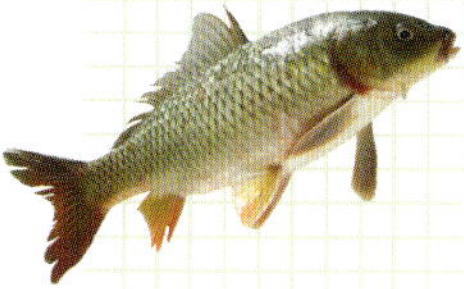

鲤鱼

【别名】

白鲤、黄鲤、赤鲤。

【性味归经】

味甘，性平。归脾、肾、肺经。

功效

鲤鱼具有健胃、滋补、催乳、利水等功效。男性吃雄性鲤鱼，有健脾益肾、止咳平喘的辅助功效。此外，鲤鱼眼睛有黑发、悦颜、明目效果。鲤鱼的脂肪主要是不饱和脂肪酸，有辅助促进大脑发育的作用，还有降低胆固醇的食疗作用。

烹饪提示 Cooking Tip

鲤鱼两侧皮内有一条似白线的筋，在烹制前要把它抽出，这样可去除它的腥味。烹调鲤鱼的方法较多，以红烧、干烧、糖醋为主。

营养成分

富含蛋白质、碳水化合物、脂肪、多种维生素、甘氨酸、组氨酸以及挥发性含氮物质等成分。

选　购

鲤鱼体呈纺锤形、青黄色，最好的鱼游在水的下层，呼吸时鳃盖起伏均匀。

贮　存

在鲤鱼的鼻孔滴一两滴酒，然后把鱼放在通气的篮子里，上面盖一层湿布，在两三天内鱼不会死去。

适宜用者

食欲低下、工作太累和情绪低落、胎动不安者、心脏性水肿、营养不良性水肿、肾炎水肿、咳嗽等病症患者。

不宜用者

红斑狼疮、痈疽疔疮、荨麻疹、支气管气喘、小儿腮腺炎、血栓闭塞性脉管炎、恶性肿瘤、淋巴结核、皮肤湿疹等病症者。

Good Food
相宜食物搭配及功效

醋

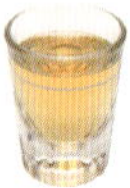

除湿

香菇

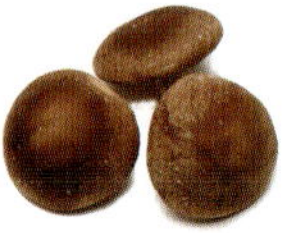

营养丰富

花生

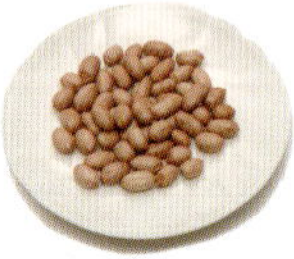

利于营养吸收

大白菜

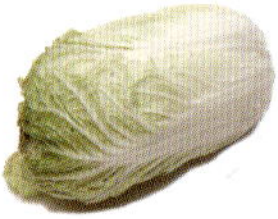

治水肿

豆腐

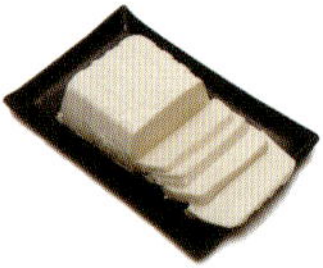

补钙

冬瓜

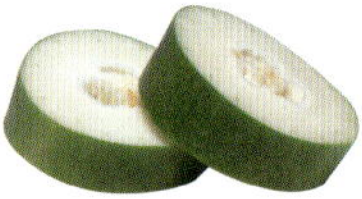

增强免疫力

黑豆

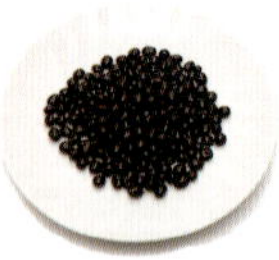

利水消肿

天麻

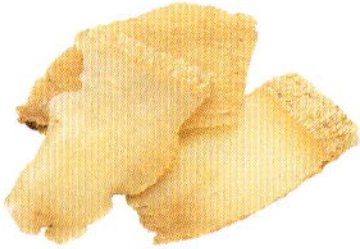

治疗疼痛

黄瓜

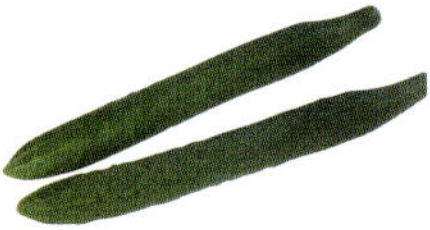

补气养血

红豆

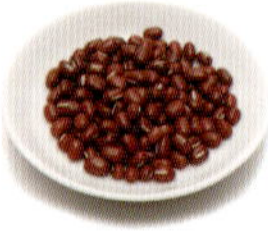

利水作用强

粳米

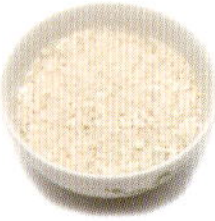

治妊娠水肿和产后乳汁少

Bad Food 相克食物搭配及后果

甘草

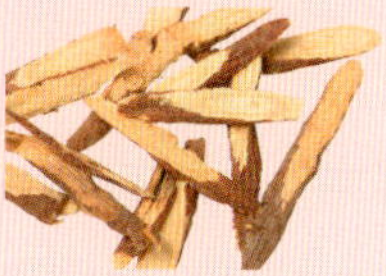

易引起中毒

酸菜

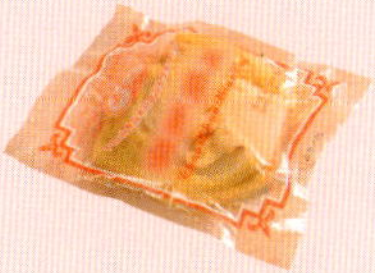

可引起消化道癌肿

毛豆

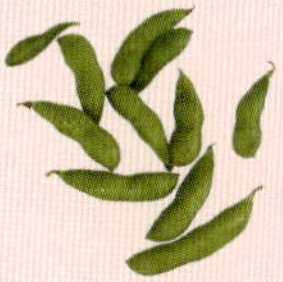

破坏维生素B_1

南瓜

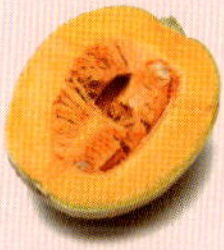

易中毒

青枣

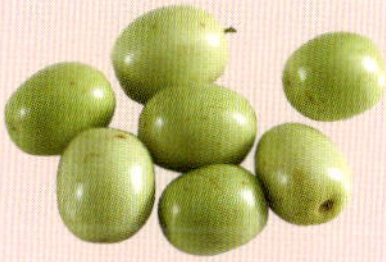

引起腰腹疼痛

鸡肉

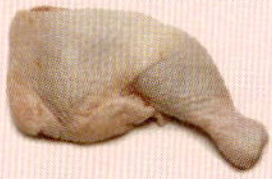

妨碍营养吸收

注解

鲤鱼因鳞有十字纹理，故得“鲤”名。原产于亚洲，属温带性淡水鱼，喜欢生活在平原上的湖泊中或水流缓慢的河里。鲤鱼背鳍的根部长，通常口边有须，但有的也没有须。口腔的深处有咽喉齿，用来磨碎食物。鲤鱼肉质十分细嫩可口，易被消化和吸收。

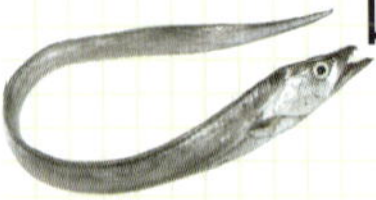

白带鱼

【别名】

裙带鱼、海刀鱼、牙带鱼、刀鱼、鞭鱼、带鱼、油带鱼。

【性味归经】

性温，味甘。归肝、脾经。

功效

白带鱼具有暖胃、泽肤、补气、养血、健美以及强心补肾、舒经活血、消炎化痰、清脑止泻、消除疲劳、提精养神之食疗功效。

适宜用者 老人、儿童、孕产妇，气短乏力、久病体虚、血虚头晕、营养不良及皮肤干燥者。

不宜用者 有疥疮、湿疹等皮肤病，皮肤过敏、癌症、红斑性狼疮、痈疖疔毒、淋巴结核、支气管气喘等病症者，肥胖者。

Good Food

相宜食物搭配及功效

豆腐

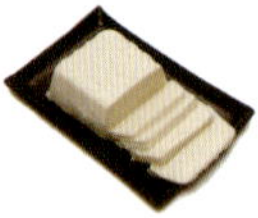

营养更全面

苦瓜

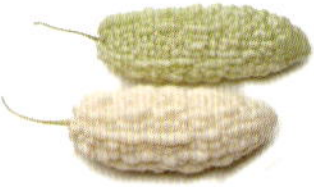

保护肝脏

木瓜

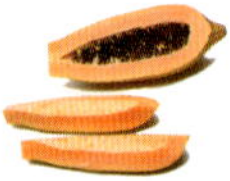

补气养血

牛奶

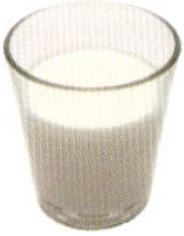

健脑补肾、滋补强身

香菇

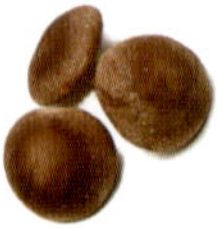

促进消化

Bad Food

相克食物搭配及后果

菠菜

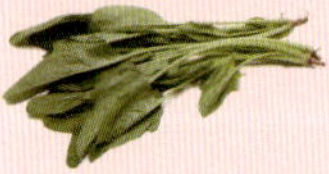

不利营养的吸收

南瓜

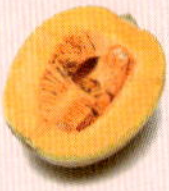

引起中毒

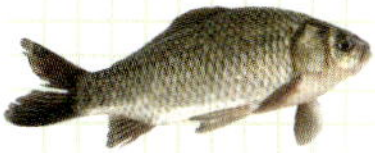

鲫鱼

【别名】

鲋鱼。

【性味归经】

性平，味甘。归脾、胃、大肠经。

功效 鲫鱼可补阴血、通血脉、补体虚，还有益气健脾、利水消肿、清热解毒、通络下乳、祛风湿病痛之功效。鲫鱼肉中富含极高的蛋白质，而且易被人体所吸收，氨基酸含量也很高，所以对促进智力发育、降低胆固醇和血液黏稠度、预防心脑血管疾病有食疗作用。

烹饪提示 Cooking Tip

在熬鲫鱼汤时，可以先用油煎一下，再用开水小火慢熬，鱼肉中的嘌呤就会逐渐溶解到汤里，整个汤呈现出乳白色，味道更美。

营养成分 富含蛋白质、脂肪、钙、铁、锌、磷等矿物质以及多种维生素。

选　购 鲫鱼要买身体扁平颜色偏白的，肉质会很嫩。新鲜鱼的眼略凸，眼球黑白分明，眼面发亮。

贮　存 用浸湿的纸贴在鱼眼上，防止鱼视神经后的死亡腺离水后断掉。这样死亡腺可保持一段时间，进而延长鱼的寿命。

适宜用者 肝硬化腹水、孕妇产后乳汁缺少以及脾胃虚弱、饮食不振、小儿麻疹初期、痔疮出血、慢性久痢等病症者。

不宜用者 感冒者、高脂血症患者。

Good Food

相宜食物搭配及功效

黑木耳

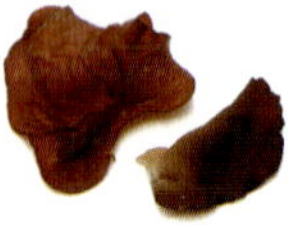

润肤抗老

花生

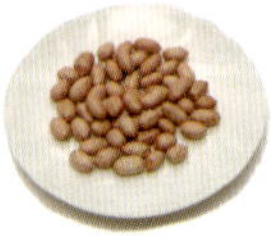

利于营养吸收

蘑菇

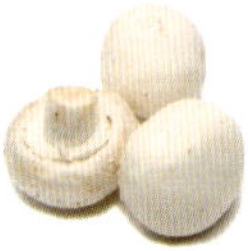

利尿美容

豆腐

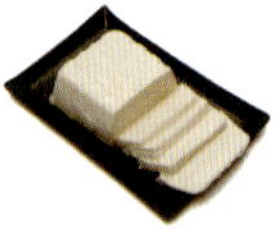

预防更年期症候群

红豆

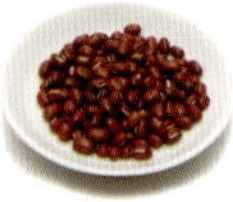

利水消肿

莼菜

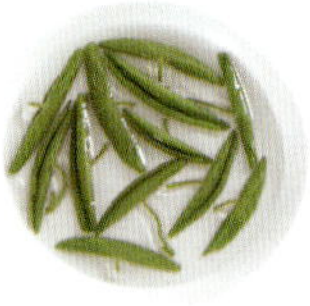

增强免疫力

西红柿

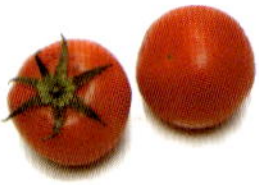

营养丰富

韭菜

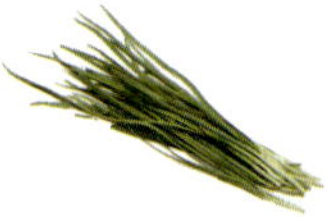

补钙养颜

绿豆芽

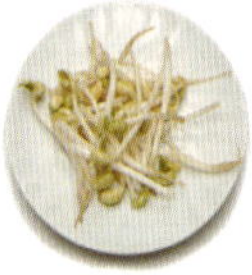

催乳

红枣

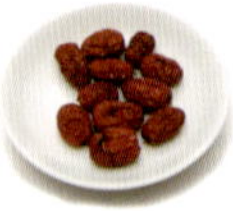

祛头风、改善体质

枸杞

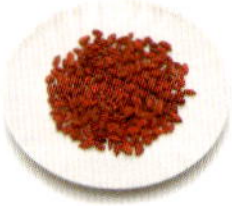

润肤养颜

Bad Food

相克食物搭配及后果

蜂蜜

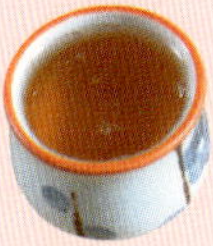

易中毒

蒜

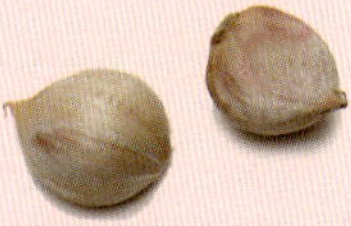

易伤身

猪肝

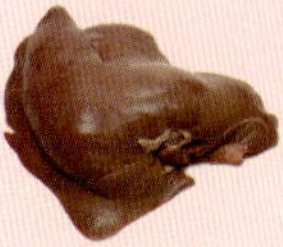

产生强烈刺激

鸡肉

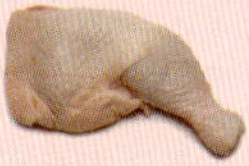

不利营养吸收

猪肉

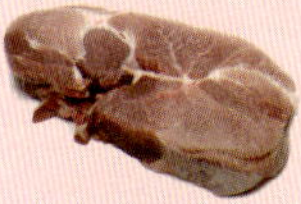

不利营养的吸收

冬瓜

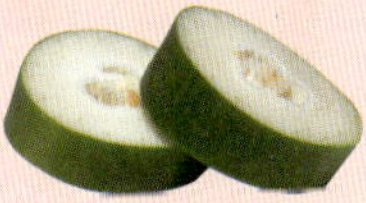

妨碍营养吸收

芥菜

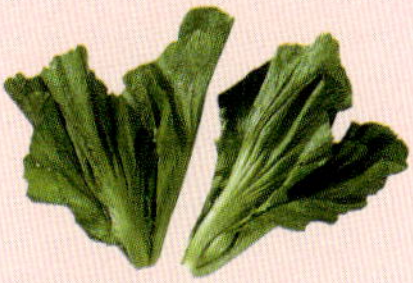

引起水肿

注解

鲫鱼属淡水鱼系，体形侧扁，上脊隆起。鲫鱼长20多厘米，是鱼类中的小不点，但生命力强，在江、河、湖中分布广泛。鲫鱼富含蛋白质、脂肪、钙、铁、锌、磷等矿物质以及各种维生素，其中锌的含量很高。

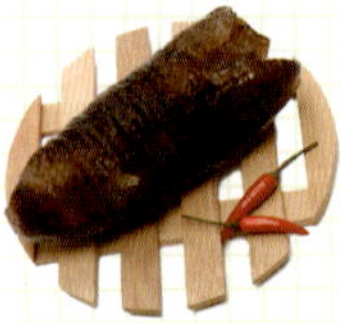

海参

【别名】
刺参、海鼠。

【性味归经】
性温，味咸。归脾、肺、肾、心经。

功效

海参具有补肾、滋阴、养血、益精之功效，对于高血压、冠心病、动脉硬化都有辅助预防的作用。另外，海参还有补肾滋阴、养颜乌发的食疗作用，可以辅助抗衰老。

烹饪提示 Cooking Tip

泡海参时，将海参置于冷水中，浸泡30小时左右，然后将参剖开，刮掉参内白筋和白皮，洗净后添水上锅加盖煮沸，开锅后用文火煮30分钟左右，待水凉后，换凉水泡三天，每天换一次凉水，春夏秋季一定置于冰箱保鲜层内，保持较低水温，水以不结冰最好，三天后捞出单独冷冻，以后可以随吃随取。

营养成分 富含蛋白质、碳水化合物、脂肪、维生素E、钙、硒、碘、磷、铁。

选购 购买海参时，要看海参的肉质和含盐量。海参以参刺排列均匀为好；肉质肥厚、含盐量低的为上品。

贮存 要将干海参置于通风干燥处或冰箱冷藏存放。

适宜用者 气血不足、肾阳不足、阳痿遗精、肝炎、高脂血症、冠心病、动脉硬化等病症者。

不宜用者 患感冒、咳痰、气喘、急性肠炎、菌痢及大便溏薄等病症者。

小提醒 Point

泡发海参时，切莫沾染油脂、碱、盐，否则会妨碍海参吸水膨胀，降低出品率；甚至会使海参溶化，腐烂变质。发好的海参不能再冷冻；一次不宜发得太多。

Good Food 相宜食物搭配及功效

鸭肉

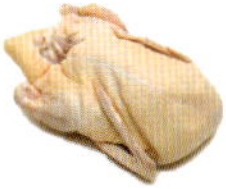

补五气、祛火热、滋养五脏

葱

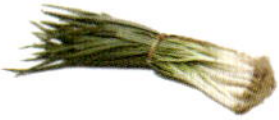

益气补肾、养脂利产

豆腐

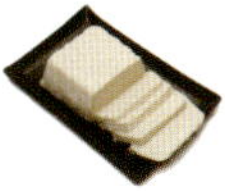

健脑益智、生肌健体

菠菜

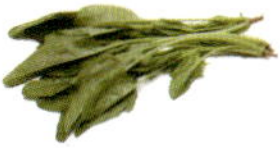

补血补铁、生津润燥

竹笋

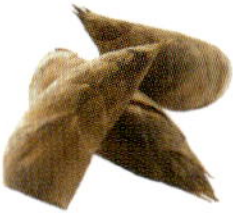

滋阴润燥、清热养血

枸杞

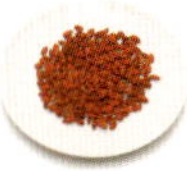

补肾益气、养血润燥

芦笋

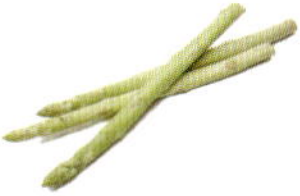

辅助治疗癌症

黑木耳

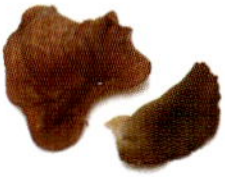

滋阴养血、润燥滑肠

猪肉

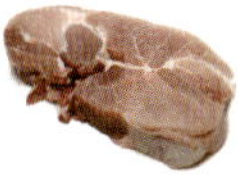

羊肉

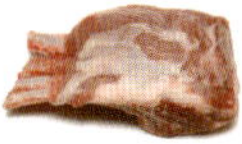

火腿

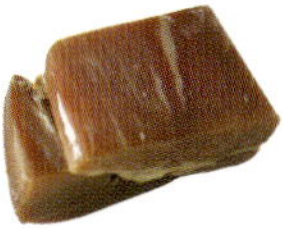

与这些食物同食可补肾益精、养血润肺

Bad Food 相克食物搭配及后果

葡萄

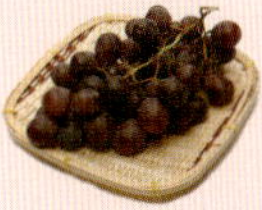

柿子

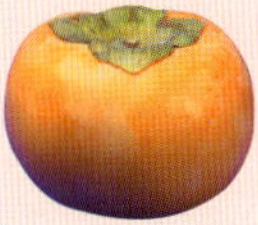

石榴

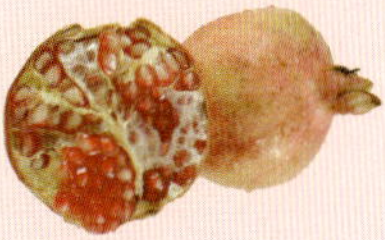

醋

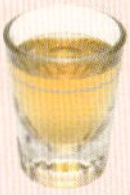

与这些食物同食引起腹痛、恶心

影响口感

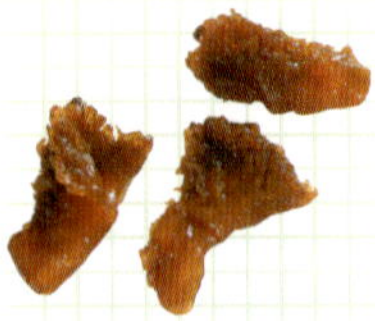

海蜇皮

【别名】

水母。

【性味归经】

性平，味咸。归肝、肾经。

功效 海蜇皮具有清热解毒、化痰软坚、降压消肿等功效。此外，海蜇皮能辅助扩张血管，降低血压，防治动脉粥样硬化，同时也可预防肿瘤的发生，抑制癌细胞的生长。

适宜用者 多痰、气喘、头风、风湿关节炎、高血压、溃疡等病症患者，大便燥结者、皮肤干燥者。

不宜用者 脑病、急性肝炎、肾衰竭、甲状腺功能亢进、慢性肠炎患者。

Good Food 相宜食物搭配及功效

荸荠

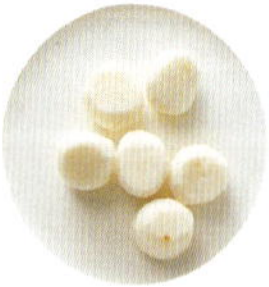

止咳润燥

冬瓜

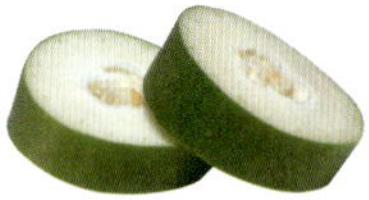

清热、润肠、降压

豆腐

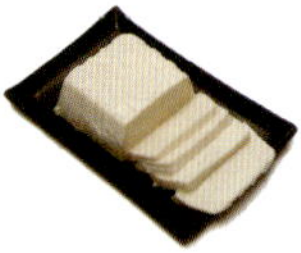

改善气血不足

黑木耳

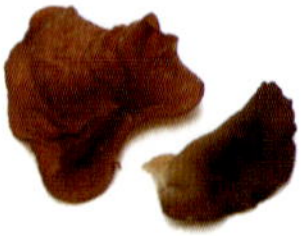

润肠、美白

猪肉

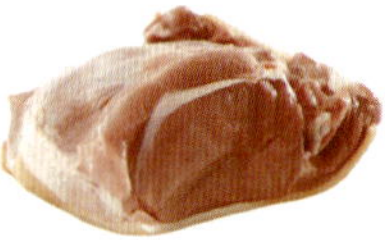

治支气管哮喘

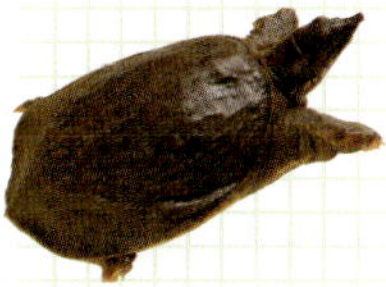

鳖

【别名】

甲鱼、团鱼、元鱼、水鱼、脚鱼、王八。

【性味归经】

性平、味甘。归肝经。

功效

鳖具有益气补虚、滋阴壮阳、益肾健体、活血散结等功效，对降低血胆固醇、高血压、冠心病具有一定的辅助疗效。此外，鳖肉及其提取物能辅助提高人体的免疫功能，对预防和抑制胃癌、肝癌、急性淋巴性白血病和防治因放疗、化疗引起的贫血、虚弱、白细胞减少等症状有食疗功效。

烹饪提示 Cooking Tip

杀鳖时，可将它的胆囊取出，将胆汁与水混合，再涂于鳖的全身，稍等片刻，用清水把胆汁洗掉，就可除去腥味。

营养成分 富含蛋白质、无机盐、维生素A、维生素B_1、维生素B_2、烟碱酸、碳水化合物、脂肪。

选购 鳖要选背部呈橄榄色、上有黑斑、腹部为乳白色的。

贮存 可以将鳖养在冰箱冷藏室的果盘盒内，既可以防止蚊虫叮咬，又可延长鳖的存活时间。

适宜用者 疟疾、痨热、肺结核有低热、骨结核、贫血、脱肛、子宫脱垂、崩漏带下等症患者。

不宜用者 孕妇、产后腹泻、脾胃阳虚、失眠者及肠胃炎、胆囊炎等消化系统疾病患者。

Good Food 相宜食物搭配及功效

稻米

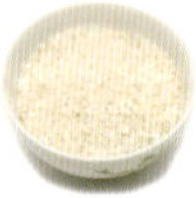

缓解阴虚痨热

山药

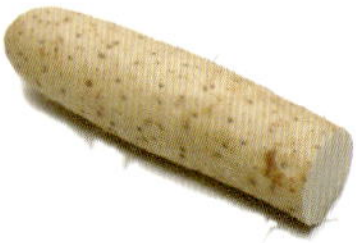

补脾胃、滋肝肾

乌骨鸡

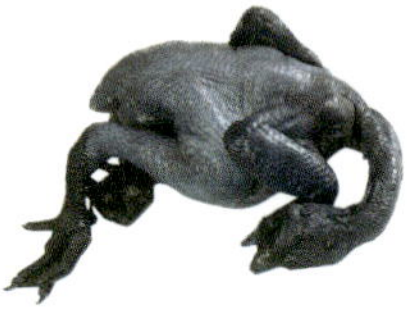

治更年期症候群

蜂蜜

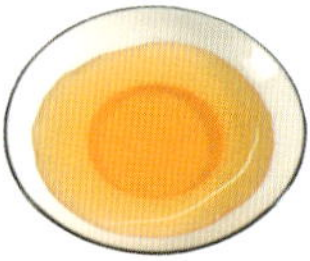

保护心脏

枸杞

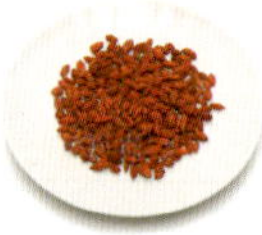

补肾强精、延年益寿

龙眼

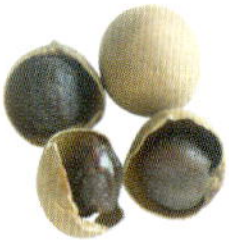

补脾胃、益心肺、滋肝肾

鸽肉

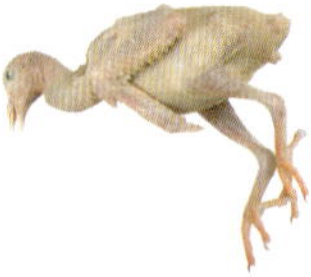

滋肾益气、润肤养颜

生姜

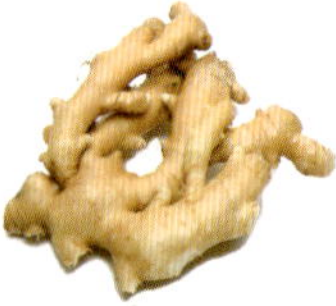

滋阴补肾、填精补髓

冬瓜

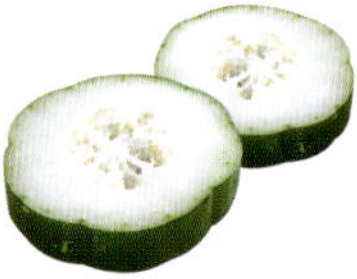

减肥

川贝母

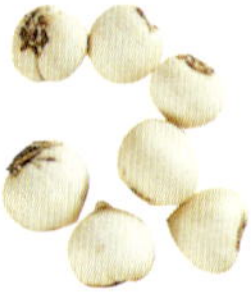

滋阴润肺

白糖

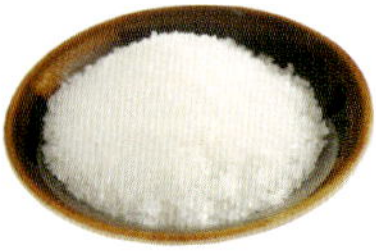

清热、解毒、利尿

Bad Food 相克食物搭配及后果

猪肉

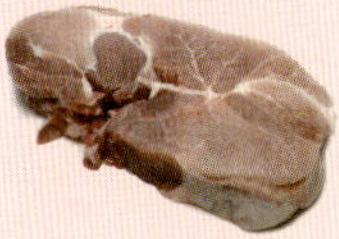

鸭蛋

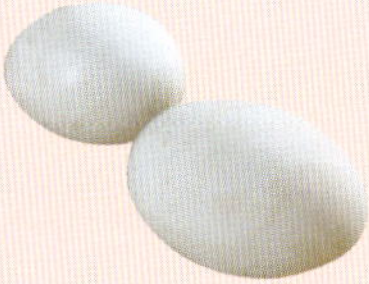

与这些食物同食引起腹痛

橘子

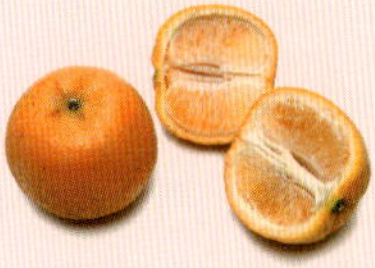

影响蛋白质吸收

鳝鱼

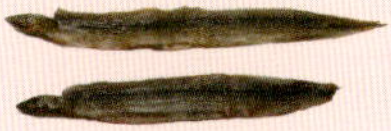

影响胎儿健康

鸡蛋

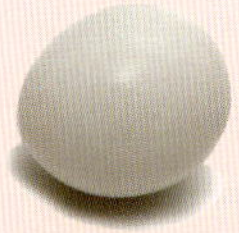

对人体不利

酸菜

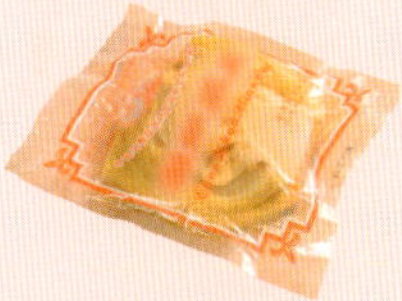

不利消化

芥菜

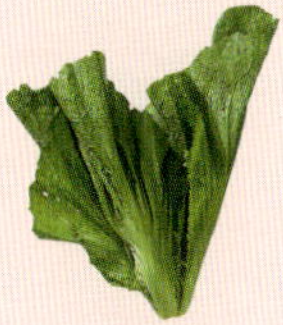

生恶疮

柿饼

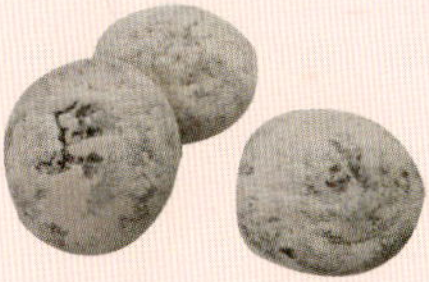

消化不良

桃子

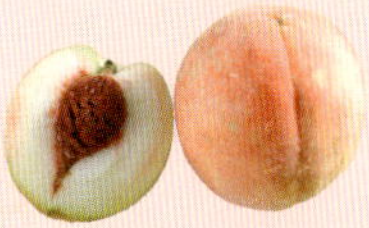

引起身体不适

苋菜

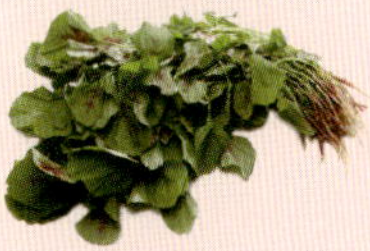

不利消化

芹菜

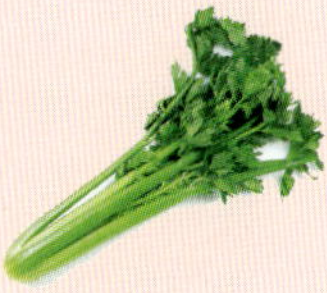

导致肠胃不适

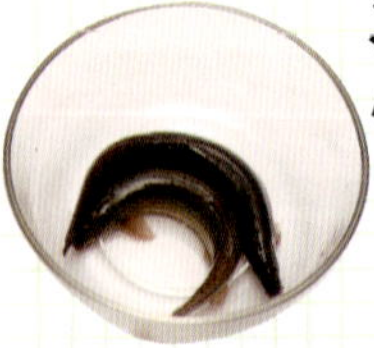

泥鳅

【别名】
鳅鱼、黄鳅。

【性味归经】
性平，味甘。归脾、肝、肾经。

功效 泥鳅具有暖脾胃、祛湿、疗痔、壮阳、止虚汗、补中益气、强精补血之功效，是治疗急慢性肝病、阳痿、痔疮等症的辅助佳品。此外，泥鳅皮肤中分泌的黏液即所谓“泥鳅滑液”，有较好的抗菌、消炎作用，对小便不通、热淋便血、痈肿、中耳炎有很好的食疗作用。

适宜用者 老年人、身体虚弱、脾胃虚寒、营养不良、体虚盗汗以及癌症、肿瘤、心血管、急性黄疸型肝炎、阳痿、痔疮、皮肤疥癣瘙痒等病症患者。

Good Food 相宜食物搭配及功效

豆腐

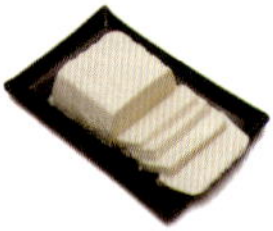

增强免疫力

黑木耳

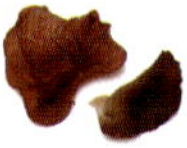

补气养血、健体强身

甜椒

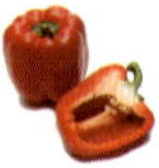

降血糖

Bad Food 相克食物搭配及后果

茼蒿

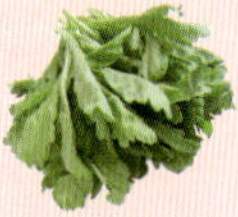

降低营养

黄瓜

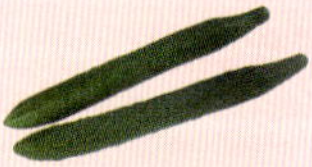

不利营养吸收

螃蟹

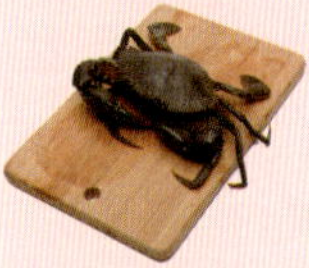

引起中毒

荷叶

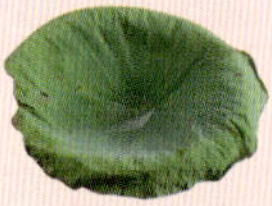

不利消渴

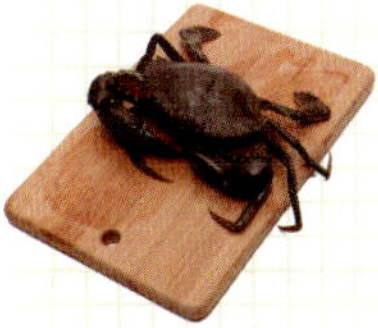

螃蟹

【别名】
螯毛蟹、梭子蟹、青蟹。

【性味归经】
性寒，味咸。归肝、胃经。

功效
蟹肉具有舒筋益气、理胃消食、通经络、散诸热、清热、滋阴之功效，对跌打损伤、筋伤骨折等症有食疗作用。此外，蟹肉对于高血压、动脉硬化、脑血栓、高血脂及各种癌症有较好的食疗作用。

烹饪提示 Cooking Tip

螃蟹体内常有沙门菌，烹制时一定要彻底加热，否则易导致急性胃肠炎或食物中毒，甚至危及人的生命。在煮食螃蟹时，宜加入一些紫苏叶、鲜生姜，以解蟹毒，减其寒性。

营养成分 富含维生素A、维生素C、维生素B_1、维生素B_2、钙、磷、铁、谷氨酸、甘氨酸、组氨酸、精氨酸、烟碱酸等。

选　购 要挑选壳硬、发青、蟹肢完整、有活力的螃蟹。也可以用手捏螃蟹脚，螃蟹脚愈硬愈好。

贮　存 把螃蟹放在盆、缸等容器中，在容器底部铺一层泥，再放些芝麻或打散的鸡蛋，放在阴凉处。

适宜用者 跌打损伤、筋断骨碎、瘀血肿痛、产妇胎盘残留、减肥者。

不宜用者 患伤风、发热、胃痛以及腹泻、慢性胃炎、胃及十二指肠溃疡、脾胃虚寒等病症者。

Good Food 相宜食物搭配及功效

醋

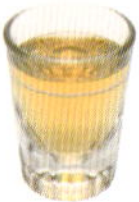

酒

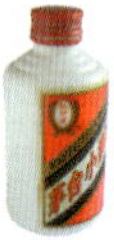

与这些食物同食开胃消食

冬瓜

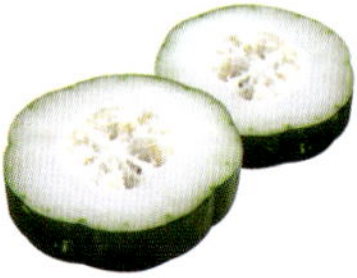

养精益气

大蒜

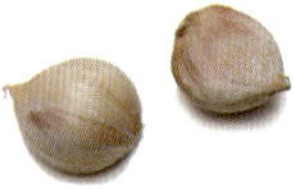

益气、解毒

鸡蛋

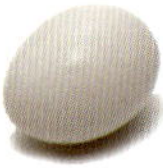

补充蛋白质

生地

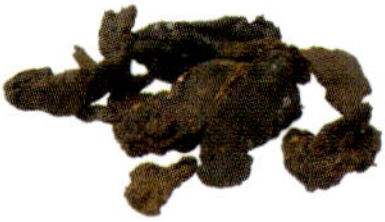

治喉咙肿痛、小便不利

糯米

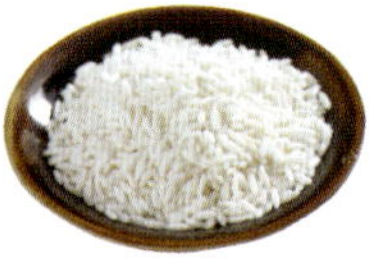

治水肿、催乳

洋葱

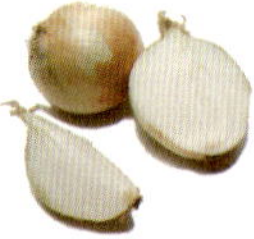

滋阴清热、活血化瘀

Bad Food 相克食物搭配及后果

香瓜

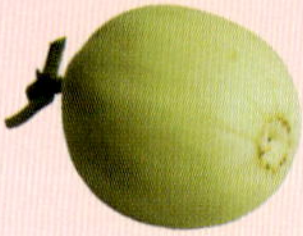

导致腹泻

马铃薯

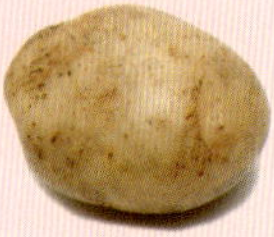

形成结石

梨

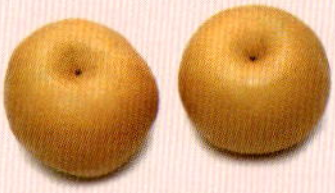

损肠胃

南瓜

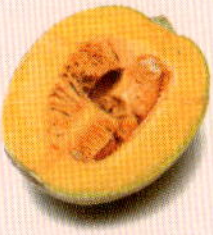

引起中毒

橘子

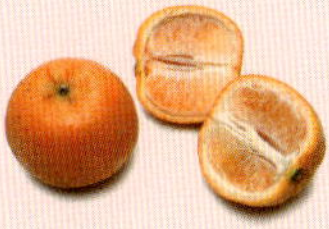

导致痰凝、气滞

猕猴桃

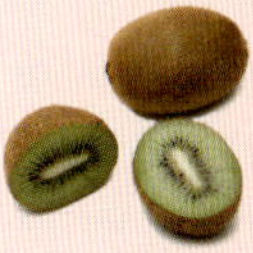

引发中毒

红枣

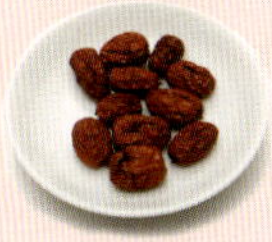

患寒热病

泥鳅

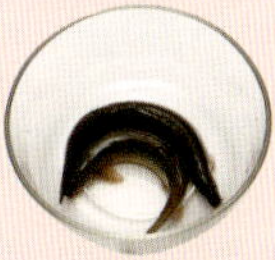

引起中毒

蜂蜜

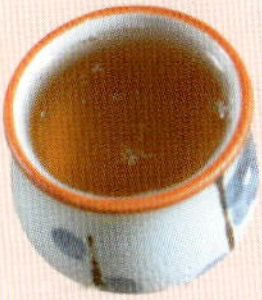

刺激肠胃而引起腹泻

柿子

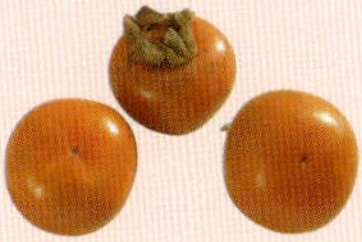

不利消化

红薯

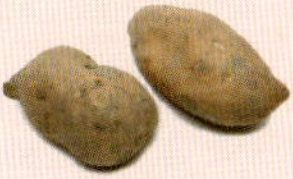

凝成结石

冰品

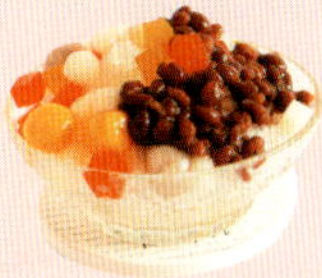

导致腹泻

茄子

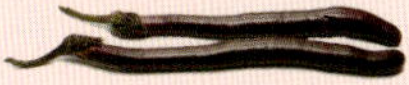

伤肠胃

花生

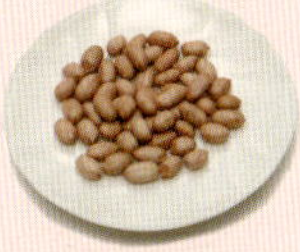

导致腹泻

石榴

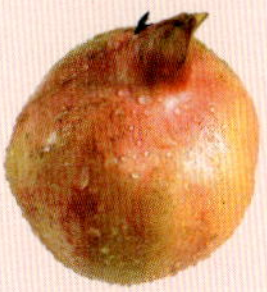

导致呕吐、恶心、腹痛

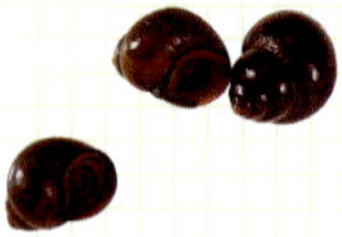

田螺

【别名】
黄螺、田中螺。

【性味归经】
性寒，味甘。归脾、胃、肝、大肠经。

功效
田螺肉无毒，可入药，具有清热、明目、解暑、止渴、醒酒、利尿、通淋等功效，可食疗辅助治细菌性痢疾、风湿性关节炎、肾炎水肿、疔疮肿痛、尿赤热痛、痔疮、黄疸、佝偻病、脱肛、狐臭、胃痛、胃酸、小儿湿疹、妊娠水肿、妇女子宫下垂等疾病。

烹饪提示 Cooking Tip

食用螺类应该烧煮10分钟以上，以防止病菌和寄生虫感染。只有螺口上部很小的部分是可食用的螺肉，应丢掉下部的五脏。

营养成分 富含氨基酸、碳水化合物、矿物质、维生素A、维生素D、维生素B_1、维生素B_2。

选　购 新鲜的田螺个大、体圆、壳薄、掩盖完整收缩的。挑选时用小指尖往掩盖上轻轻压一下，有弹性的就是活螺。

贮　存 漂洗过的田螺先放到锅中煮熟，而后盛在大碗中，用保鲜膜密封，放入冰箱冷藏。

适宜用者 患肥胖症、高脂血症、冠心病、动脉硬化、小便不利、痔疮便血、脚气、风热目赤肿痛等病症者，以及醉酒之人。

不宜用者 脾胃虚寒、风寒感冒、便溏腹泻、胃寒病、产妇及经期中的女性等病症者。

Good Food 相宜食物搭配及功效

白菜

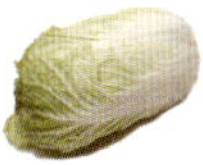

补肝肾、清热毒

葱

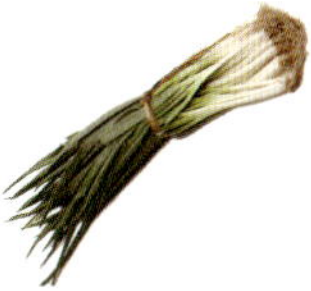

清热解酒

葡萄酒

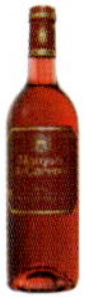

除湿解毒、清热利水

蒜

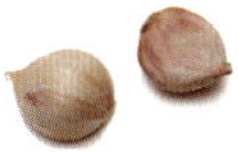

清热解毒、利尿

Bad Food 相克食物搭配及后果

枸杞

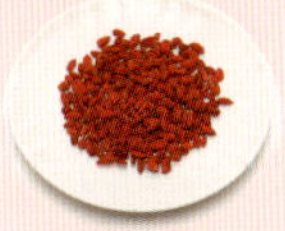

降低营养

柿子

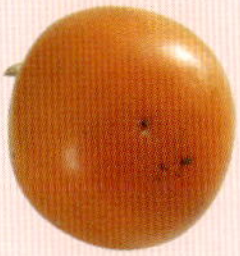

影响消化

猪肉

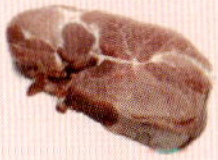

伤肠胃

黑木耳

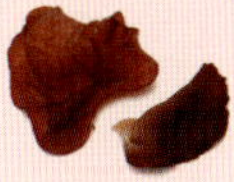

引起不良反应

牛肉

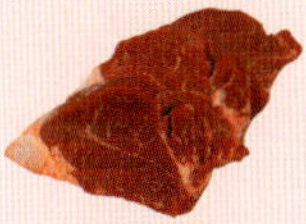

引起腹胀

香瓜

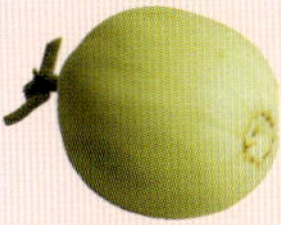

蚕豆

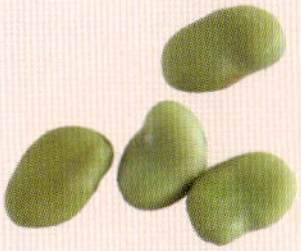

木瓜

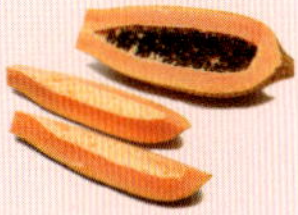

与这些食物同食引发腹痛

蛤蜊

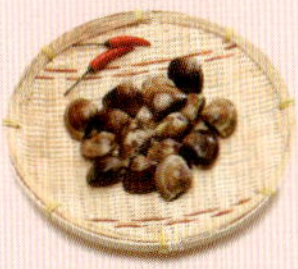

引起中毒

冰品

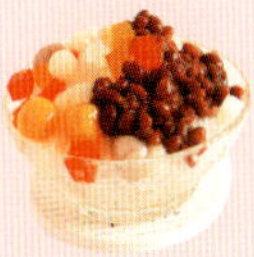

消化不良

面粉

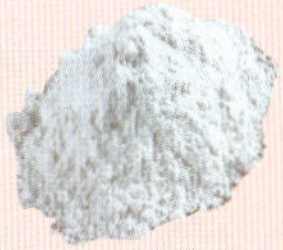

玉米

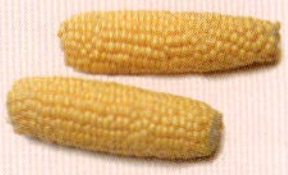

与这些食物同食引起腹痛、中毒

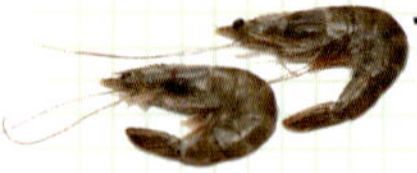

虾

【别名】
虾米、开阳、曲身小子、河虾、草虾、长须公、虎头公。

【性味归经】
性温，味甘、咸。归脾、肾经。

功效
虾具有补肾、壮阳、通乳之功效，属强壮补精食品。可食疗辅助治阳痿体倦、腰痛、腿软、筋骨疼痛、失眠不寐、产后乳少，以及丹毒、痈疽等症。所含有的微量元素硒能辅助预防癌症。

烹饪提示 Cooking Tip

烹调虾之前，先用泡桂皮的沸水把虾冲烫一下，味道会更鲜美。煮虾的时候滴少许醋，可让煮熟的虾壳颜色鲜红亮丽，吃的时候，壳和肉也容易分离。

营养成分
富含蛋白质、脂肪、碳水化合物、谷氨酸、糖类、维生素B_1、维生素B_2、烟碱酸以及钙、磷、铁、硒等矿物。

选　购
新鲜的虾体形完整，呈青绿色，外壳硬实、发亮，头、体紧紧相连，肉质细嫩，有弹性、有光泽。

贮　存
将虾的沙肠挑出，剥除虾壳，然后洒上少许酒，控干水分，再放进冰箱冷冻。

适宜用者
肾虚阳痿、男性不育症者，腰脚虚弱无力、小儿麻疹、水痘、中老年人缺钙所致的小腿抽筋等病症者及孕妇。

不宜用者
高脂血症、动脉硬化、心血管疾病、皮肤疥癣、急性炎症和面部痤疮及过敏性鼻炎、支气管气喘等病症者及老人。

Good Food 相宜食物搭配及功效

燕麦

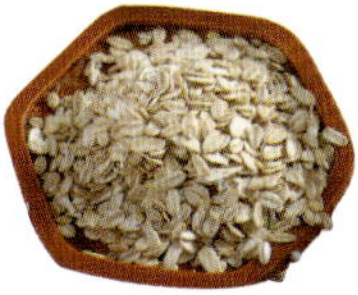

有利牛磺酸的合成

韭菜花

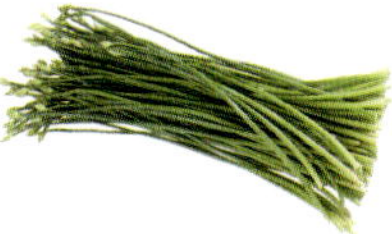

治夜盲、干眼、便秘

大菜

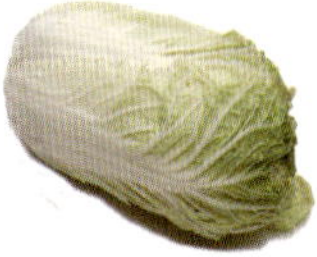

增强身体免疫力

葱

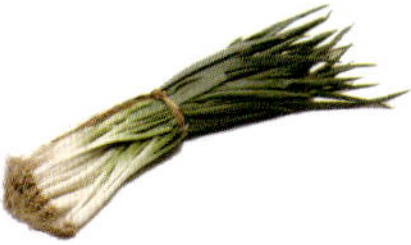

益气、下乳

香菜

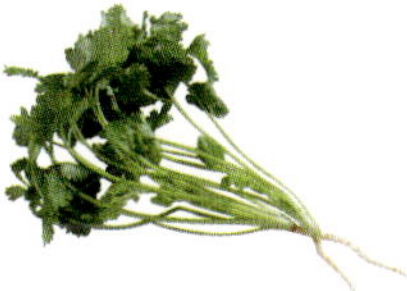

补脾益气

豆苗

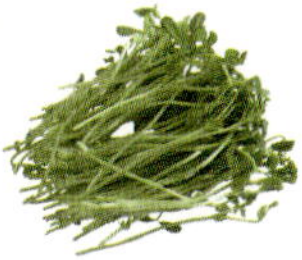

增强体质、促进食欲

枸杞

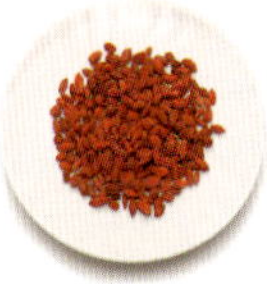

补肾壮阳

豆腐

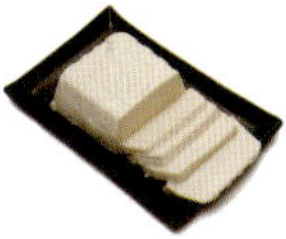

利于消化

西兰花

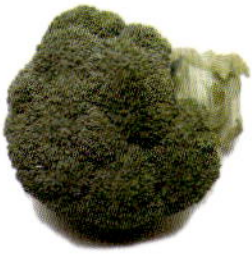

补脾和胃、补肾固精

猪肝

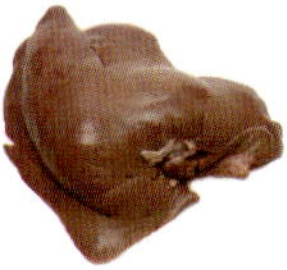

治肾虚、经血过多

虾+韭菜+鸡蛋

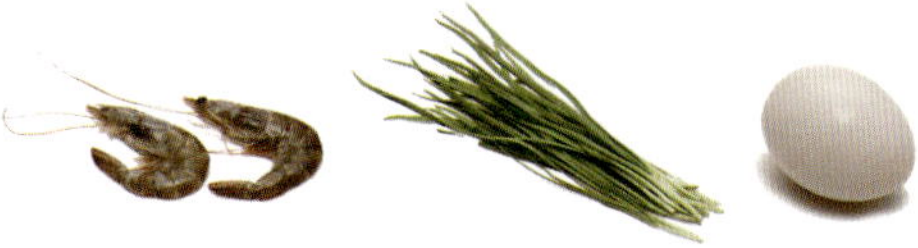

滋补阳气

Bad Food 相克食物搭配及后果

西瓜

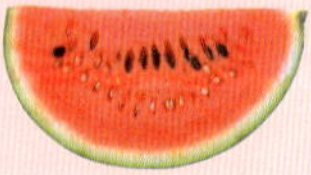

降低免疫力

猪肉

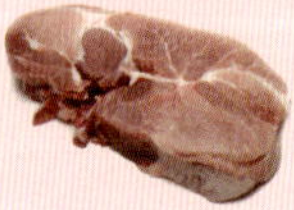

耗人阴精

南瓜

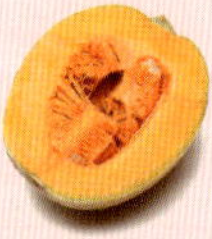

引发腹泻

西红柿

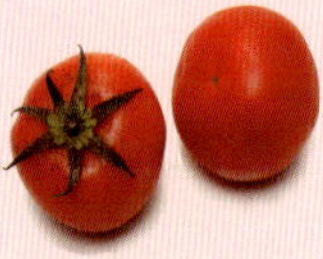

生成有毒物

猕猴桃

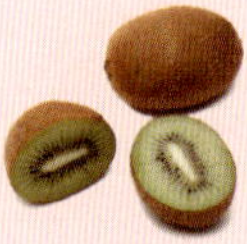

对人体不利

甜瓜

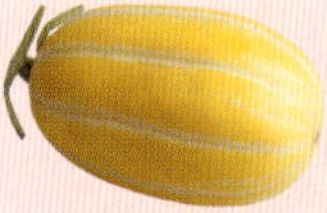

产生有害物质

红枣

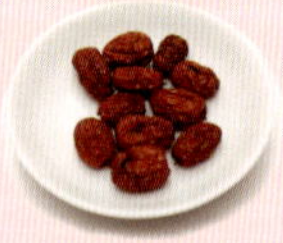

橄榄

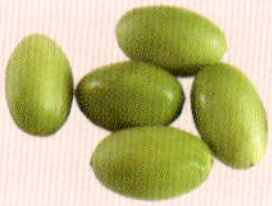

苦瓜

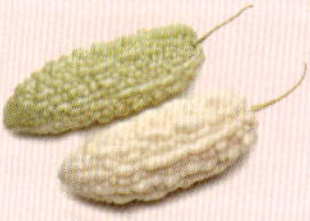

与这些食物同食引起中毒

浓茶

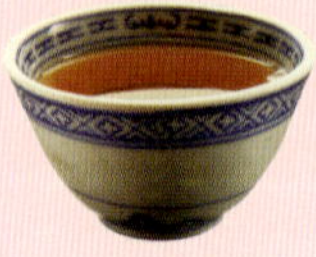

引起结石

百合

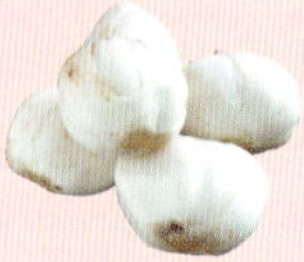

降低营养

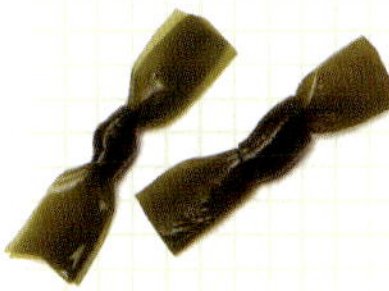

海带

【别名】
江白菜。

【性味归经】
性寒，味咸。归肝、胃、肾三经。

功效
海带能化痰、软坚、清热、降血压、防治夜盲症、维持甲状腺正常功能。海带还有辅助抑制癌症的作用。另外，海带没有热量，对于预防肥胖症颇有益。

烹饪提示 Cooking Tip

食用前，应当先洗净，再浸泡，然后将浸泡的水和海带一起下锅做汤食用。这样可避免溶于水中的甘露醇和某些维生素被丢弃，进而保存海带中的有效成分。

营养成分 富含优质蛋白质、不饱和脂肪酸、碘、钾、钙、钠、镁、铁、铜、硒、维生素A、维生素C、烟酸、膳食纤维、藻多糖和大量的甘露醇。

选 购 质厚实、形状宽长、身干燥、色浓黑褐或深绿、边缘无碎裂或黄化现象的，才是优质海带。

贮 存 将干海带剪成长段，洗净，用淘米水泡上，煮30分钟，放凉后切成条，分装在保鲜袋中，放入冰箱里冷冻起来。

适宜用者 缺碘、甲状腺肿大、高血压、高血脂、冠心病、糖尿病、动脉硬化、骨质疏松、营养不良性贫血以及头发稀疏者及肝硬化腹水和神经衰弱者。

不宜用者 孕妇、甲状腺功能亢进患者。

Good Food 相宜食物搭配及功效

黑木耳

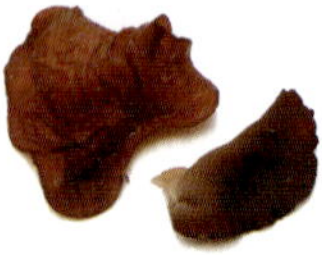

排毒素、促进营养吸收

猪肉

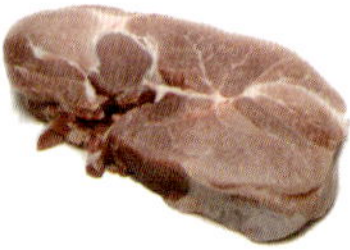

除湿

冬瓜

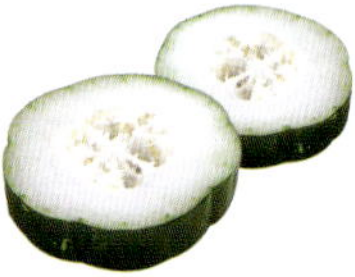

降血压、降血脂

虾

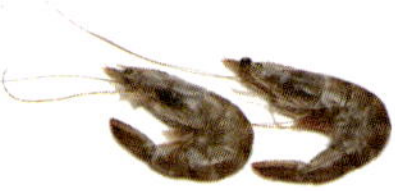

补钙、防癌

豆腐

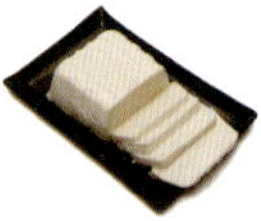

补碘

排骨

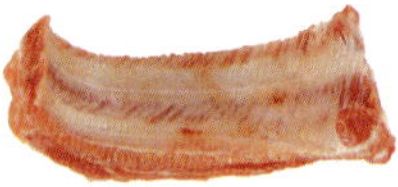

治皮肤瘙痒

紫菜

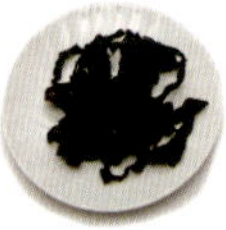

治水肿、贫血

菠菜

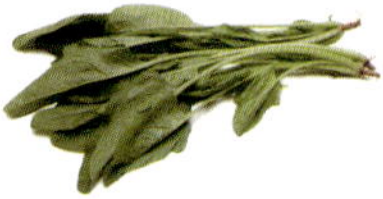

防止形成草酸钙

芝麻

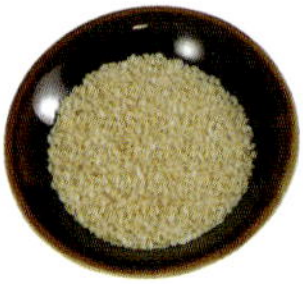

美容

生菜

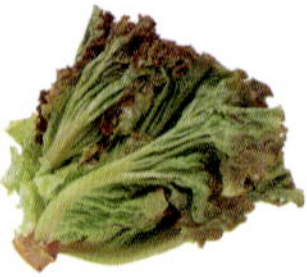

补铁

山楂

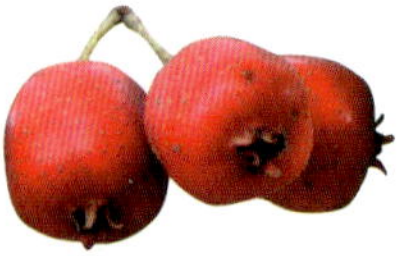

清脂、减肥

决明子

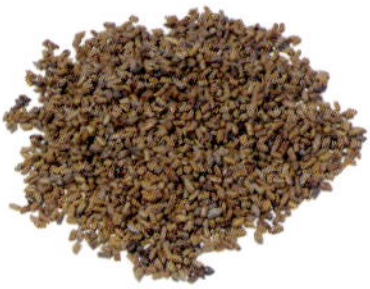

清肝明目、化痰

绿豆

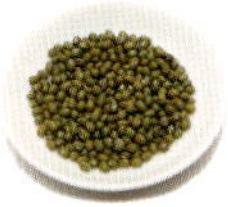

活血化瘀、软坚消痰

辣椒

开胃消食

Bad Food

相克食物搭配及后果

猪血

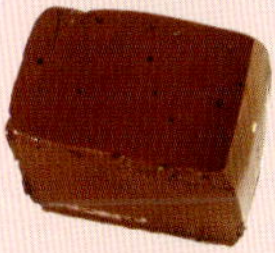

引起便秘

酒

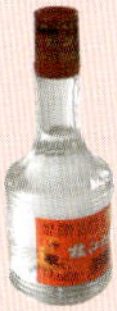

消化不良

咖啡

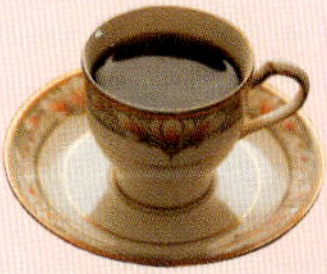

降低身体对铁的吸收

葡萄

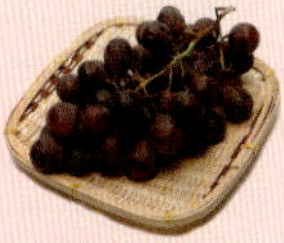

减少钙的吸收

柿子

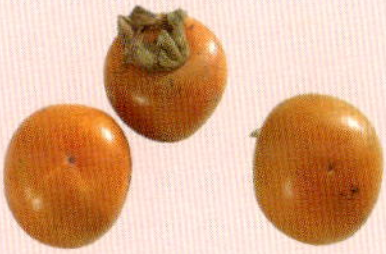

降低营养

甘草

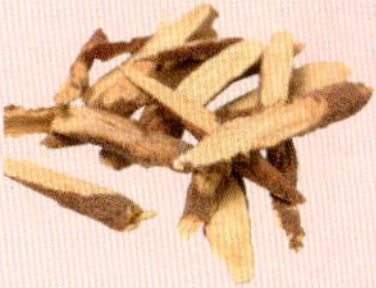

产生有毒物质

注解

海带是褐藻的一种，生长在海底的岩石上，形状像带子，含有大量的碘质，可用来提制碘、钾等。藻体褐色，长带状，革质，一般长2～6米，宽20～30厘米。藻体明显地区分为固着器、柄部和叶片。

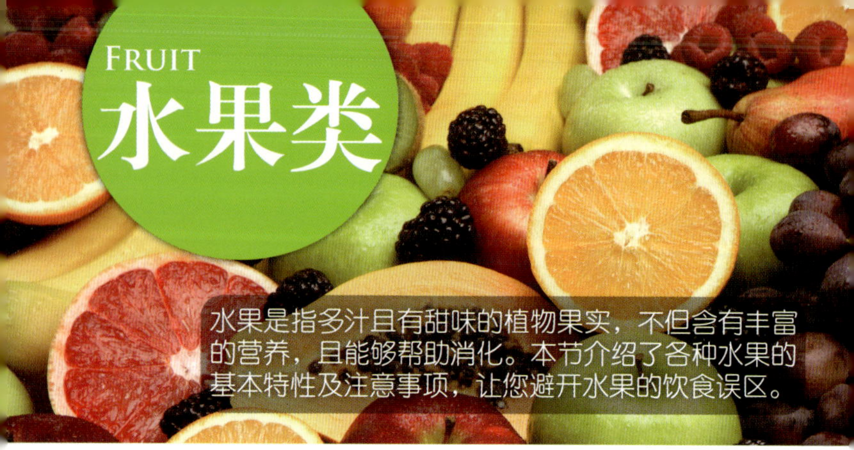

FRUIT 水果类

水果是指多汁且有甜味的植物果实，不但含有丰富的营养，且能够帮助消化。本节介绍了各种水果的基本特性及注意事项，让您避开水果的饮食误区。

苹果

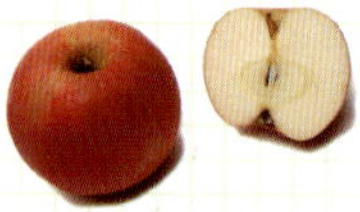

【性味归经】
性凉，味甘、微酸。归脾、肺经。

功效 苹果具有润肺、健胃、生津、止渴、止泻、消食、顺气、醒酒的功能，而且对于癌症有食疗作用。苹果中含有大量的纤维素，常吃可以使肠道内胆固醇含量减少，缩短排便时间，能够减少直肠癌的发生。

烹饪提示 Cooking Tip

苹果可以生吃，可以任何形式进行烹调。

营养成分 富含糖类、蛋白质、脂肪、磷、铁、钾、苹果酸、纤维素、维生素B群等。

选　购 选购苹果时，应挑选个头适中、果皮光洁、颜色艳丽的。

贮　存 苹果放在阴凉处可以保持7～10天，如果装入塑料袋放进冰箱里，能保存更长时间。

适宜用者 慢性胃炎、神经性结肠炎、便秘、癌症、贫血患者和维生素C缺乏者。

不宜用者 胃寒病者、糖尿病患者。

Good Food 相宜食物搭配及功效

白木耳

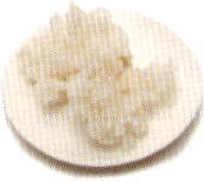

润肺止咳

香蕉

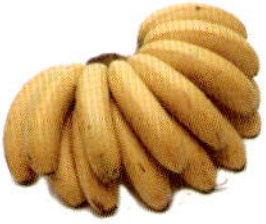

防止铅中毒

绿茶

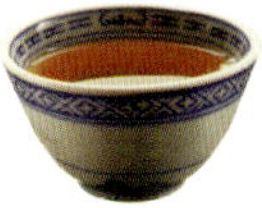

防癌、抗老化

茶叶

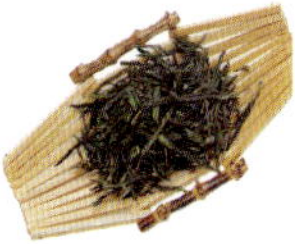

洋葱

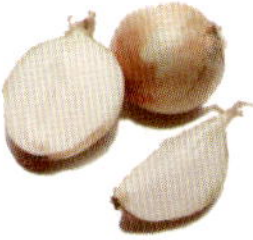

与这些食物同食保护心脏

枸杞

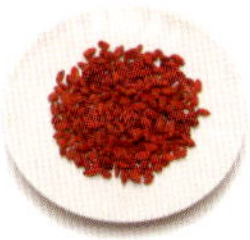

有利吸收营养

芦荟

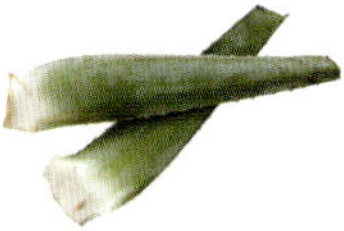

消食顺气

鱼肉

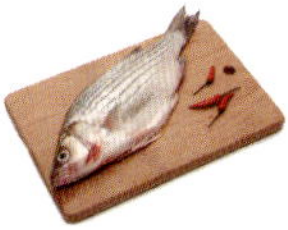

治疗腹泻

Bad Food 相克食物搭配及后果

白萝卜

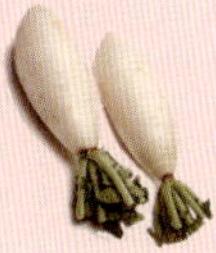

导致甲状腺肿

海鲜

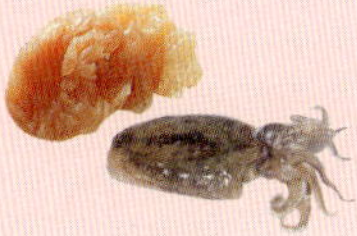

腹痛、恶心、呕吐

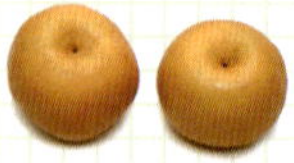

梨

【别名】

沙梨、白梨。

【性味归经】

性寒，味甘、微酸。归肺、胃经。

功效

梨有止咳化痰、清热降火、养血生津、润肺去燥、润五脏、镇静安神等功效。对高血压、心脏病、口渴便秘、头昏目眩、失眠多梦患者，有良好的食疗作用。

小提醒 Point

为防止农药危害身体，最好将梨洗净削皮食用。另外，梨既可生食，也可熟食，捣烂饮汁或切片煮粥、煎汤服均可。梨除了鲜食外，还可以制成罐头、果酒等各类加工品。

营养成分 含有蛋白质、脂肪、糖类、粗纤维、铁、胡萝卜素、维生素B_1、维生素B_2、维生素C以及膳食纤维。

选　购 选购以果粒完整，无虫害、压伤，坚实为佳。

贮　存 置于室内阴凉角落处即可。如需冷藏，可装在纸箱中放入冰箱贮存2~3天。

适宜用者 咽喉发痒干痛、音哑、急慢性支气管炎、肺结核、高血压、小儿百日咳、鼻咽癌、喉癌、肺癌患者。

不宜用者 脾虚便溏、慢性肠炎、胃寒病、寒痰咳嗽或外感风寒咳嗽，以及糖尿病患者及产妇和经期中的女性。

Good Food 相宜食物搭配及功效

猪肺

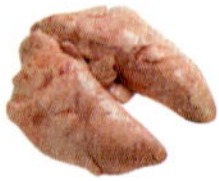

清热润肺、助消化

蜂蜜

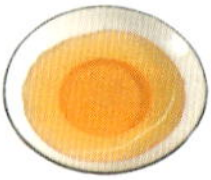

缓解咳嗽

冰糖

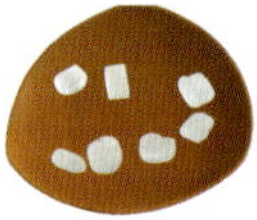

润肺解毒

姜汁

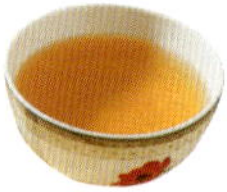

止咳去痰

梨+胖大海+冬瓜子+蝉蜕+冰糖

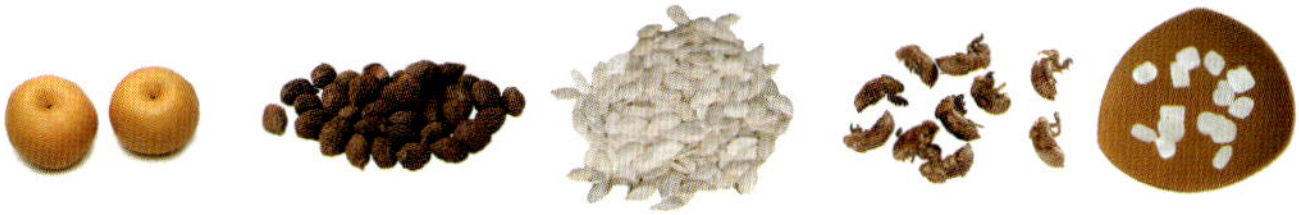

滋润喉头、补充津液

丁香

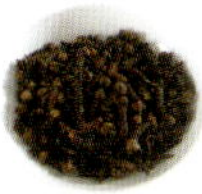

营养丰富

银耳

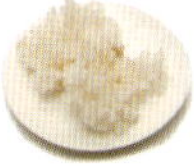

润肺止咳

核桃

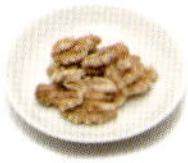

治疗百日咳

Bad Food 相克食物搭配及后果

螃蟹

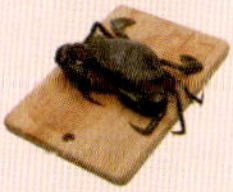

引起腹泻，损伤肠胃

猪肉

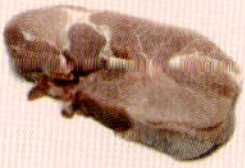

伤肾脏

羊肉

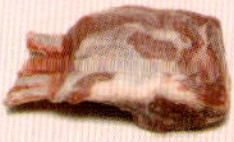

消化不良

白萝卜

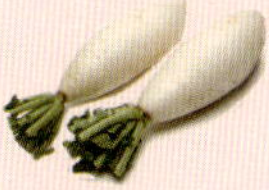

不利于甲状腺

鹅肉

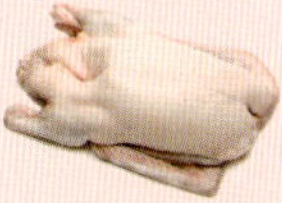

增加肾的负担

注解

梨的颜色一般为金黄色或暖黄色，果肉则为通亮白色，鲜嫩多汁，口味甘甜，核味微酸，凉性感，是很好的水果。中国栽培的梨树品种，主要分为秋子梨、白梨、砂梨、洋梨4种。

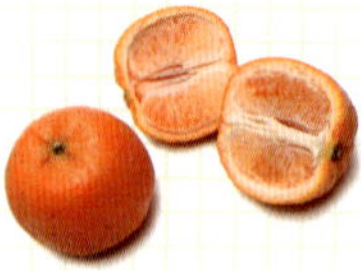

橘子

【别名】

福橘、蜜橘、大红袍、黄橘。

【性味归经】

性平，味甘、酸。归肺、胃经。

功效

橘子具有开胃理气、生津润肺、化痰止咳等功效，可用于脾胃气滞、胸腹胀闷、呃逆少食、胃肠燥热、肺热咳嗽等症。橘子富含维生素C与柠檬酸，具有美容作用和消除疲劳的食疗作用。

重点提示 Point Tip

橘子内侧的薄皮富含维生素C和果胶，可以促进通便，降低胆固醇，亦可解决咳嗽痰多、食欲不振的问题。此外，橘皮加糖煎服能治感冒。

营养成分 含有蛋白质、碳水化合物、胡萝卜素、膳食纤维、多种维生素、葡萄糖、果糖、果胶、蔗糖、苹果酸、柠檬酸、橘皮苷等。

选购 挑选表面平滑光亮、外表皮薄、色泽呈闪亮的橘色或深黄色、果实比较成熟的，果蒂不要有干燥的褶皱，底部是灰色的小圆圈为好。

贮存 贮存时装在有洞的网袋中，放置通风处即可。如果要长期贮存，放进冰箱保鲜，可保存1个月不变。或用水溶解少量小苏打，然后把橘子放入小苏打水中浸一下，拿出让其自然风干后，小苏打水就在橘子表面形成了保护膜，再装进保鲜袋中密封保存即可，可保存1～3个月。

适宜用者 老年心血管病、慢性支气管炎、老年气喘患者。

不宜用者 风寒咳嗽、多痰、糖尿病、口疮、食欲不振、大便稀溏者。肠胃功能欠佳者多吃易发生胃粪石的困扰。

Good Food 相宜食物搭配及功效

玉米

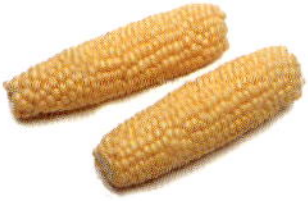

有利于吸收维生素

Bad Food 相克食物搭配及后果

白萝卜

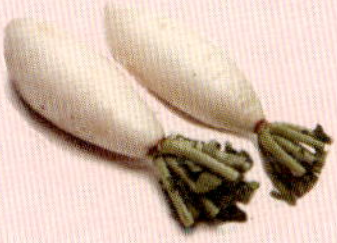

不利于甲状腺

发菜

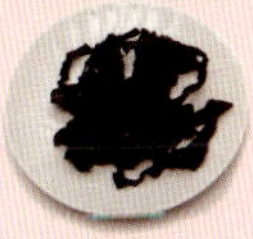

影响消化

牛奶

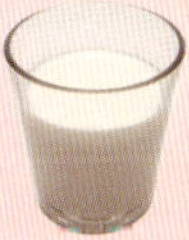

影响蛋白质的消化吸收，妨碍营养吸收

蟹

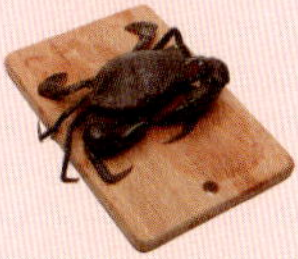

易导致痰凝、腹胀

注解

橘俗作“桔”，果皮较薄，橙色或红色。许多民众把橘子视为吉利果品，新年过节，人们互赠橘子，表示祝福。橘子不仅富有营养，它的外皮阴干之后，就是常用的中药陈皮，可化湿去痰、解毒止咳，治疗腰痛、乳痈等症。

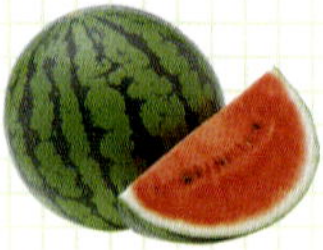

西瓜

【别名】
寒瓜、夏瓜。

【性味归经】
性寒，味甘。归心、胃、膀胱经。

功效 西瓜具有清热解暑、除烦止渴、降压美容、利水消肿等功效。西瓜富含多种维生素，具有平衡血压、调节心脏功能、预防癌症的食疗作用，可以辅助促进新陈代谢，有软化及扩张血管的功能。常吃西瓜还可使头发秀美浓密。

重点提示 Point Tip

西瓜做菜的最佳部位是瓜皮，西瓜皮又名翠皮或青衣，削去表层老皮后，可以切成丝、片、块，采用烧、煮、炒、焖、拌等方法烹调。

营养成分 含有葡萄糖、果糖、蔗糖、蛋白质、膳食纤维、维生素A、维生素B_1、维生素B_2、维生素C以及钙、铁、磷等矿物质和谷氨酸、瓜氨酸。

选　购 瓜皮表面光滑而坚硬、花纹清晰，瓜蒂、瓜脐部位向里凹入，藤柄向下贴近瓜皮，近蒂部粗壮青绿，用手指弹瓜可听到“彭彭”声的是熟瓜。

贮　存 未切开时可低温保存5天左右，切开后用保鲜膜裹住，可低温保存3天左右的时间。

适宜用者 慢性肾炎、高血压、黄疸肝炎、胆囊炎、膀胱炎、水肿、发热烦渴，或急性病高热不退、口干多汗、口疮等病症患者。

不宜用者 慢性肠炎、胃炎、胃及十二指肠溃疡等属于虚冷体质的人，糖尿病患者、产妇及经期中的女性。

Good Food 相宜食物搭配及功效

大蒜

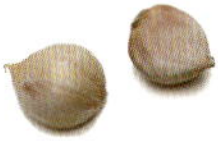

营养丰富

冬瓜

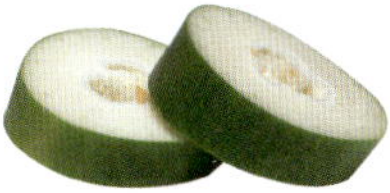

治疗暑热烦渴、尿浊等症

鸡蛋

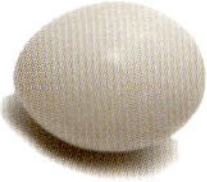

滋阴润燥

鳝鱼

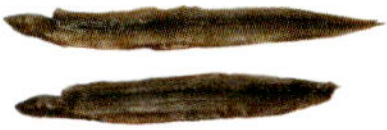

补虚损、祛风湿

绿茶+西瓜+薄荷

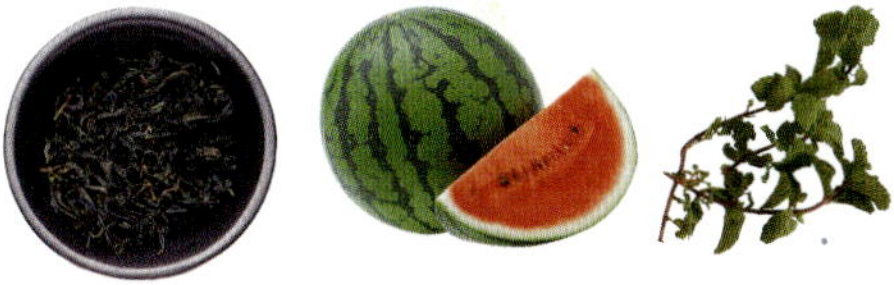

提神醒脑、振作情绪

Bad Food 相克食物搭配及后果

虾

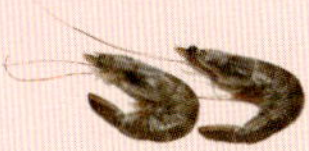

呕吐、头晕、恶心、腹痛、腹泻

冰淇淋

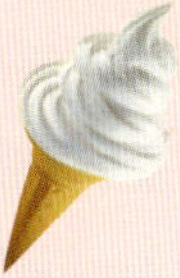

腹泻

羊肉

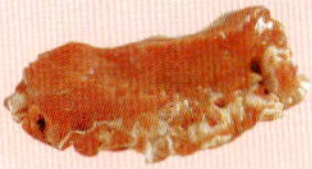

腹胀、腹泻、腹痛

鱼肉

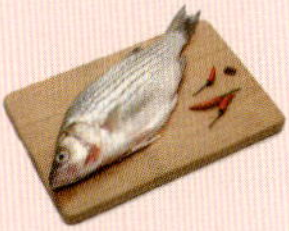

降低锌的吸收

酪梨

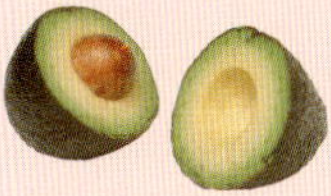

诱发呕吐

油条

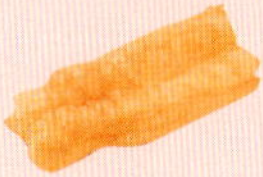

引起呕吐

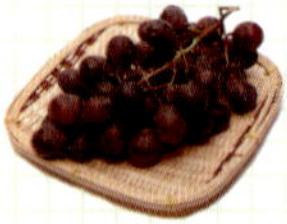

葡萄

【别名】
草龙珠、山葫芦、蒲桃。

【性味归经】
味甘、微酸，性平。归肺、脾、肾经。

功效 葡萄具有滋补肝肾、养血益气、强壮筋骨、生津除烦、健脑养神之功效。葡萄中含较多酒石酸，有助消化。葡萄中所含天然聚合苯酚，能与细菌及病毒中的蛋白质化合，使之失去传染疾病能力，对于脊髓灰白质病毒及其他一些病毒有杀灭作用。葡萄中所含白藜芦醇可辅助保护心血管系统。

重点提示 Point Tip

清洗葡萄一定要彻底，先把果粒都摘下来，用清水泡5分钟左右，再逐一清洗。

营养成分 含有蛋白质、脂肪、碳水化合物、葡萄糖、果糖、蔗糖，含矿物质钙、钾、磷、铁以及多种维生素B_1、B_2、B_6、C和P等，还含多种氨基酸，以及烟碱酸、柠檬酸、苹果酸、酒石酸等。

选　购 外观新鲜，大小均匀整齐，枝梗新鲜牢固，颗粒饱满，色泽较深、较鲜艳，青籽和瘪籽较少，外有白霜者，品质为最佳。可以摘底部的一颗试尝，如果果粒甜美，则整串都会很甜。

贮　存 葡萄保留时间很短，最好购买后尽快吃完。剩余的可用保鲜袋密封好，放入冰箱内，这样能保存4~5天。

适宜用者 冠心病、脂肪肝、癌症、肾炎、贫血患者、风湿性关节炎、四肢筋骨疼痛患者及儿童、孕妇。

不宜用者 糖尿病、便秘、阴虚内热、津液不足者，肥胖者，脾胃虚寒者，服用人参者。

Good Food 相宜食物搭配及功效

薏仁

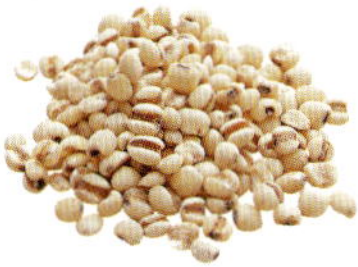

健脾利湿

枸杞

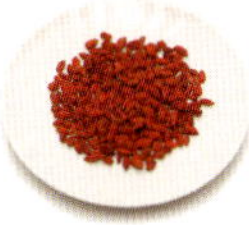

补血

蜂蜜

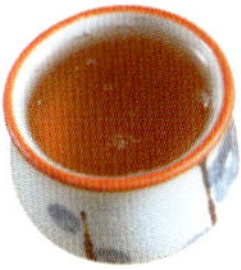

治感冒

橙子

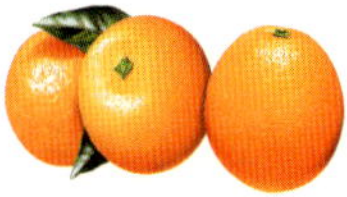

预防贫血、排毒养颜

山药

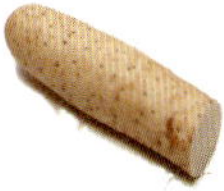

补虚养身

粳米

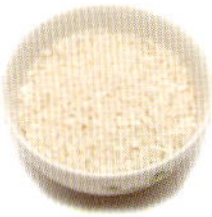

美容养颜

Bad Food 相克食物搭配及后果

白萝卜

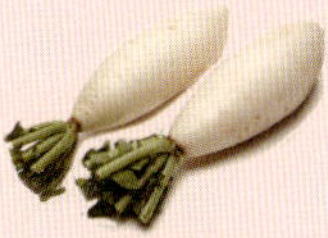

不利甲状腺

虾

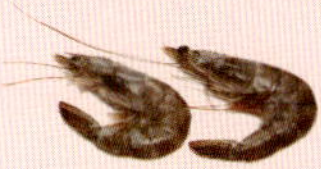

海蜇皮

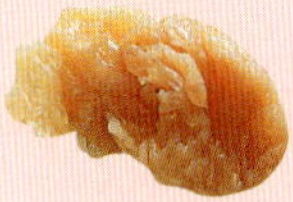

与这些食物同食刺激胃肠道

发菜

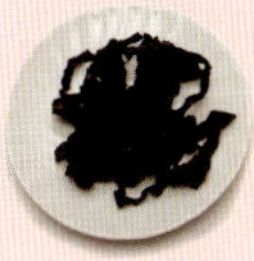

鱼

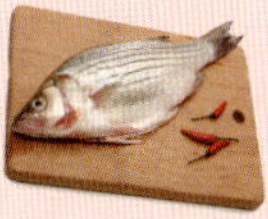

海参

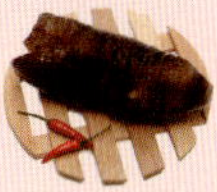

螃蟹

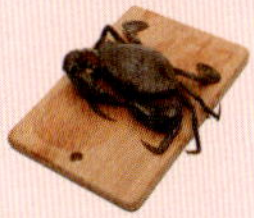

与这些食物同食刺激胃肠道

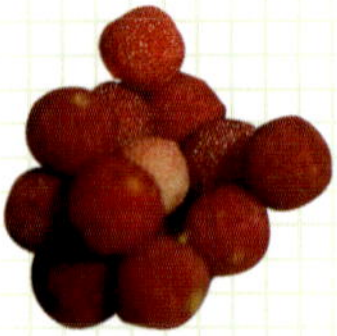

杨梅

【别名】
水杨梅、圣僧梅、龙睛、朱红。

【性味归经】
性温，味甘、酸。归肝、胃经。

功效 杨梅具有生津止渴、和胃消食的功效；杨梅中还含有一定的抗癌物质，对肿瘤细胞的生长有抑制作用；杨梅含大量的维生素C，能增强毛细血管的通透性，还有降血脂、阻止致癌物质在体内合成等辅助功效。

重点提示 Point Tip

杨梅可用盐水浸洗，一则有清洁消毒的功效，二则可以减少杨梅的酸味。
食用杨梅后应及时漱口或刷牙，以免损坏牙齿。

营养成分 含有葡萄糖、柠檬酸、乳酸、苹果酸、果糖、蜡质及多种维生素，果仁中含有氰氨类、脂肪油。

选　购 选择果面干燥、无水迹现象，个大浑圆，果实饱满、色泽稍黑、圆刺、核小，汁多、味甜者为佳。果肉外表为圆刺者，味道甜；为尖刺者，味道酸。

贮　存 保鲜时间太短，应即买即食。

适宜用者 胃气痛、烦渴、急性胃肠炎、痢疾患者，口腔咽喉炎患者、肥胖者、癌症患者、习惯性便秘患者、减肥者。

不宜用者 阴虚、血热、火旺、有牙齿疾患和糖尿病、溃疡病患者。

Good Food 相宜食物搭配及功效

盐

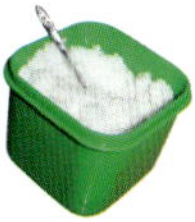

味道鲜美

白糖

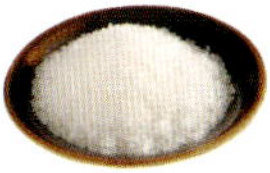

易于人体对营养的吸收

荸荠

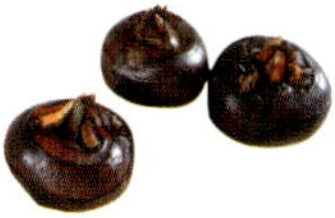

营养丰富

蜂蜜

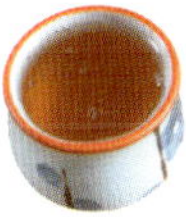

生津润燥、补中和胃

酒

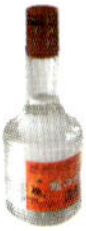

开胃、治腹泻、痢疾

Bad Food 相克食物搭配及后果

葱

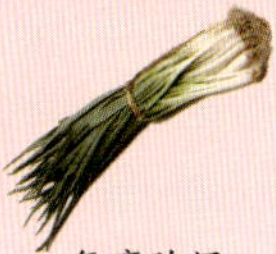

气壅胸闷

鸭肉

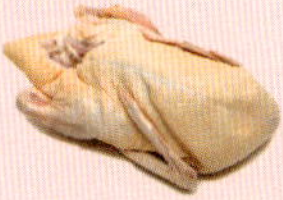

中毒

白萝卜

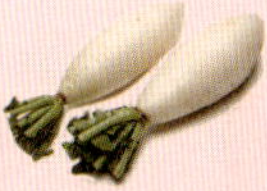

抑制甲状腺机能

鳗鱼

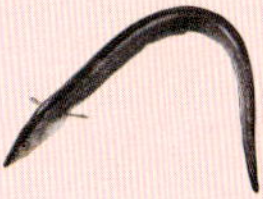

中毒

猪肉

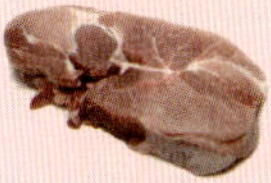

影响蛋白质的吸收

羊肚

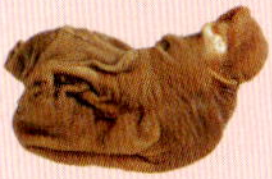

热燥生痰

黄瓜

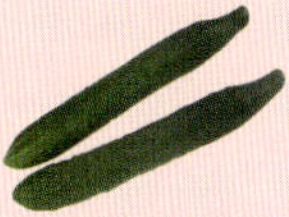

降低营养价值

Good Food 相宜食物搭配及功效

牛奶

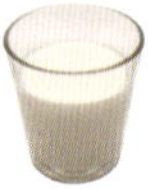

提高对维生素B_{12}的吸收

燕麦

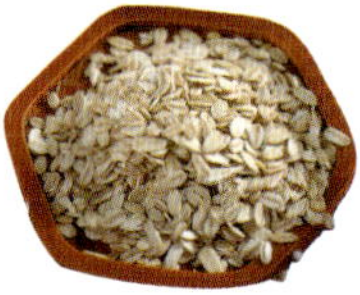

改善睡眠

李子

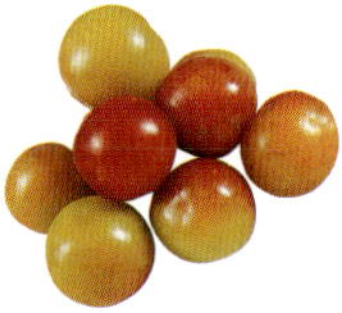

清热润肠

银耳

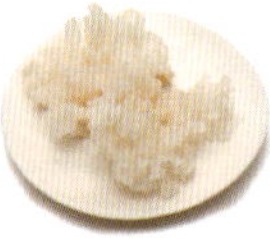

百合

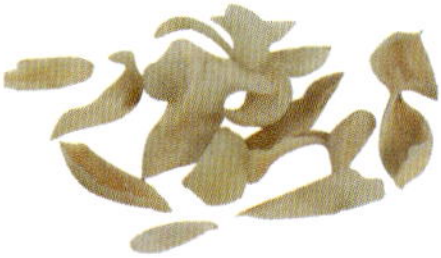

与这些食物同食养肺、通便

白芝麻

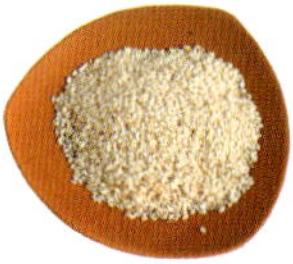

补益心脾、养心安神

桃子

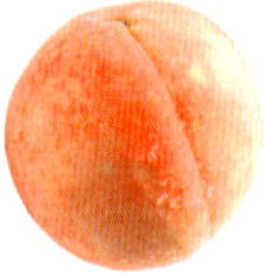

润喉、促进食欲

川贝母

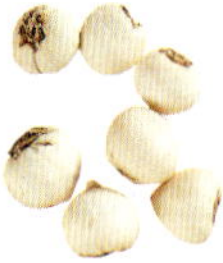

清热生津、润肺滑肠

巧克力

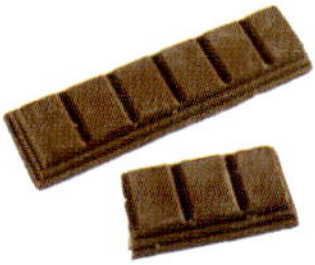

兴奋神经、改善心情

玉米须＋香蕉＋西瓜皮＋冰糖

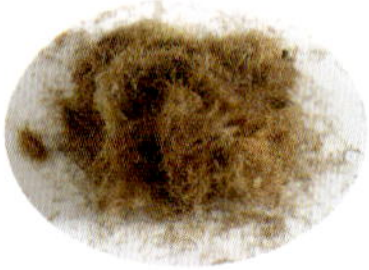

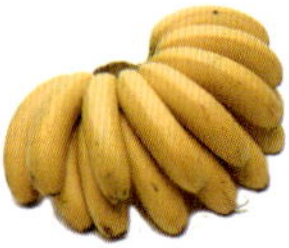

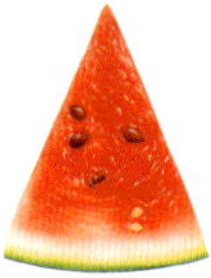

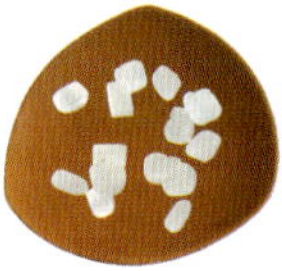

治疗高血压

苹果

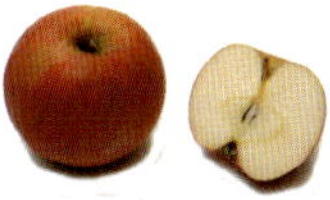

促进铅毒排出

Bad Food
相克食物搭配及后果

芋头

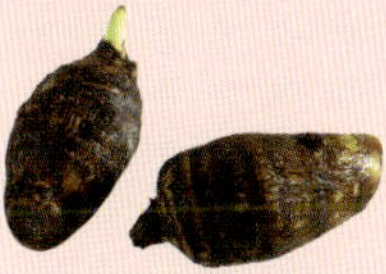

引起腹胀

红薯

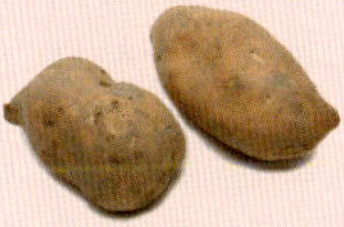

引起身体不适

酸奶

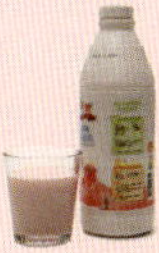

产生致癌物质

菠萝

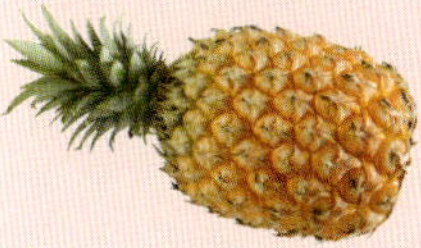

增加血钾浓度

西瓜

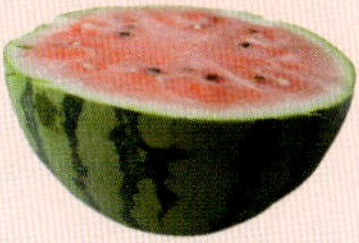

引起腹泻

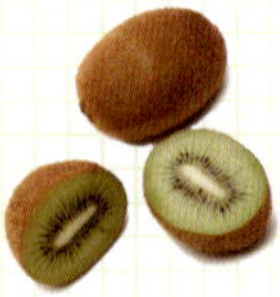

猕猴桃

【别名】

奇异果、狐狸桃、野梨、洋桃、藤梨、猴仔梨。

【性味归经】

性寒，味甘酸。归胃、膀胱经。

功效 猕猴桃有生津解热、调中下气、止渴利尿、滋补强身之功效。含有硫醇蛋白酵素的水解酵素和超氧化物歧化酵素，具有养颜、提高免疫力、抗癌、抗衰老、抗肿消炎等辅助功能。猕猴桃含有的血清促进素具有稳定情绪、镇静心情的作用。

适宜用者 胃癌、肺癌、乳腺癌、高血压病、冠心病、黄疸肝炎、尿道结石患者，食欲不振、情绪不振、常吃烧烤类食物的人。

不宜用者 脾胃虚寒、腹泻便溏者、糖尿病患者、先兆性流产和妊娠的女性。

Good Food 相宜食物搭配及功效

蜂蜜

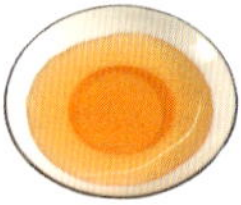

清热生津、润燥止渴

生姜

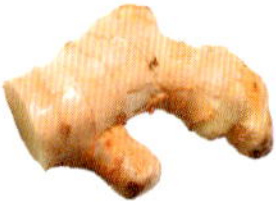

清热和胃

薏仁

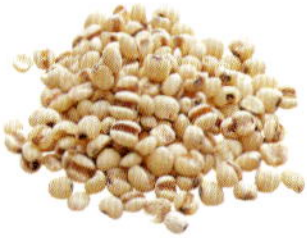

抑制癌细胞

橙子

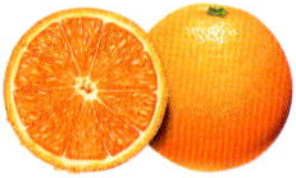

预防关节磨损

Bad Food 相克食物搭配及后果

牛奶

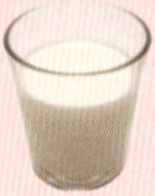

引起腹胀、腹痛、腹泻

肝脏

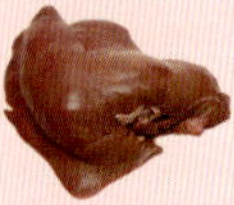

易破坏维生素C

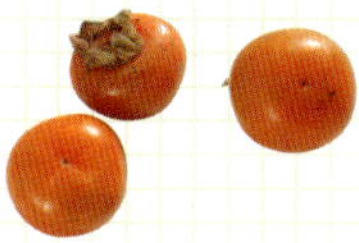

柿子

【别名】
大盖柿、红柿。

【性味归经】
性寒，味甘、涩。归心、肺、脾经。

功效

柿子有涩肠、润肺、止血、和胃的功效，可以辅助防治小儿痢疾，有益心脏健康，还有预防心脏血管硬化的功效。清柿汁可辅助防治高血压。柿子中含碘丰富，对预防缺碘引起的甲状腺肿大有帮助。

重点提示 Point Tip

吃柿子时，切忌空腹食用，以免形成结石。另外，柿子还不能与海鲜同食，食用后会出现呕吐、腹胀与腹泻等食物中毒现象。

营养成分 富含糖、碳水化合物、鞣酸、柿胶粉、蛋白质、脂肪、维生素C、胡萝卜素及钙、磷、铁、钾、铜、钙、碘等。

选　购 质硬的柿子应选择橙黄色，外表完整、光滑而有光泽，没有黑斑，没有挤压伤的；质软的柿子应选择黄色，外表光滑完整，没有黑斑的。软柿应整体同等柔软，有硬有软者则不佳。

贮　存 质硬的成熟柿子可在自然状态下保存2～5个月，变软后即可食用；经特殊处理除去涩味后的柿子，不宜长时间存放，以免变软、变质，放入冰箱冷藏可保存3～5天。

适宜用者 高血压患者、痔疮出血、大便秘结者、饮酒过量或长期饮酒者。

不宜用者 慢性胃炎、消化不良等胃功能低下者，外感风寒咳嗽患者、体弱多病者、产妇、月经期间女性、糖尿病患者。

Good Food
相宜食物搭配及功效

菜籽油

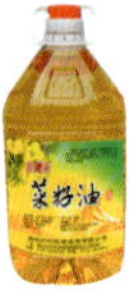

治疗冻疮

黄豆

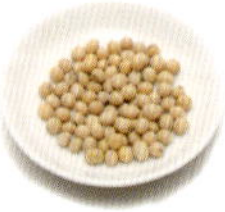

缓解更年期症候群

猪肉

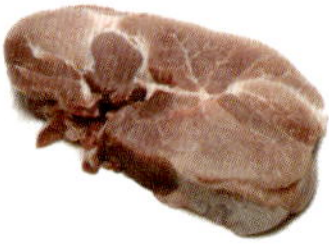

滋补身体

黑木耳

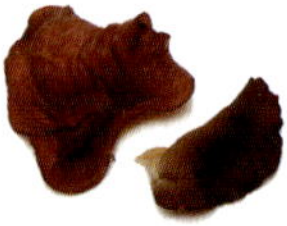

滋阴凉血、润肠通便

Bad Food
相克食物搭配及后果

章鱼

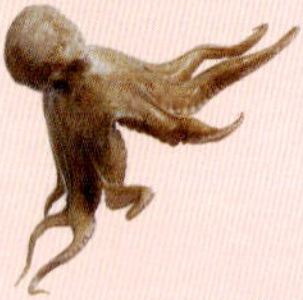

梨

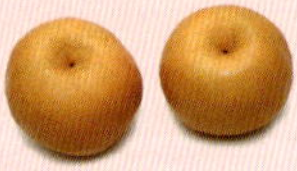

与这些食物同食损肠胃、腹泻

白萝卜

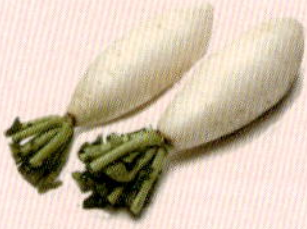

降低营养价值

海带

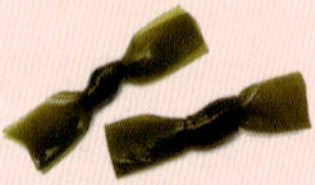

紫菜

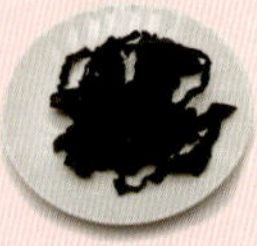

与这些食物同食影响消化吸收、导致肠胃不适

酸菜

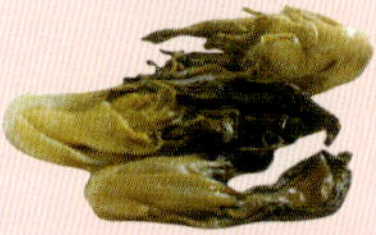

导致胃结石

红薯

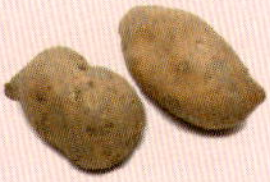

马铃薯

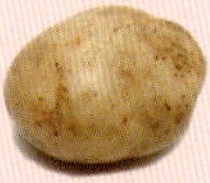

与这些食物同食不利消化

酒

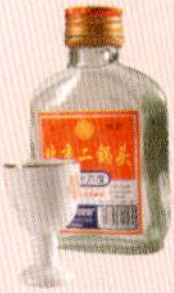

易醉心闷

蟹

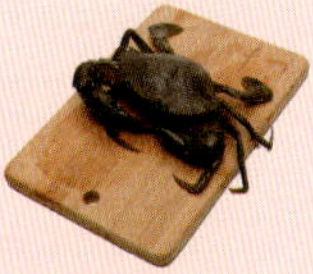

田螺

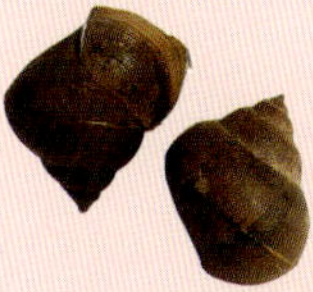

鹅肉

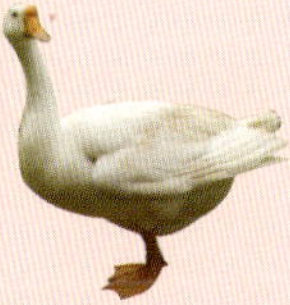

与这些食物同食导致腹泻、腹胀、呕吐

鸡蛋

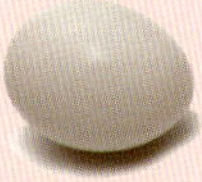

导致腹泻、腹胀、呕吐

油麦菜

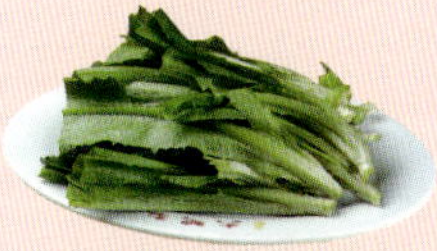

降低营养价值

注解

最好不要空腹吃柿子，因为柿子含有较多的鞣酸及果胶，在空腹情况下食用它们，会在胃酸的作用下形成大小不等的硬块，容易滞留得肾结石。

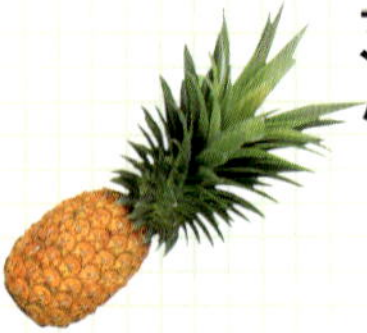

菠萝

【别名】

凤梨、番梨、露兜子。

【性味归经】

性平，味甘、微涩。归脾、胃经。

功效

菠萝具有清暑解渴、消食止泻、补脾胃、固元气、益气血、消食、祛湿等功效。菠萝含有丰富的菠萝朊酵素，能分解蛋白质，帮助消化，尤其是过食肉类及油腻食物之后，吃些菠萝更为适宜。

适宜用者 高血压病患、伤暑、身热烦渴、高血压、支气管炎、消化不良者。

不宜用者 过敏体质的人、溃疡病、肾脏病、凝血功能障碍者、发热及患有湿疹、疥疮者。

Good Food 相宜食物搭配及功效

茅根

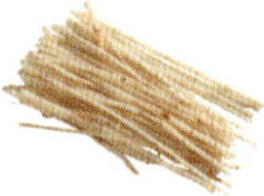

治疗肾炎

鸡肉

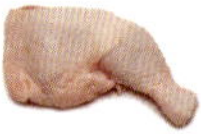

补虚填精、温中益气

猪肉

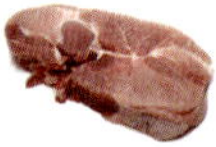

促进蛋白质吸收

冰糖

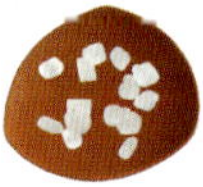

生津止渴

Bad Food 相克食物搭配及后果

牛奶

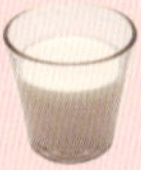

鸡蛋

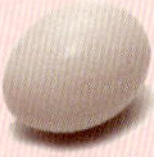

与这些食物同食易影响消化吸收

白萝卜

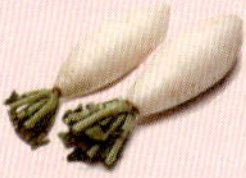

破坏维生素C

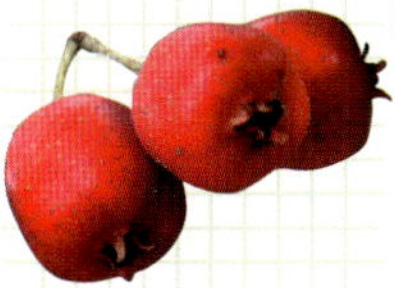

山楂

【别名】

山里红、酸楂。

【性味归经】

性微温，味酸、甘。归肝、胃经。

功效

山楂有消食化积、理气散瘀、收敛止泻、杀菌等功效；山楂所含的大量维生素C和酸类物质，可促进胃液分泌，增加胃消化酵素类，进而帮助消化。山楂还有活血化瘀的功效，有助于消除局部瘀血，对跌打损伤也有辅助作用。

重点提示 Point Tip

山楂不适合孕妇食用，因为山楂会刺激子宫收缩，有可能诱发流产。食用山楂不可贪多，而且食用后还要注意及时漱口，以防对牙齿有害。

营养成分 含有糖分、维生素、胡萝卜素、蛋白质、淀粉、苹果酸、枸橼酸、钙、铁等。

选　　购 挑选果形整齐端正，无畸形，果实个大且均匀，果皮新鲜红艳、有光泽、无皱缩，没有干疤虫眼或外伤，并具有清新的酸甜滋味的优质品。

贮　　存 山楂较易保存，放在常温处即可。

适宜用者 中老年心脏衰弱、高血压患者、女性月经过期不来或产后血腹痛、肥胖症、肠道感染者。

不宜用者 糖尿病患者、患胃及十二指肠溃疡和脾胃虚弱、胃酸过多、气虚便溏者，儿童、孕妇。

Good Food 相宜食物搭配及功效

芹菜

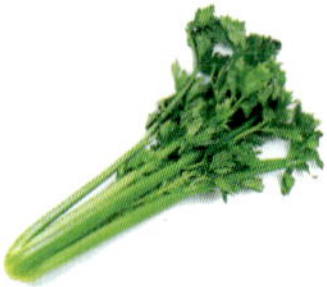

补血、消食、通便

鸡肉

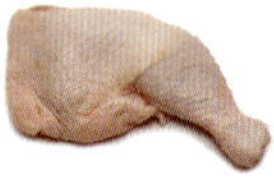

促进蛋白质的吸收

红糖

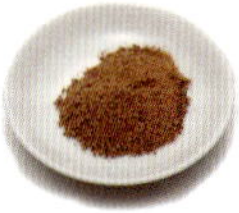

对血瘀、闭经有疗效

排骨

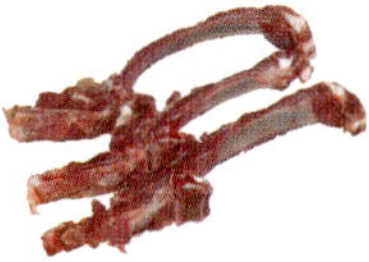

祛斑消瘀

白糖

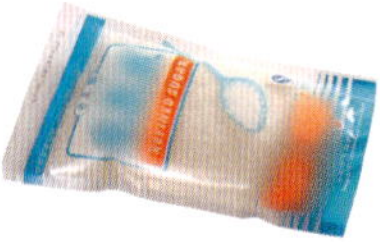

降低血脂、改善消化、增进食欲

核桃

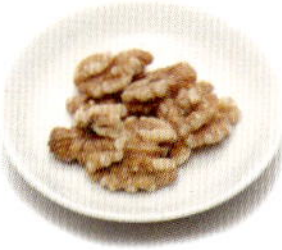

补肺肾、润肠燥、消食

蜂蜜

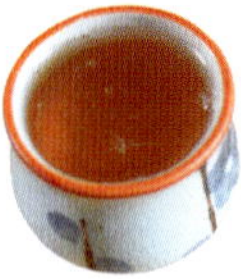

对小儿伤食、痞积有疗效

麦芽

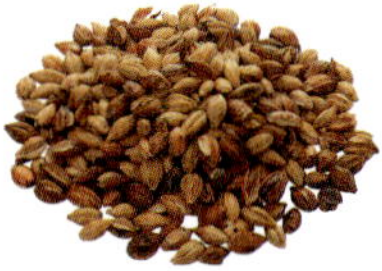

营养丰富

香蕉

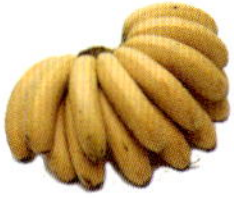

腹痛腹泻

杭白菊

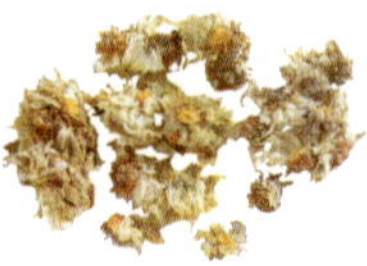

改善心脏功能

石榴

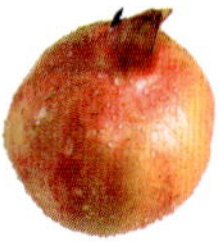

治疗痢疾

Bad Food 相克食物搭配及后果

海鲜

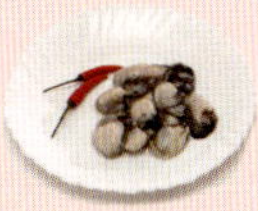

不易消化，引起便秘、腹痛、恶心

猪肝

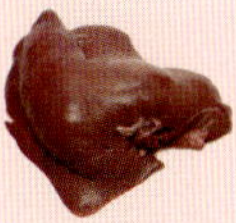

破坏维生素C

牛奶

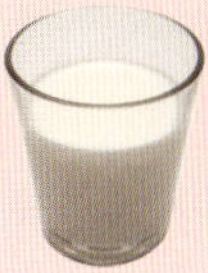

损坏消化功能

南瓜

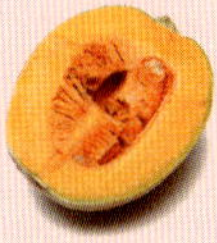

易破坏维生素C

柠檬

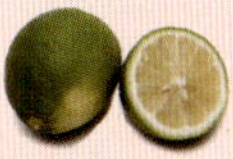

影响消化

小提醒 Point

山楂较易保存，但存放不当也会腐烂，由于它的颜色深红，腐烂的地方不易引起人们的注意。不能受潮、受热、受损，否则会导致腐烂。发软、出现棕色斑点、露肉、发霉都是腐烂的标志。不宜用铁锅煮山楂，因为山楂中含有果酸，遇到铁后会引起化学反应，产生低铁化合物，食用后可能引起中毒。

注解

山楂味甘酸，能够开胃，中老年人常吃山楂制品能增强食欲，改善睡眠，保持骨和血中钙的稳定，预防动脉硬化，使人延年益寿，故山楂被人们视为“长寿食品”。

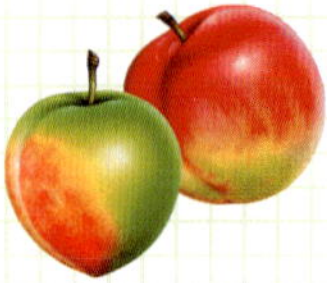

李子

【别名】
嘉庆子、李实、嘉应子。

【性味归经】
味甘酸，性凉。归肝、肾经。

功效

李子具有清热生津、泻肝涤热、活血解毒、利水消肿之功效。能辅助治疗胃阴不足、口渴咽干、大腹水肿、小便不利等病症，还可用于内伤痨热、肝病腹水等病症。饭后食李，能增加胃酸，帮助消化；在暑热时食李，有生津止渴、去暑解热的功效。

适宜用者 发热、口渴、虚劳骨蒸、肝病腹水、口干欲饮者、贫血者、慢性肝炎、肝硬变、头皮多屑而痒者。

不宜用者 脾胃虚弱者、胃酸过多者、胃及十二指肠溃疡患者、体虚气弱者、肠胃消化不良者。

Good Food 相宜食物搭配及功效

香蕉

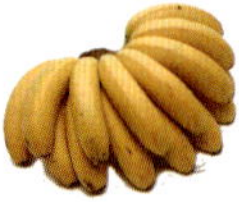

美容养颜

绿茶

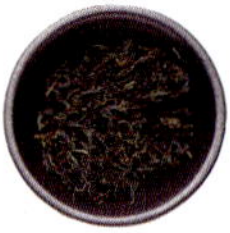

清热利湿、活血利水

Bad Food 相克食物搭配及后果

青鱼

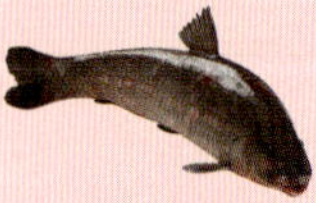

脾胃虚弱，消化不良

蜂蜜

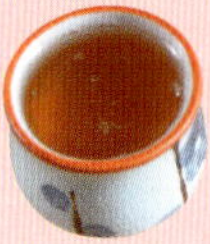

易产生不良反应

鸭蛋

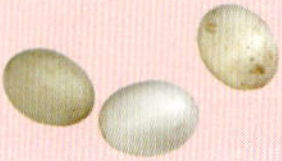

伤脾胃

鸡蛋

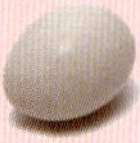

引起中毒

鸡肉

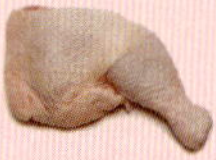

引起腹泻

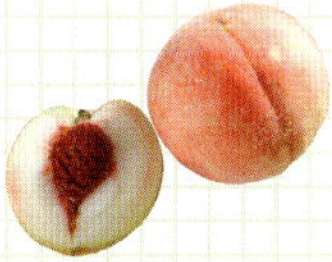

桃子

【别名】
佛桃、水蜜桃。

【性味归经】
性温，味甘、酸。归肝、大肠经。

功效　桃子具有补心、解渴、充饥、生津之功效，含较多的有机酸和纤维素，能促进消化液的分泌，增加胃肠蠕动，增加食欲，有助于消化。

适宜用者　低血糖、低血钾和缺铁性贫血者，肺病、肝病、水肿患者，消化力弱者。

不宜用者　内热生疮、毛囊炎、痈疖和面部痤疮、糖尿病患者。

Good Food 相宜食物搭配及功效

牛奶

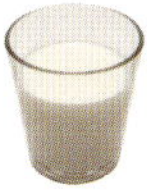

易滋养皮肤

莴笋

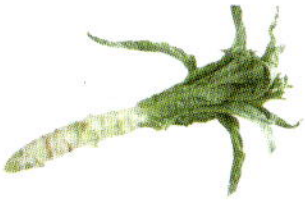

营养丰富

小提醒 Point

桃子如果要长时间冷藏的话，要先用纸将桃子一个个地包好，再放入箱子中，避免桃子直接接触冷气。

Bad Food 相克食物搭配及后果

鳖

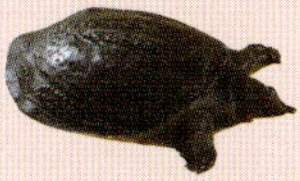

心痛

酒

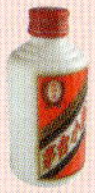

导致头晕、呕吐、心跳加快

蟹

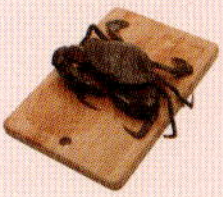

影响蛋白质的吸收

白萝卜

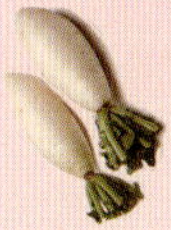

破坏维生素C

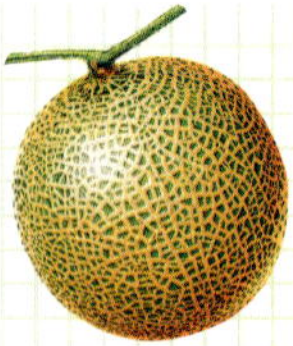

哈密瓜

【别名】

甜瓜、甘瓜、果瓜。

【性味归经】

味甘、性寒。

功效

哈密瓜营养十分丰富，尤其铁的含量很高。哈密瓜有利小便、除烦、止渴、防暑、清热解暑的作用，能治疗发烧、中暑、口鼻生疮等症状。哈密瓜是夏季解渴的最好水果之一，它对人体的造血机能有促进的作用。

适宜用者 发烧、中暑、尿路感染、口鼻生疮、肾病、胃病、咳嗽痰喘、贫血、便秘患者及美容之人。

不宜用者 脚气病、黄疸、腹胀、便溏、糖尿病、寒性咳喘患者及产后、病后之人。

Good Food 相宜食物搭配及功效

银耳

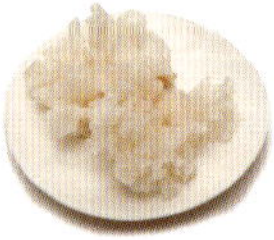

润肺止咳

小提醒 Point

选购哈密瓜时，皮色愈黄成熟度愈好。哈密瓜不易变质，易于贮存。但若是已经切开的哈密瓜，则要尽快食用，或用保鲜膜包好，放入冰箱。

Bad Food 相克食物搭配及后果

香蕉

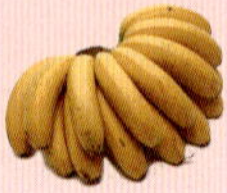

加重肾衰

梨

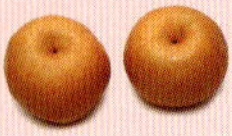

引起腹胀

海鲜

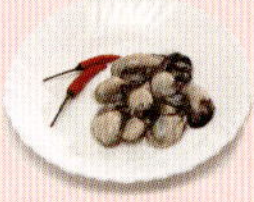

不利于消化

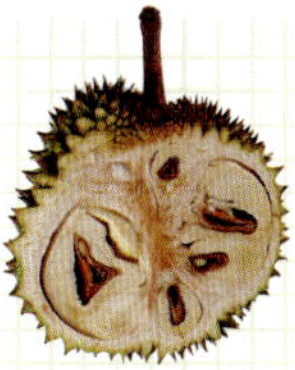

榴莲

【别名】

韶子。

【性味归经】

性热，味辛、甘。归肝、肾、肺经。

功效

榴莲果实中碳水化合物、糖、蛋白质、脂肪、膳食纤维、维生素B群等营养物质相当丰富，铁、钾、钙等无机元素的含量也是相当高。榴莲还含有人体所需的多种微量元素。榴莲含有丰富的蛋白质和脂类，对身体有很好的补养作用，是良好的果品类营养来源。

适宜用者 体质偏寒者、病后及产妇。

不宜用者 糖尿病患者、有痔疮的人、肾病及心脏病患者、实热体质的人。

Good Food 相宜食物搭配及功效

鸡汤

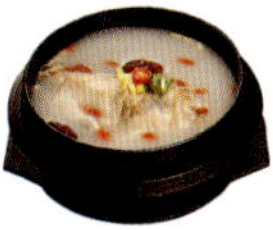

滋补畏寒

山竹

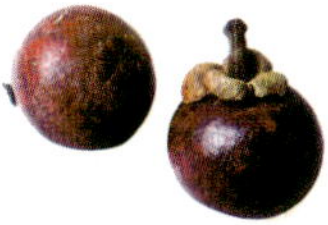

减轻火热

鸡肉

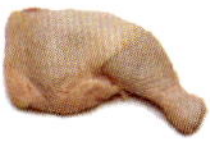

祛胃寒、补血益气、滋润养阴

Bad Food 相克食物搭配及后果

酒

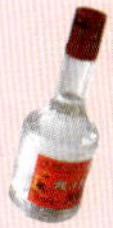

湿热加重、引起上火症状

注解

榴莲是著名的优质水果。成熟果肉淡黄、黏性多汁，酥软味甜，吃起来具有乳酪和洋葱味，初尝似有异味，续食清凉甜蜜，回味甚佳，故有“流连（榴莲）忘返”的美誉。榴莲成熟后自己落下，通常都是在深夜或清晨掉落。

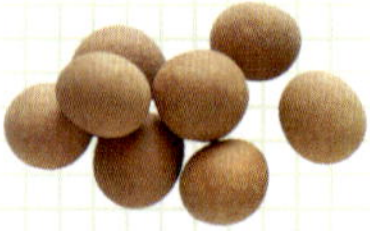

龙眼

【别名】
益智、桂圆肉、桂圆。

【性味归经】
性温，味甘。归心、脾经。

功效 龙眼含有多种营养物质，有补血安神、健脑益智、补养心脾的功效，是健脾益智的传统美食，对失眠、心悸、神经衰弱、记忆力减退、贫血有较好的食疗效果。龙眼有滋补作用，对病后需要调养及体质虚弱的人有益。

适宜用者 神经性或贫血性头晕失眠者、健忘者、贫血患者、肿瘤病人及更年期女性。

不宜用者 有上火发炎症状，以及舌苔厚腻、风寒感冒者，糖尿病患者，女性盆腔炎、尿道炎、月经过多者。

Good Food 相宜食物搭配及功效

稻米

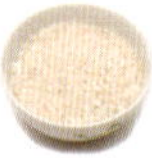

补充元气

莲子

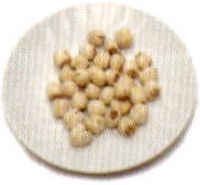

养心安神

鸡蛋

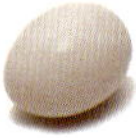

治血虚引起的头痛

人参

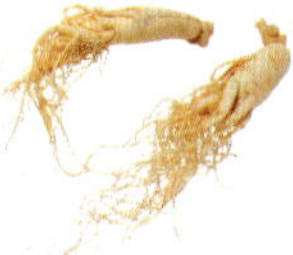

增强免疫力

龙眼＋百合＋红糖

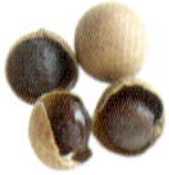

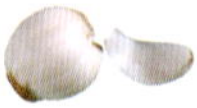

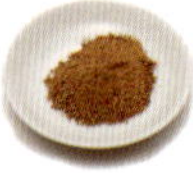

治疗失眠

龙眼＋鳖＋山药

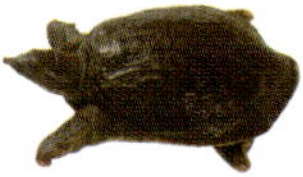

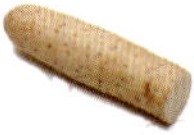

补脾胃、益心肺、滋肝肾

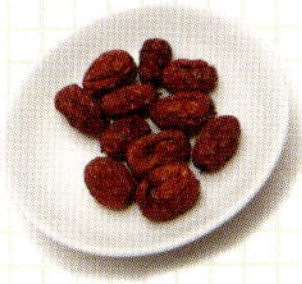

红枣

【别名】
大枣、大红枣、姜枣、良枣、干枣、刺枣。

【性味归经】
性温，味甘。归脾、胃经。

功效 红枣具有益气补血、健脾和胃、祛风之功效，对治疗过敏性紫癜、贫血、高血压和肝硬化患者的血清转氨酶素增高以及预防输血反应等有辅助作用；红枣中含有抗疲劳作用的物质，能增强人的耐力；红枣还具有减轻毒性物质对肝脏损害的功能；红枣中的黄酮类化合物有镇静降血压作用。

重点提示 Point Tip

枣皮中含有丰富的营养素，炖汤时连皮一起炖。
过多食用大枣会引起胃酸过多和腹胀。腐烂的红枣在微生物的作用下会产生果酸和甲醇，吃了烂枣会出现头晕、视力障碍等中毒反应，重者可危及生命。

营养成分 含有多种氨基酸、糖类、有机酸、黏液质、维生素A、维生素C、维生素B_2以及钙、磷、铁等矿物质。

选　购 皮色紫红，颗粒大而均匀、果形短壮圆整，皱纹少，痕迹浅，皮薄核小，肉质厚而细实为佳。

贮　存 将红枣置干燥处，可以防蛀。

适宜用者 中老年人、青少年、女性，慢性肝病、贫血头晕、肿瘤患者，放疗、化疗而致骨髓抑制反应不良者。

不宜用者 湿热内盛、小儿疳积和寄生虫病儿，齿病疼痛、痰湿偏盛之人及腹部胀满者，舌苔厚腻者，糖尿病患者。

Good Food 相宜食物搭配及功效

人参

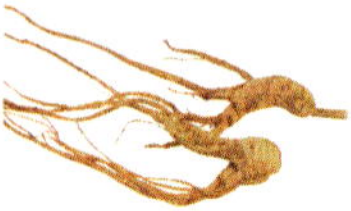

气血双补

小麦

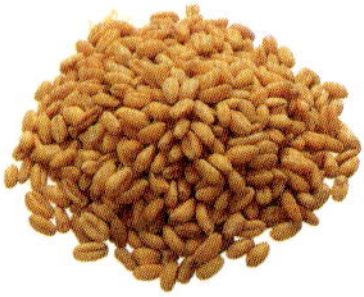

甘草

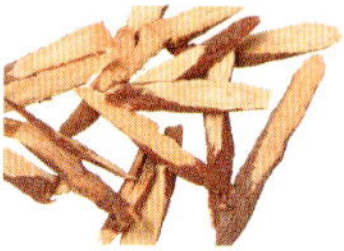

与这些食物同食补血润燥、养心安神

花生

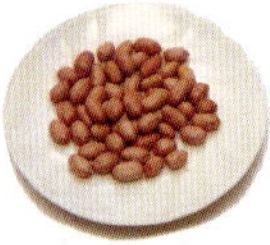

增强补血

米

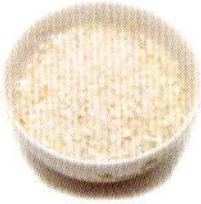

健脾胃、补气血

黑木耳

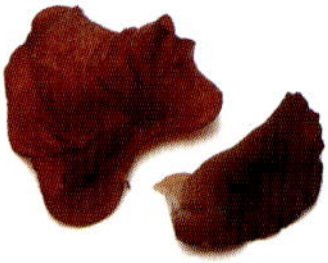

治贫血

板栗

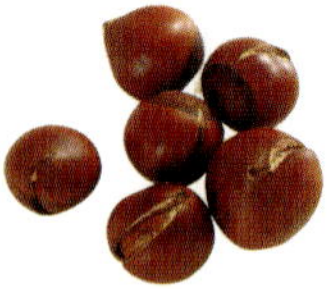

健脾益气、补肾强筋

鸡蛋

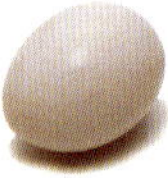

益气养血

龙眼

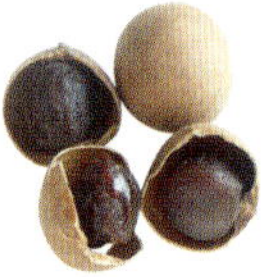

补虚健体

荔枝

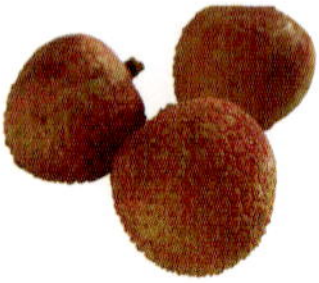

补气血

南瓜

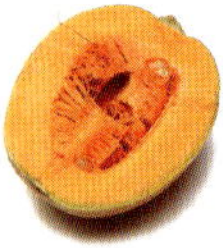

补中益气、收敛肺气

白菜

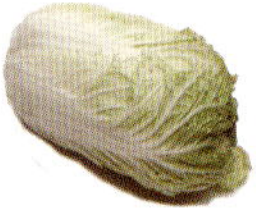

清热润燥

Bad Food 相克食物搭配及后果

动物肝脏

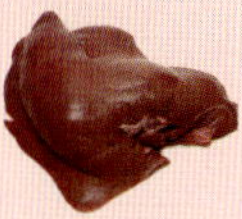

易破坏维生素C

螃蟹

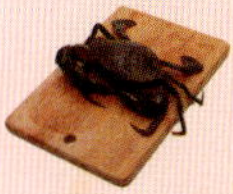

易导致寒热病

虾米

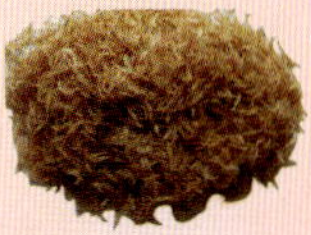

引起身体不适

蒜

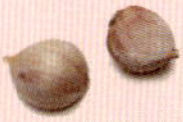

海蜇皮

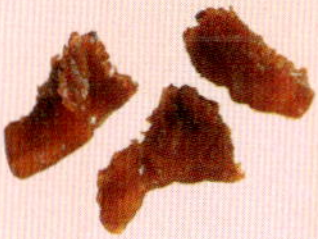

鱼

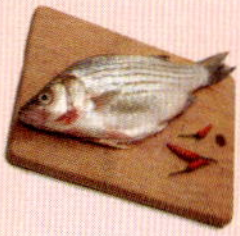

与这些食物同食易引起消化不良

注解

枣子是一种药食兼用之品，营养价值很高，目前有300多个品种，有红枣、南枣、圆枣、金丝枣、布袋枣、扁枣、相枣、脆枣、大糖枣、无核枣等。婴幼儿吃枣泥，老弱者吃红枣，比吃其他果品好。俗话说：“一日吃三枣，终生不显老”、“一日三枣，不黄不老”、“日吃十个枣，医生不用找”。

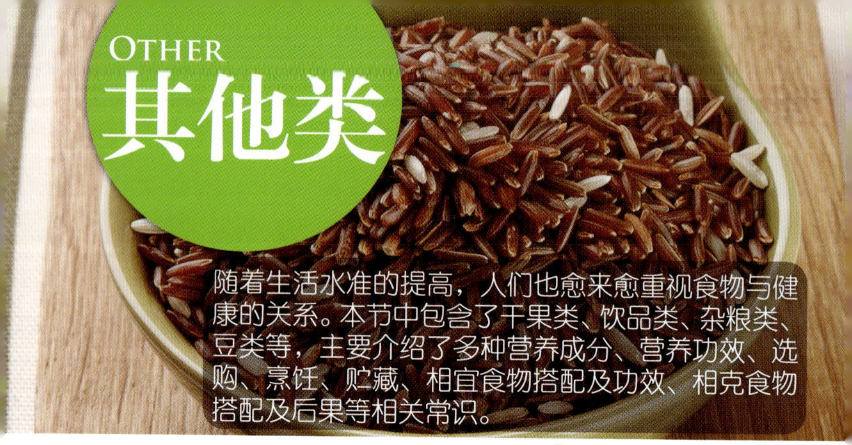

OTHER 其他类

随着生活水准的提高，人们也愈来愈重视食物与健康的关系。本节中包含了干果类、饮品类、杂粮类、豆类等，主要介绍了多种营养成分、营养功效、选购、烹饪、贮藏、相宜食物搭配及功效、相克食物搭配及后果等相关常识。

莲子

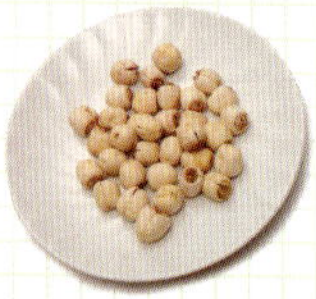

【别名】
莲肉、白莲子、建莲子、湘莲子、石莲。

【性味归经】
鲜者性平，味甘、涩；干者性温，味甘、涩。归脾、肾、心经。

功效 莲子有补脾止泻、益肾涩精、养心安神的功用；还有促进凝血、使某些酵素活化、维持神经传导性、维持肌肉的伸缩性和心跳的节律等作用；且能帮助身体进行蛋白质、脂肪、糖类代谢，并维持酸碱平衡。

烹饪提示 Cooking Tip

莲子一定要先用热水泡一阵再烹调，否则硬硬的不好吃，还会延长烹调时间。火锅内加入莲子，有助于均衡营养。

营养成分	富含蛋白质、脂肪、淀粉等。
选　购	挑选莲子以饱满圆润、粒大洁白、芳香味甜、无霉变虫蛀的为佳。
贮　存	应保存在干爽处。若莲子受潮生虫，应立即晒干，热气散尽凉透后再收藏。
适宜用者	慢性腹泻、癌症、失眠、多梦、遗精、心慌者。
不宜用者	便秘、消化不良、腹胀者。

Good Food 相宜食物搭配及功效

红薯

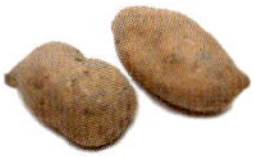

通便、美容

猪肚

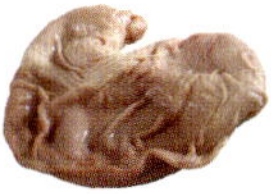

补气血

鸭肉

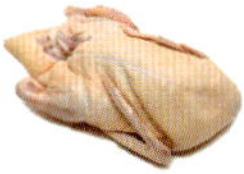

补肾健脾、滋补养阴

银耳

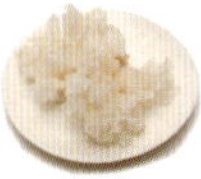

滋补健身

南瓜

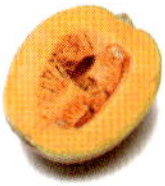

降脂降压、通便

百合

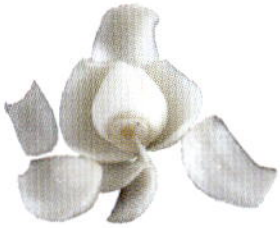

清心安神

红枣

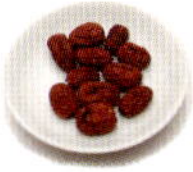

促进血液循环、增进食欲

枸杞

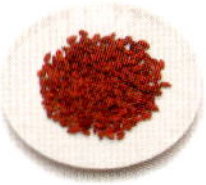

乌发明目、轻身延年

木瓜

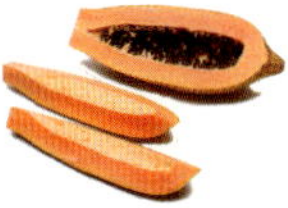

食疗作用增强

金银花

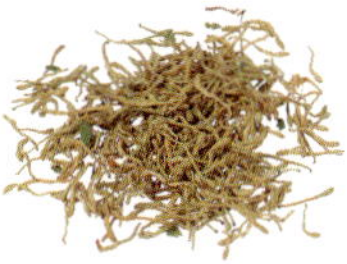

治腹泻、痢疾

龙眼

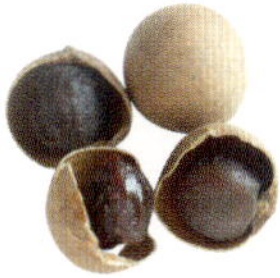

补中益气、养心安神

Bad Food 相克食物搭配及后果

蟹

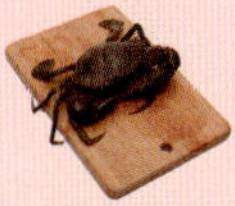

同食会产生不良反应

小提醒 Point

莲子是睡莲种植物莲的果实，有很好的滋补作用，常被用作制冰糖莲子汤、银耳莲子羹和八宝粥，经常服食对身体有益。

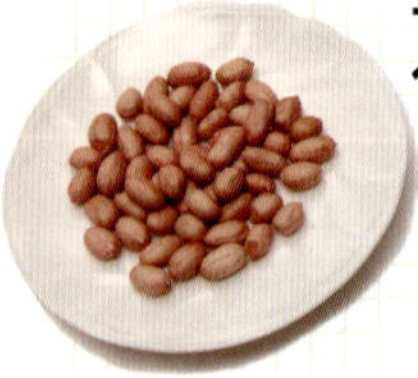

花生

【别名】
长生果、长寿果、落花生。

【性味归经】
性平，味甘。归脾、肺经。

功效

花生可以促进人体的新陈代谢、增强记忆力，可益智、抗衰老、延长寿命。此外，花生还具有止血功效，其外皮含有可对抗纤维蛋白溶解的成分，可改善血小板的品质。而且花生对于预防心脏病、高血压和脑溢血有食疗作用。

烹饪提示 Cooking Tip

在花生的诸多吃法中以炖吃为最佳，既避免了招牌营养素的破坏，又具有了较不易上火、口感潮润、入口好烂、易于消化的特点，老少皆宜。

营养成分 含有蛋白质、脂肪、糖类、维生素A、钙、磷、铁、氨基酸、不饱和脂肪酸、卵磷脂、胆碱、胡萝卜素、粗纤维。

选　购 以果荚呈土黄色或白色、色泽分布均匀一致为宜。果仁以颗粒饱满、形态完整、大小均匀、肥厚而又光泽为好。

贮　存 干品莲子可用膜袋装好，放入有盖密封容具，置于阴凉、干燥、通风处保存。

适宜用者 营养不良、脾胃失调、燥咳、反胃、脚气病、咳嗽痰喘、乳汁缺乏、高血压、咳血、血尿、鼻出血、牙龈出血患者。

不宜用者 胆囊炎、慢性胃炎、骨折、慢性肠炎、脾虚便溏患者。

Good Food 相宜食物搭配及功效

红枣

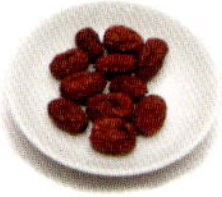

健脾、止血

醋

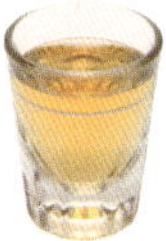

增食欲、降血压

葡萄

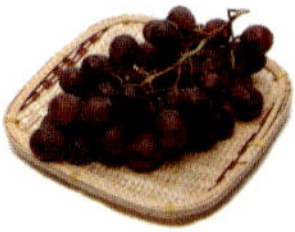

预防心血管疾病

猪脚

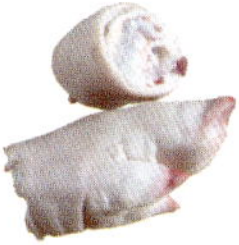

补血催乳

芹菜

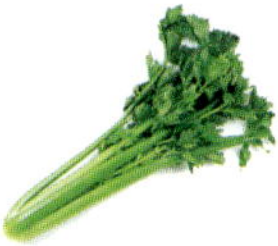

疏风散热、清热解毒

夜来香

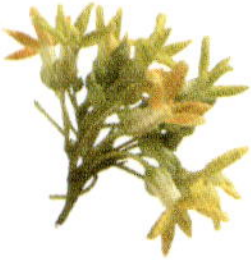

滋养保健、驻颜美容

花生＋米＋冰糖

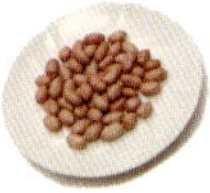

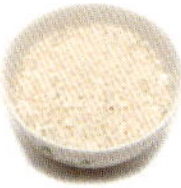

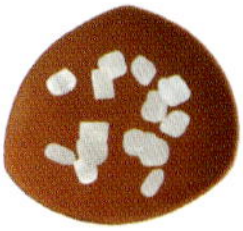

健脾开胃、清肺止咳

Bad Food 相克食物搭配及后果

螃蟹

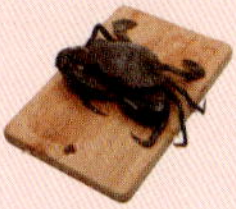

导致肠胃不适、腹泻

蕨菜

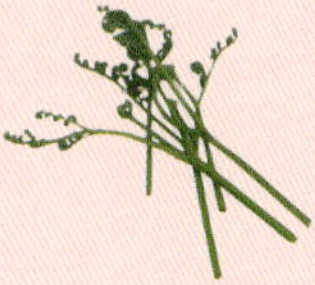

腹泻、消化不良

肉桂

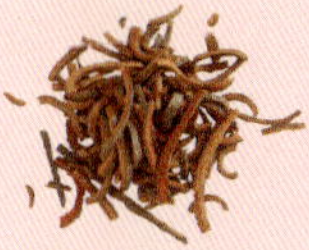

降低营养

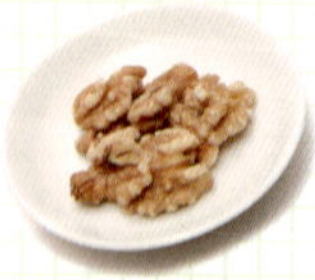

核桃

【别名】

胡桃、英国胡桃、波斯胡桃。

【性味归经】

性温，味甘。归肺、肾经。

功效

核桃具有滋补肝肾、强健筋骨之功效。核桃油中油酸、亚油酸等不饱和脂肪酸高于橄榄油，饱和脂肪酸含量极微，是预防动脉硬化、冠心病的优质食用油。核桃能润肌肤、乌须发，并有润肺强肾、降低血脂的功效，长期食用还对癌症具有一定的预防效果。

烹饪提示 Cooking Tip

先把核桃放入电锅内蒸 3 ~ 5 分钟，取出即放入冷水中浸泡 3 分钟，捞出来用锤子在核桃四周轻轻敲打，破壳后就能取出完整核桃仁。

营养成分 富含蛋白质、脂肪、膳食纤维、钾、钠、钙、铁、磷等矿物质元素。

选　购 应选个大、外形圆整、干燥、壳薄、色泽白净、表面光洁、壳纹浅而少者。

贮　存 将晒干的核桃装入布袋、麻袋或装入筐内，放在通风、干燥、阴凉、无鼠、无虫害的室内，室内贮藏核桃最适温度1~2℃，一般不要超过8℃，相对湿度75%~80%。

适宜用者 健忘倦怠、食欲不振、腰膝酸痛、气管炎、便秘、神经系统发育不良、神经衰弱、心脑血管疾病患者。

不宜用者 腹泻、阴虚火旺者；痰热咳嗽、便溏腹泻、素有内热盛及痰湿重者。

Good Food 相宜食物搭配及功效

鳝鱼

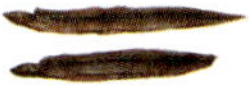

降低血糖

红枣

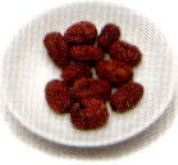

美容养颜

薏仁

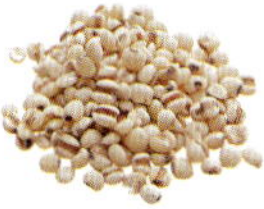

补肺、健脾、补肾

黑芝麻

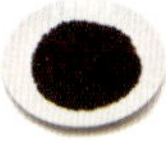

补肾益肾、乌发润肤

核桃＋牛奶＋白糖

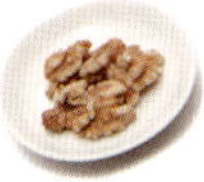

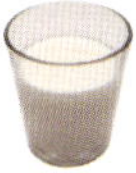

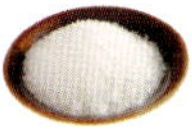

补脾肾、润燥益肺

鹅肠菜

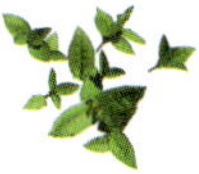

治子宫内膜炎、子宫颈炎等病症

百合

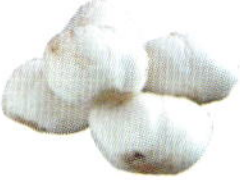

润肺益肾、止咳平喘

梨

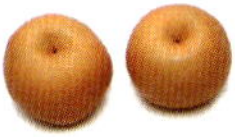

治百日咳

茯苓

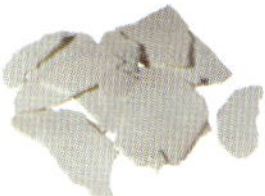

安神定志、强记忆

芹菜

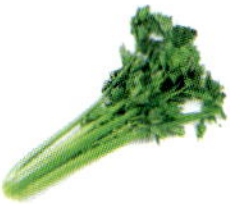

补肝肾、补脾胃

Bad Food 相克食物搭配及后果

酒

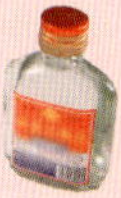

同食导致血热

黄豆

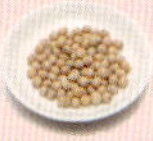

引发腹痛、腹胀、消化不良

鳖

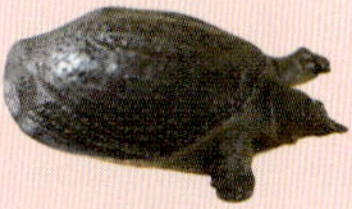

导致中毒或身体不适

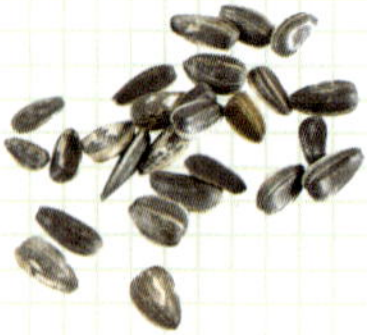

葵花子

【别名】
天葵子、望日葵子、向日葵子、瓜子。

【性味归经】
性平，味甘。归肺、大肠经。

功效 葵花子具有补虚损、降血脂、抗癌之功效。丰富的钾元素对保护心脏功能、预防高血压颇有裨益，而维生素E可促进血液循环，抗氧化，防衰老；所含植物固醇和磷脂能够抑制人体内胆固醇的合成，防止血浆胆固醇过多，可防止动脉硬化。此外，多食可以美发。

适宜用者 血痈、痈肿、便秘、动脉粥样硬化、高血压、冠心病、脑梗塞患者。

不宜用者 肝脏病、出血性疾病、急性肠炎、慢性肠炎患者。

Good Food 相宜食物搭配及功效

芹菜

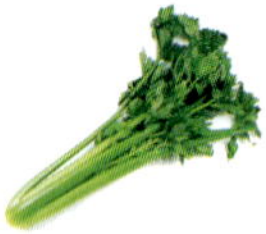

降血压

老母鸡

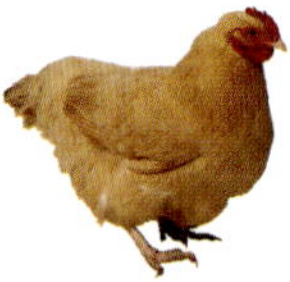

补益安神

葵花子＋鸡蛋＋白糖

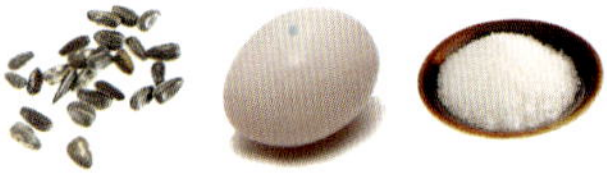

治湿毒带下

Bad Food 相克食物搭配及后果

羊肉

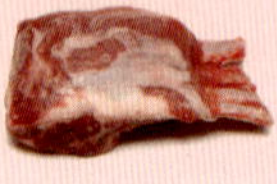

引起腹胀、胸闷

黄瓜

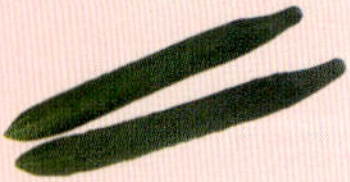

导致腹泻

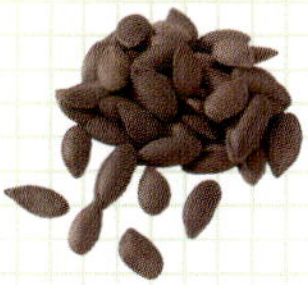

南瓜子

【别名】
南瓜仁、白瓜子。

【性味归经】
性温，味甘。归胃、大肠经。

功效
南瓜子能帮助维持人体细胞健康，促进身体发育，多吃可以促进骨骼发育；南瓜子可以辅助缓解静止性心绞痛，并有降压、驱除肠道寄生虫的作用。

适宜用者 手脚浮肿的产妇，百日咳、痔疮患者，蛔虫病、糖尿病、前列腺患者。

不宜用者 胃热病人慎食。

Good Food 相宜食物搭配及功效

花生

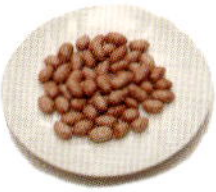

改善营养不良

蜂蜜

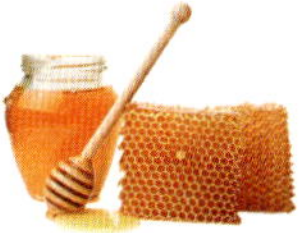

治蛔虫病

花生米

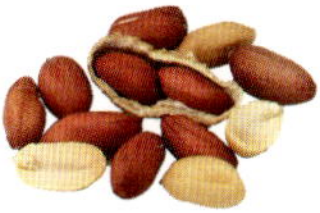

治营养不良

Bad Food 相克食物搭配及后果

咖啡

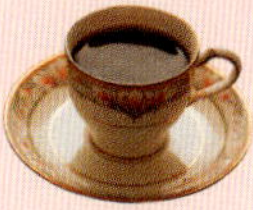

茶

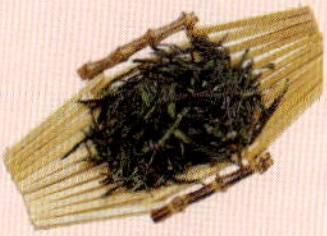

影响对铁的吸收

羊肉

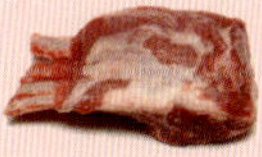

引起腹胀、胸闷

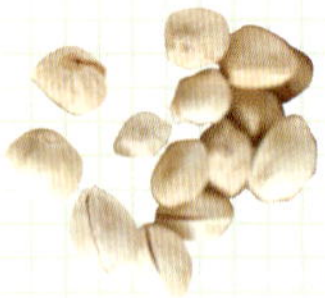

开心果

【别名】

无名子、阿月浑子。

【性味归经】

性平、味甘。归脾、胃二经。

功效 开心果果仁抗衰老、润肠通便，能增强体质，有利于身体排毒，被古代波斯国的国王视为“仙果”。

营养成分 富含维生素A、维生素E及叶酸、铁、磷、钾、钠、钙等矿物质，还含烟酸、泛酸、精氨酸、花青素、叶黄素和油脂等。

适宜用者 神经衰弱、贫血、浮肿、营养不良、慢性泻痢患者。

不宜用者 高血脂、糖尿病患者及肥胖者。

Good Food 相宜食物搭配及功效

开心果＋蔬菜

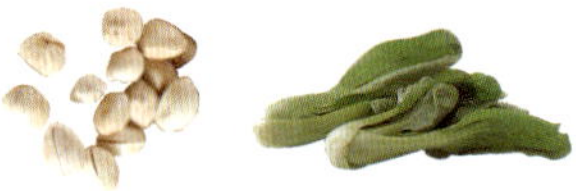

润肠通便、消脂

红椒

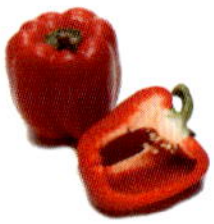

促进食欲

鸡肉

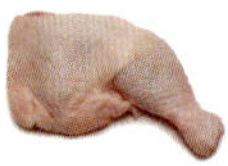

养神抗衰、润肠排毒

注解

开心果主要产于叙利亚、伊拉克、伊朗、俄罗斯西南部和南欧，大陆仅在新疆等偏远地区有栽培。开心果富含维生素E、油脂等，而且含蛋白质、糖分等。

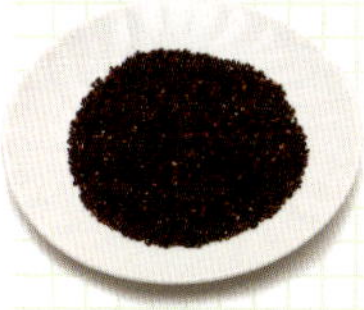

芝麻

【别名】

胡麻、黑芝麻。

【性味归经】

性平，味甘。归肝、肾、肺、脾经。

功效 芝麻具有润肠、通乳、补肝、益肾、养发、强身体、抗衰老等功效。芝麻对于肝肾不足所致的视物不清、腰酸腿软、耳鸣耳聋、发枯发落、眩晕、眼花、头发早白等症有食疗作用。

营养成分 含大量脂肪油，其中主要为油酸、亚油酸、棕榈酸、花生酸等的甘油脂；又含甾醇、芝麻素、芝麻酚、维生素E、B族维生素、叶酸、烟酸、蔗糖、卵磷脂、蛋白质和多量的钙。

适宜用者 高脂血症、高血压、身体虚弱、贫血、老年气喘、肺结核、荨麻疹、血小板减少性紫癜、糖尿病、痔疮以及出血体虚等病患者。

不宜用者 患有慢性肠炎、便溏腹泻、阳痿、遗精等病症的人。

Good Food 相宜食物搭配及功效

海带

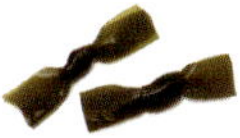

美容、抗衰老

核桃

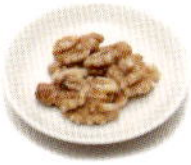

改善睡眠

桑椹

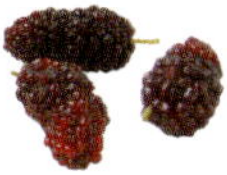

降血脂

冰糖

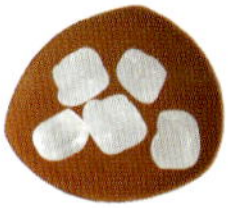

润肺、生津

注解

芝麻是油料作物中的佼佼者。芝麻产品具较高的应用价值，它的种子含油量高达61%。我国自古就有许多用芝麻和芝麻油制作的食品和美味佳肴，一直著称于世。

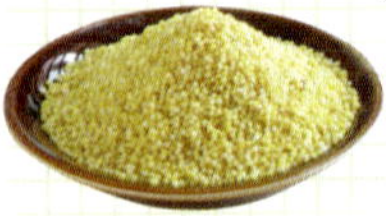

小米

【别名】
粟米、谷子、黏米。

【性味归经】
性凉，味甘、咸，陈者性寒，味苦。归脾、肾经。

功效

小米有健脾、和胃、安眠等功效。小米含蛋白质、脂肪、铁和维生素等，消化吸收率高，是幼儿的营养食品。小米中富含人体必需的氨基酸，是体弱多病者的滋补保健佳品。小米含有大量的碳水化合物，对缓解精神压力、紧张、乏力等有很大的作用。

烹饪提示 Cooking Tip

小米煮粥营养十分丰富，有“代参汤”之美称。小米宜与动物性食品或豆类搭配，可以提供人体更为完善、全面的营养。

营养成分　含有淀粉、蛋白质、脂肪、钙、磷、铁、维生素B_1、维生素B_2及胡萝卜素等。

选　购　优质小米米粒大小、颜色均匀，呈乳白色、黄色或金黄色，有光泽，闻起来有清香味，很少有碎米，无虫，无杂质，尝起来味佳，微甜。

贮　存　放在阴凉、干燥、通风较好的地方。储藏前水分过大时，不能曝晒，可阴干。

适宜用者　脾胃虚弱、反胃呕吐、体虚胃弱、精血受损、食欲缺乏等患者，病人、孕妇。

不宜用者　气滞、素体虚寒、小便清长者少食。

Good Food 相宜食物搭配及功效

鸡蛋

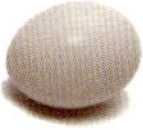

提高蛋白质的吸收

黄豆

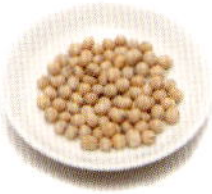

健脾和胃、益气宽中

洋葱

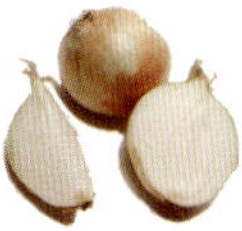

生津止渴、降脂降糖

葛粉

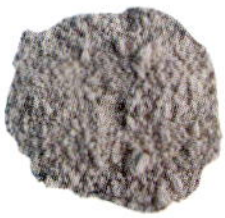

治胃热烦渴

苦瓜

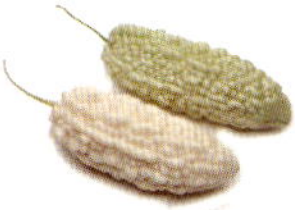

清热解暑

龙眼

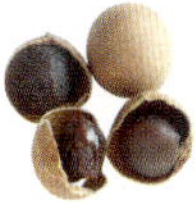

补血养心

红枣

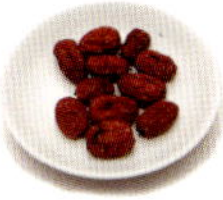

开胃养颜

绿豆

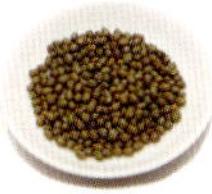

营养成分互补

红糖

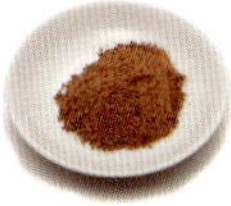

补虚、补血

肉类

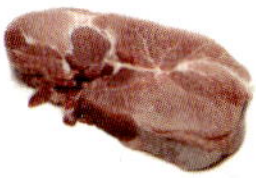

营养互补

Bad Food 相克食物搭配及后果

杏仁

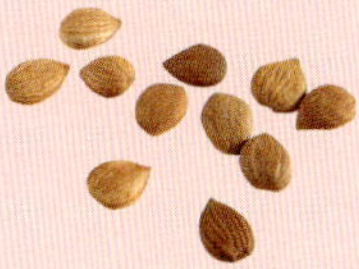

会使人呕吐、泄泻

小提醒 Point

忌购买严重变质或劣质小米。严重变质的小米，手捻易成粉状，易碎，碎米多，微有异味或有霉变气味、酸臭味、腐败味等不正常的气味。次质、劣质小米尝起来无味或微有苦味、涩味及其他不良滋味。

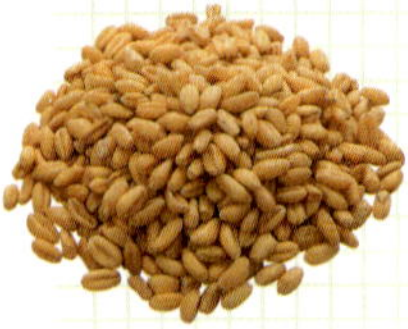

小麦

【别名】
麦子。

【性味归经】
性凉，味甘。归心经。

功效

小麦具有养心神、敛虚汗、生津止汗、养心益肾、镇静益气、健脾厚肠、除热止渴的功效，对于体虚多汗、舌燥口干、心烦失眠等病症患者有一定辅助疗效。

烹饪提示 Cooking Tip

小麦可煎汤，煮粥，或制成面食常服。
小麦不要碾磨等太精细，否则谷粒表层所含的维生素、矿物质等营养素和膳食纤维会大量流失到糠麸中。

营养成分	含糖类、粗纤维、蛋白质、脂肪、钙、磷、铁、维生素及烟碱酸。
选　购	应选择干净、无霉变、无虫蛀、无发芽的优质小麦，小麦的籽粒要饱满、圆润。
贮　存	小麦宜低温储藏。也可通过日晒降低小麦含水量，在曝晒和入仓密闭过程中，可以收到高温杀虫制菌的效果。
适宜用者	心血不足、心悸不安、多呵欠、失眠多梦、喜悲伤欲哭以及脚气病、末梢神经炎、体虚、自汗、盗汗、多汗等症患者。
不宜用者	慢性肝病、糖尿病症者。

Good Food 相宜食物搭配及功效

荞麦

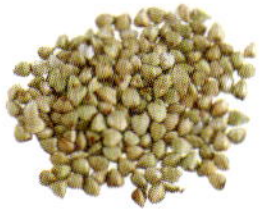

营养更全面

小麦+糯米+青枣

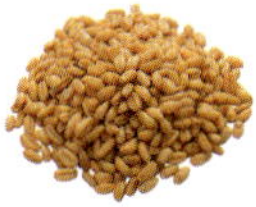

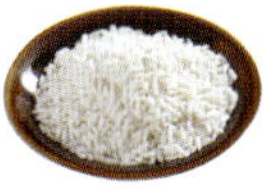

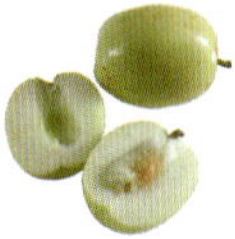

治疗腹泻

通草

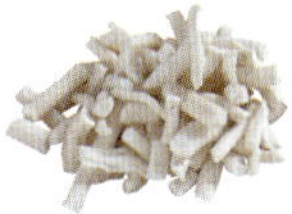

治五淋、身热腹痛

红枣

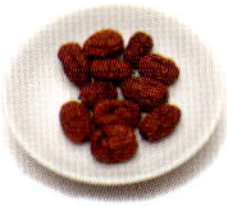

养心健脾

鹌鹑蛋

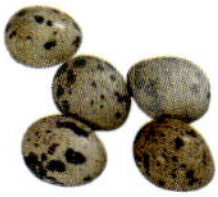

治疗神经衰弱

粳米

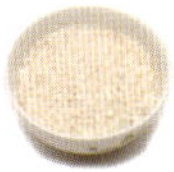

养心神、补脾胃

山药

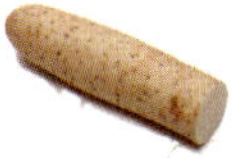

治小儿胃虚弱

动物性食品

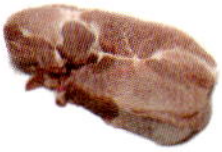

豆制品

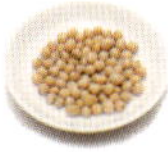

与这些食物同食营养互补

豌豆

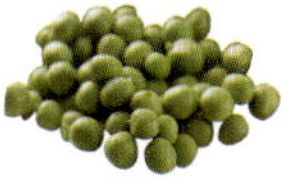

预防结肠癌

Bad Food 相克食物搭配及后果

食用碱

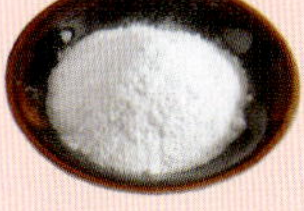

破坏维生素

蜂蜜

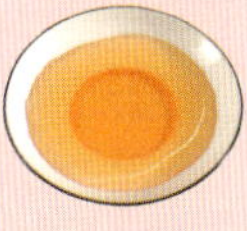

引起身体不适

小提醒 Point

小麦的种子经过加工，磨制成面粉后可以食用。小麦分为普通小麦、密穗小麦、硬粒小麦、东方小麦等品种。

糯米

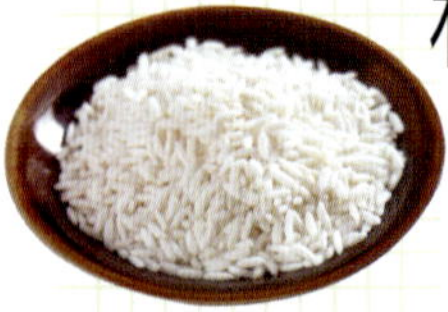

【别名】
元米、江米。

【性味归经】
性温，味甘。归脾、肺经。

功效

糯米能够补养气力，主要功能是温补脾胃，还能够缓解气虚所导致的盗汗、妊娠后腰腹坠胀、劳动损伤后气短乏力等症状。糯米适宜贫血、腹泻、脾胃虚寒、神经衰弱者食用。不适宜腹胀、咳嗽、痰黄、发热患者。

烹饪提示 Cooking Tip

在蒸煮糯米前要先浸 2 个小时。蒸煮的时间要控制好，煮过头的糯米就失去了糯米的香气；若煮得时间不够长的话，糯米便会过于生硬。

营养成分 含有蛋白质、脂肪、糖类、钙、磷、铁、维生素B_1、维生素B_2、烟碱酸及淀粉等。

选　购 糯米以放了三四个月的为最好，因为新鲜糯米不太容易煮烂，也较难吸收佐料的香味。选购时应选择米粒较大且饱满，颗粒均匀，颜色白皙，有米香，无杂质的。

贮　存 放在干燥、密封效果好的容器内，并且要置于阴凉处保存即可。另外，将几颗大蒜头放置在米袋内，可防止米因久存而长虫。

适宜用者 脾胃气虚、常常腹泻者；体虚自汗、盗汗、多汗，血虚、头晕眼花、脾虚腹泻之人；肺结核、神经衰弱、病后产后之人。

不宜用者 儿童、糖尿病、体重过重，或其他慢性病如肾脏病、高血脂的人；湿热痰火偏盛者；发热、咳嗽痰黄、黄疸、腹胀之人；脾胃虚弱者、老人、病人慎食。

Good Food 相宜食物搭配及功效

红枣

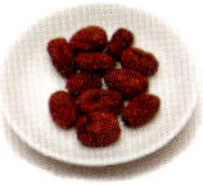

温中祛寒

红豆

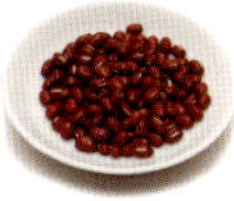

治虚性腹泻和水肿

黑芝麻

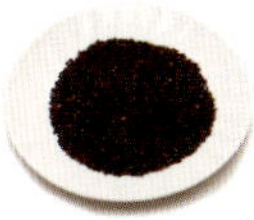

补脾胃、益肝肾

板栗

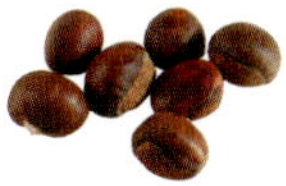

补中益气

甜瓜

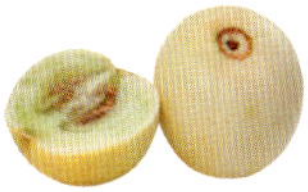

清暑止渴、
利水消肿

莲藕

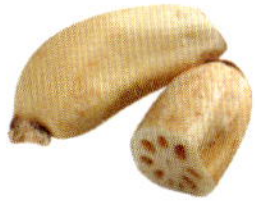

调和气血、
清热生津

糯米+山药+黑芝麻

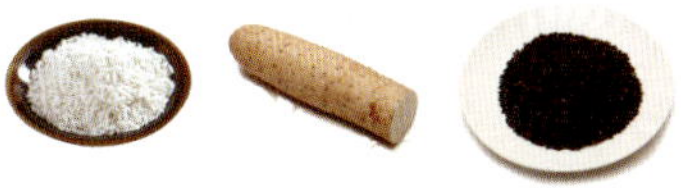

补脾胃、益肝肾

糯米+红枣+苎麻根

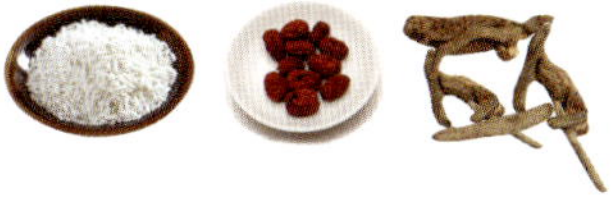

清热补虚、止血安胎

糯米+当归+枸杞

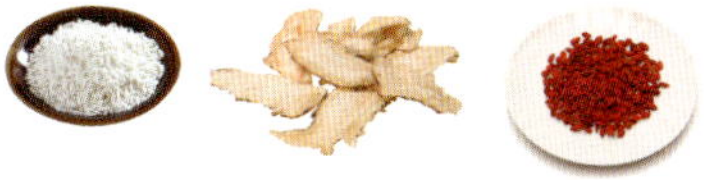

滋补健身

Bad Food 相克食物搭配及后果

鸡肉

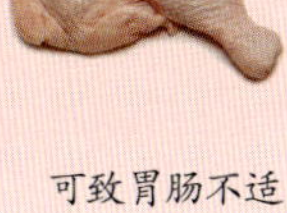

可致胃肠不适

小提醒 Point

糯米较难消化，放置较长时间后会变硬，烹调时不宜过量。

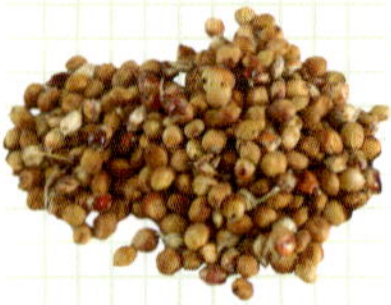

高粱

【别名】

蜀秫、芦粟、木稷。

【性味归经】

性温，味甘、涩。归脾、胃经。

功效

高粱具有凉血、解毒、和胃、健脾、止泻的功效，可用来防治消化不良、食积、湿热下痢和小便不利等多种疾病。尤其适宜加葱、盐、羊肉汤等煮粥食用，对于阳虚有很好食疗效果。

适宜用者 慢性腹泻患者。

不宜用者 大便燥结者。

Good Food 相宜食物搭配及功效

冰糖

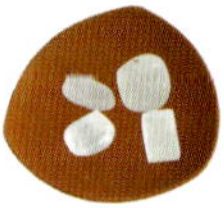

健脾益胃、生津止渴

桑螵蛸

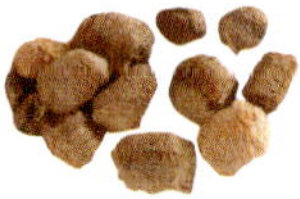

和胃健脾、益气消积

小提醒 Point

除煮粥食用外，高粱可制淀粉、制糖、酿酒、做醋和制酒精等。

注解

高粱为禾本科草本植物蜀黍的种子。它的叶和玉米相似，但较窄，花序呈圆锥形，花长在茎的顶端，子实红褐色。在大陆，高粱是酿酒的重要原料，茅台、泸州特曲、竹叶青等名酒都是以高粱子粒为主要原料酿造的。而且，高粱自古就有“五谷之精、百谷之长”的盛誉。高粱米含有碳水化合物、钙、蛋白质、脂肪、磷、铁等，尤其是赖氨酸含量高，而鞣酸含量较低。

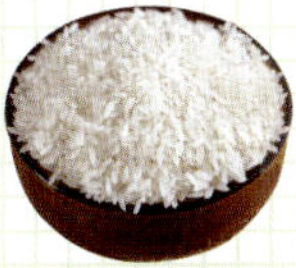

稻米

【别名】

米。

【性味归经】

味甘、性平。归脾、胃经。

功效 稻米是稻的种仁。主要成分为淀粉、蛋白质、脂肪、矿物质，含少量的维生素B群、多种有机酸类及糖类。与药物共同炮制，可增强药物性能，降低刺激性和毒性。常用米制的药物有红娘子、斑蝥等。

烹饪提示 Cooking Tip

淘米的次数不宜过多，以免影响营养素的吸收。米淘洗好，先在锅中滴入少许植物油再煮，这样米饭不会黏锅。

营养成分 含有蛋白质、糖类、钙、铁、葡萄糖、麦芽糖、维生素B_1、维生素B_2等。

选　购 优质米富有光泽，干燥无虫，无沙粒，米灰、碎米极少，闻之有股清香味，无霉味。

贮　存 要把存米的容器清扫干净，以防止生虫。若发现米生虫，将米放阴凉处晾干。

适宜用者 一般人群均可食用。

不宜用者 糖尿病人少食。

Point

熬米粥时一定不要加碱，碱会破坏稻米中最为宝贵的营养素。喝粥忌温度过高或过低：米粥过烫，会伤害黏膜；米粥过凉，会影响滋补效果。

Good Food 相宜食物搭配及功效

杏仁

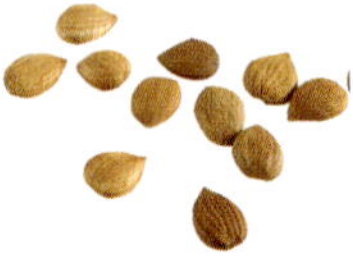

治疗痔疮、便血

绿豆

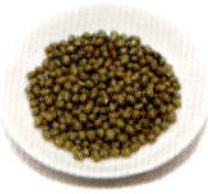

清热解暑、利尿消肿

红豆

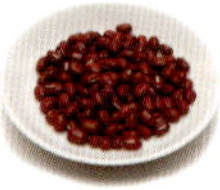

有利营养的吸收

乌骨鸡

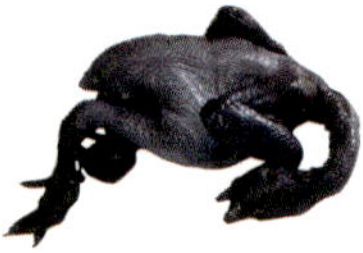

养阴、祛热、补中

桑椹

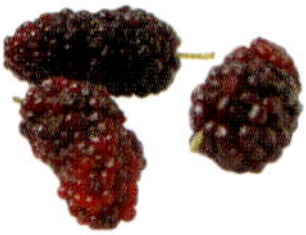

补肝益肾、消除疲劳

米+瘦肉+香芋

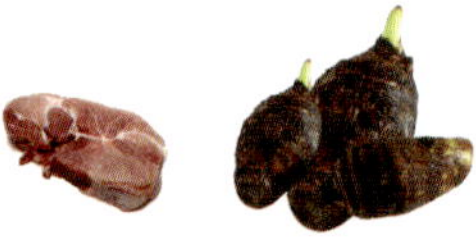

祛痰散结、消肿止痛

菠菜

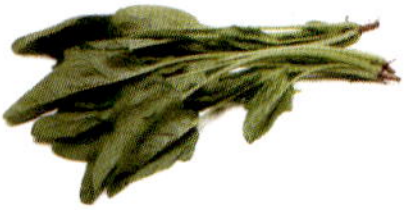

养血润燥

马齿苋

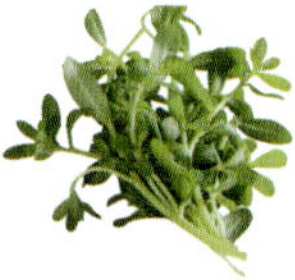

消热止痢

白萝卜

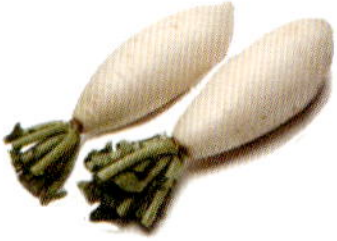

止咳化痰、消食利膈

胡萝卜

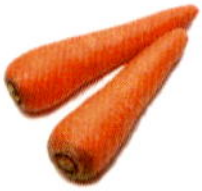

改善肠胃功能

莲藕

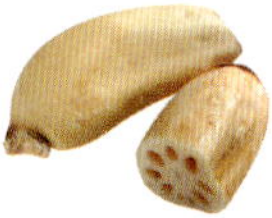

健脾益血、开胃止泻

松子

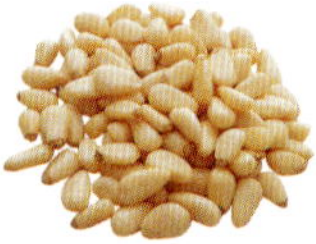

治肺燥咳嗽、大便干结

甜椒

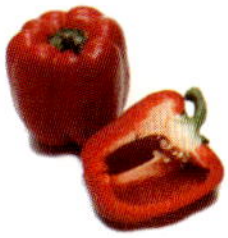

美容

菜豆

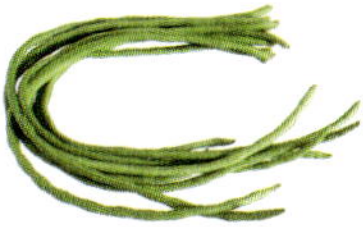

健脾补胃

鱼

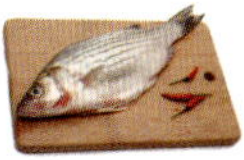

预防慢性病

芦笋

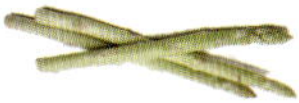

促进生长

小米

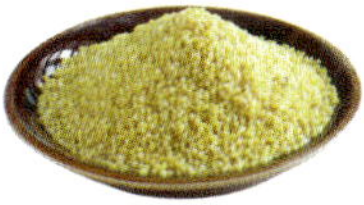

补脾胃

马铃薯

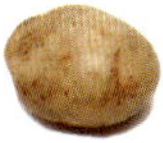

提高氨基酸的利用率

芋头

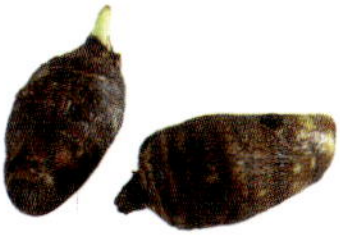

促进营养的吸收

红薯

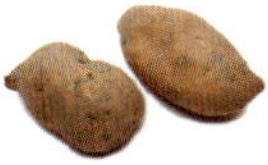

延年益寿

紫米

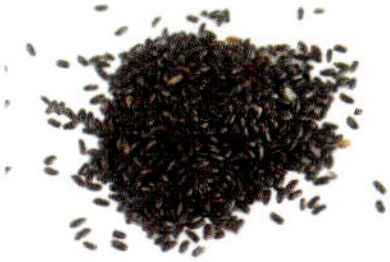

开胃益中、明目活血

Bad Food
相克食物搭配及后果

牛奶

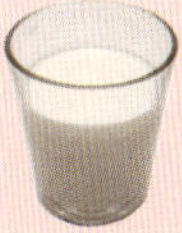

破坏维生素A

蜂蜜

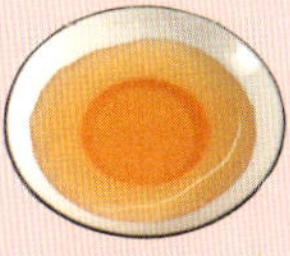

引起胃痛

蕨菜

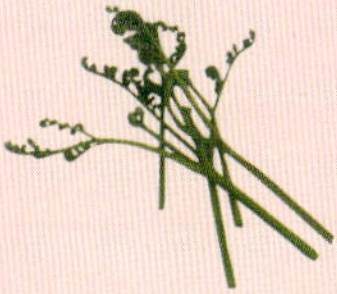

降低维生素B_1的消化吸收

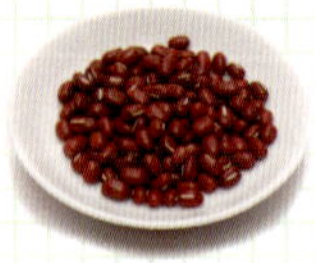

红豆

【别名】

赤小豆、红饭豆、米赤豆、赤豆。

【性味归经】

性平，味甘、酸。归心、小肠经。

功效

红豆具有止泻、消肿、滋补强壮、健脾养胃、利尿、抗菌消炎、解除毒素等功效。红豆还能增进食欲，促进胃肠消化吸收。用红豆与红枣、龙眼一起煮可用来补血。此外，红豆可用于治疗肾脏病、心脏病所导致的水肿。

烹饪提示 Cooking Tip

可以配合鲤鱼或黄母鸡同食，消肿效果更好；宜与谷类食品混合成豆饭或豆粥食用，一般做成豆沙或作糕点原料。

营养成分 含有蛋白质、脂肪、碳水化合物、膳食纤维、维生素A、维生素B群、维生素C以及含有多种无机盐和微量元素，如钾、钙、镁、铁、铜、锰、锌等，还含较多的皂角甙和叶酸等。

选　购 以豆粒完整、大小均匀、颜色深红、紧实薄皮的为佳。

贮　存 将拣去杂物的红豆摊开晒干，以3～5斤为单位装入塑料袋中，再放入一些剪碎的干辣椒，密封起来。

适宜用者 肾脏性水肿、心脏性水肿、肝硬化腹水、营养不良性水肿以及肥胖症等病症患者。

不宜用者 尿多之人、蛇咬者。

Good Food 相宜食物搭配及功效

桑白皮

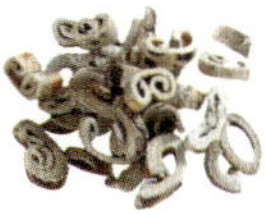

健脾利湿、利尿消肿

白茅根

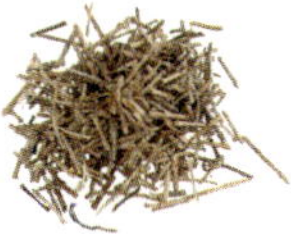

增强利尿作用

粳米

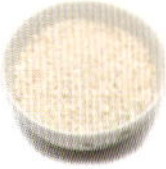

益脾胃、通乳汁

南瓜

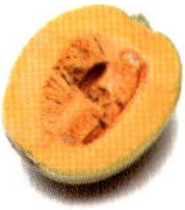

润肤、止渴、减肥

鸡肉

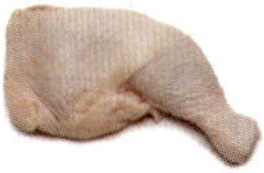

补肾滋阴、活血利尿

鲫鱼

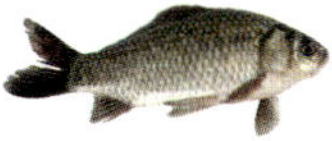

通乳催奶

燕麦　薏仁

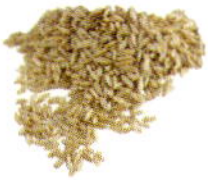

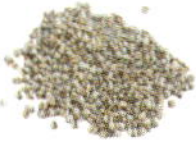

均衡营养

红豆＋醋＋米酒

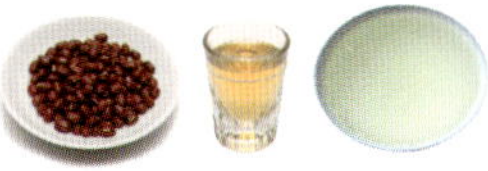

散血消肿、止血

鲢鱼

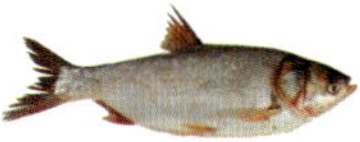

祛除脾胃寒气

Bad Food 相克食物搭配及后果

盐

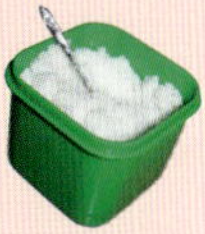

药效减半

羊肝

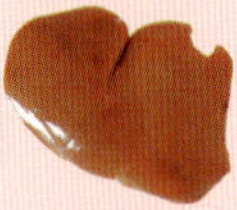

引起身体不适

羊肚

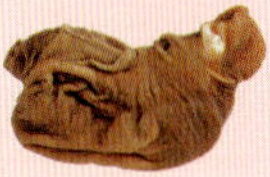

水肿、腹痛、腹泻

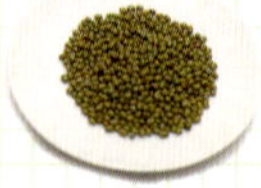

绿豆

【别名】
青小豆。

【性味归经】
性凉，味甘。归心、胃经。

功效

绿豆具有降压、降脂、滋补强壮、调和五脏、保肝、清热解毒、消暑止渴、利水消肿的功效。常服绿豆汤对接触有毒、有害化学物质而可能中毒者，有一定的防治效果。绿豆还能够防治脱发、使骨骼和牙齿坚硬、帮助血液凝固。

烹饪提示 Cooking Tip

绿豆煮前浸泡，可缩短煮熟的时间。绿豆不宜煮得过烂，以免使有机酸和维生素遭到破坏，降低清热解毒功效。

营养成分

富含蛋白质、脂肪、碳水化合物及蛋氨酸、色氨酸、赖氨酸等球蛋白类的磷脂酰等。

选　购

辨别绿豆时，一观其色，优质绿豆外皮呈蜡质，颗粒饱满、均匀，很少有破碎，无虫，不含杂质；二观其形，如表面白点多，说明已被虫蛀；三闻气味，抓一把绿豆哈热气，然后立即嗅气味，优质绿豆具有正常的清香味，无其他异味。

贮　存

将绿豆在阳光下曝晒5个小时，然后趁热用塑料袋装起来，再在塑料袋里放几瓣大蒜。

适宜用者

疮疖痈肿、丹毒等热毒所致的皮肤感染，以及高血压病、水肿、红眼病等病症患者。

不宜用者

脾胃虚寒、肾气不足、易泻者、体质虚弱和正在吃中药者。

Good Food 相宜食物搭配及功效

燕麦

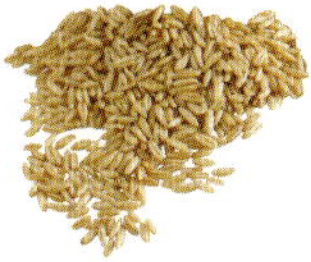

可抑制血糖值上升

南瓜

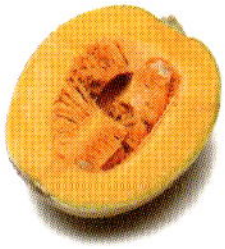

清肺、降糖

米

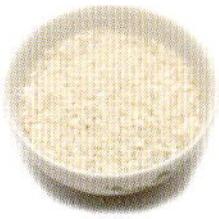

有利消化吸收

百合

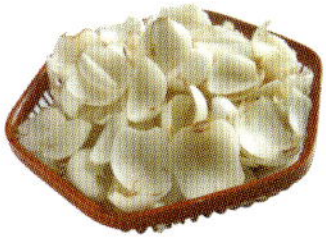

解渴润燥

蒲公英

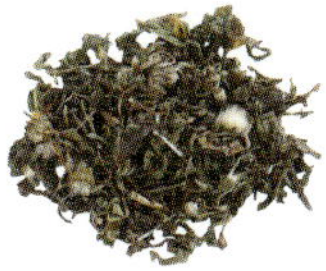

清热解毒、利尿消肿

Bad Food 相克食物搭配及后果

西红柿

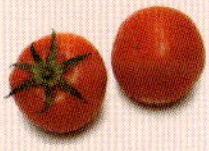

引起身体不适

榛子

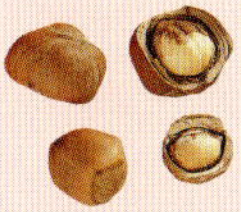

导致腹泻

羊肉

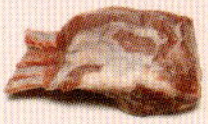

导致肠胃胀气

注解

绿豆中蛋白质的含量几乎是稻米的3倍，多种维生素、钙、磷、铁等无机盐都比稻米多，其奶氨酸含量更是稻米和小米的1～3倍。它不但具有良好的食用价值，还具有非常好的药用价值，有“济世之食谷”的美称。

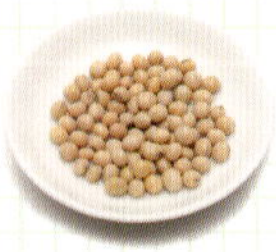

黄豆

【别名】

大豆、黄大豆。

【性味归经】

性平、味甘。归脾、大肠经。

功效 黄豆具有健脾、益气、宽中、润燥、补血、降低胆固醇、利水、抗癌之功效。黄豆中含有抑胰酵素，对糖尿病患者有益。黄豆中的各种矿物质对缺铁性贫血者有益，而且能促进酵素的催化、激素分泌和新陈代谢。

烹饪提示 Cooking Tip

将黄豆炒熟，磨成粉后即可食用，可以加牛奶、蜂蜜冲泡。煮黄豆前，先把黄豆用水泡一会儿，这样容易熟，煮的时候放进去一些盐，比较容易入味。

营养成分 富含蛋白质及铁、镁、锌、硒等，以及人体8种必需氨基酸和卵磷脂、可溶性纤维、谷氨酸和微量胆碱等。

选购 颗粒饱满、大小颜色相一致、外皮色泽光亮、皮面干净、颗粒饱满且整齐均匀，无杂色、无霉烂、无虫蛀、无破皮，脐色黄白色或淡褐色是好黄豆。

贮存 将黄豆晒干，再用塑料袋装起来，里面放入辣椒干（若是整个的辣椒干可剪成丝）和黄豆混合，放在阴凉干燥处保存。

适宜用者 动脉硬化、高血压、冠心病、高血脂、糖尿病、气血不足、营养不良、癌症等患者。

不宜用者 消化功能不良、胃脘胀痛、腹胀等有慢性消化道疾病的人应尽量少食。

Good Food 相宜食物搭配及功效

香菜

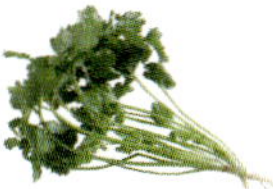

健脾宽中、祛风解毒

牛蹄筋

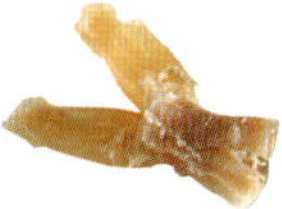

防颈椎病、美容

胡萝卜

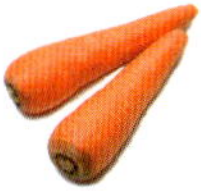

有助骨骼发育

白菜

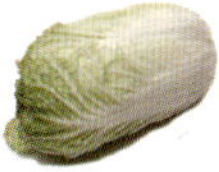

防止乳腺癌

花生

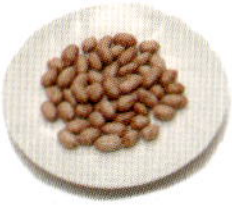

丰胸补乳

红枣

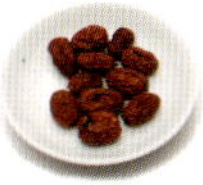

补血、降血脂

茄子

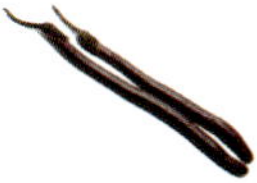

润燥消肿

茼蒿

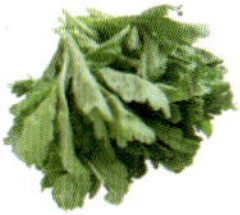

缓解更年期症候群

Bad Food 相克食物搭配及后果

虾皮

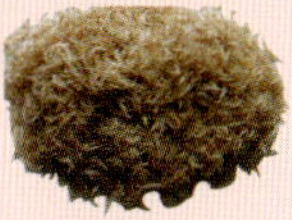

影响钙的消化吸收

核桃

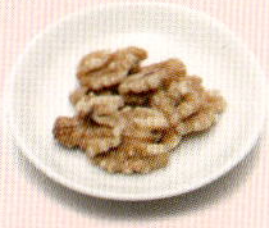

导致腹胀、消化不良

猪肉

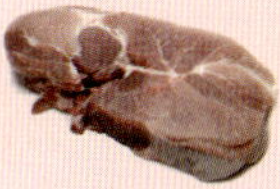

影响猪肉的营养吸收

菠菜

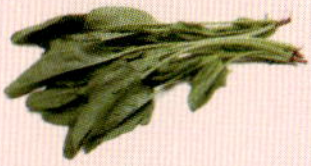

不利营养的吸收

优酪乳

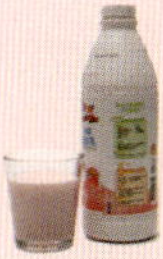

芹菜

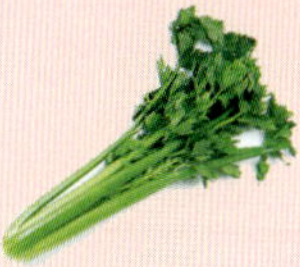

与这些食物同食易影响钙的消化吸收

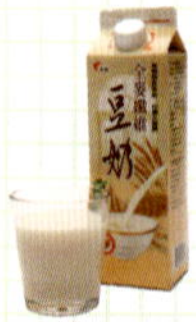

豆浆

【别名】

豆腐浆。

【性味归经】

性平，味甘。归心、脾、肾经。

功效

豆浆具有清火润肠、降脂降糖、化痰补虚、防病抗癌、增强免疫力等功效，常饮鲜豆浆对高血压、糖尿病、冠心病、慢性支气管炎、便秘、动脉硬化及骨质疏松等患者大有益处。

烹饪提示 Cooking Tip

豆浆煮沸后要再多煮几分钟，当豆浆加热到80℃左右时皂毒素受热膨胀，会形成假沸，产生泡沫，只有加热到90℃以上才能破坏皂毒素。

营养成分

富含钙、铁、磷、锌、硒等及多种维生素，并含有大豆皂甙等物质。

选　购

好豆浆呈均匀一致的乳白色或淡黄色，有光泽。浆体质地细腻，稍有沉淀。豆浆香气纯正，无任何其他异味。味佳而纯正，口感滑爽。

贮　存

豆浆煮沸将细菌杀灭，趁热装入干净瓶子，盖上盖子。冷却后空气收缩形成负压，密封性极好，可在常温下保存几天。豆浆不能放在保温瓶里存放，会滋生细菌，使豆浆里的蛋白质变质，影响人体健康。

适宜用者

一般人均宜食用。尤其是中老年体质虚弱、营养不良者宜经常食用。

不宜用者

胃寒、腹泻、腹胀、慢性肠炎、夜频尿多、遗精患者忌食。

Good Food 相宜食物搭配及功效

花生

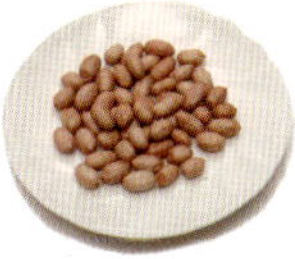

润肤、补虚

核桃

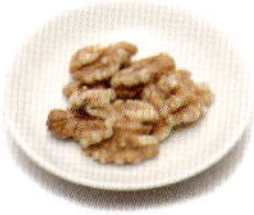

增强免疫力

胡萝卜

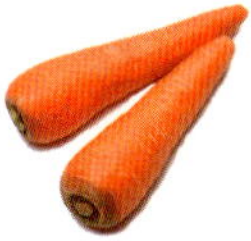

增强免疫力

黑芝麻

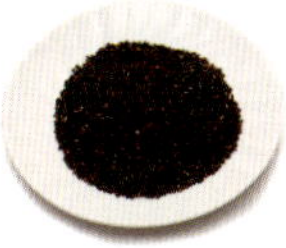

养颜润肤、乌发养发

枸杞

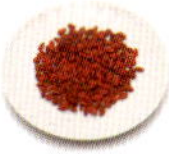

补肝肾、益精明目、增强免疫能力

杏

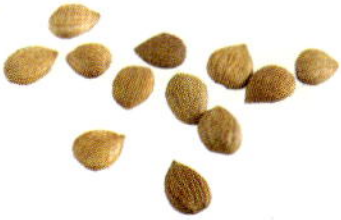

调节非特异性免疫功能、预防呼吸道疾病

燕麦

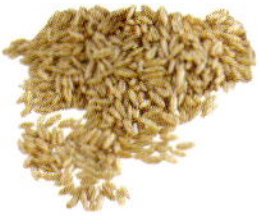

白芝麻

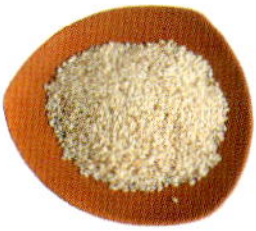

显著提高身体免疫力

红枣

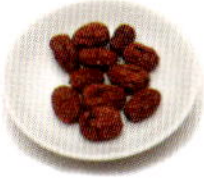

莲子

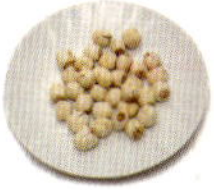

滋阴益气、养血安神、补脾胃、清热解毒

Bad Food 相克食物搭配及后果

红糖

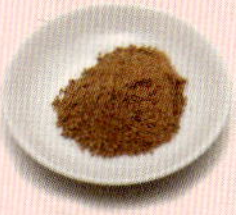

破坏营养成分

小提醒 Point

豆浆最好煮沸后饮用，因为生食豆浆对人体有害。预防豆浆中毒的办法就是将豆浆煮沸至100℃，破坏有害物质。

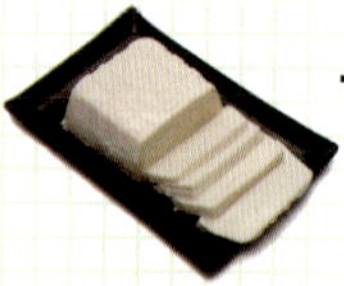

豆腐

【别名】
水豆腐、老豆腐。

【性味归经】
性凉，味甘。归脾、胃、大肠经。

功效

豆腐能益气宽中、生津润燥、清热解毒、和脾胃、抗癌，还可以降低血铅浓度、保护肝脏、促进身体代谢。豆腐中丰富的大豆卵磷脂有益于神经、血管、大脑的发育生长。豆腐在健脑的同时，所含的豆固醇还抑制了胆固醇的摄取。

烹饪提示 Cooking Tip

将鲜豆腐放在淡盐水中泡半小时之后再烹调，就不会破碎了。豆腐下锅前，先在开水中浸泡十多分钟，便可除去泔水异味，这样做菜豆腐口感好，味美香甜。

营养成分 含有铁、钙、磷、镁、糖类、植物油和丰富的优质蛋白，8种人体必需氨基酸、不饱和脂肪酸、卵磷脂。还含有大豆异黄酮和丰富的植物雌激素。

选 购 呈均匀的乳白色或淡黄色，稍有光泽；块形完整，软硬适度，富有一定的弹性，质地细嫩，结构均匀，无杂质；具有豆腐特有的香味；口感细腻鲜嫩、味道纯正、清香为佳。

贮 存 豆腐买回后，应立刻浸泡于清凉水中，并置于冰箱中冷藏，待烹调前再取出。

适宜用者 心血管疾病、糖尿病、癌症患者。

不宜用者 痛风、肾病、缺铁性贫血、腹泻患者、血尿酸浓度增高患者。

Good Food 相宜食物搭配及功效

鱼

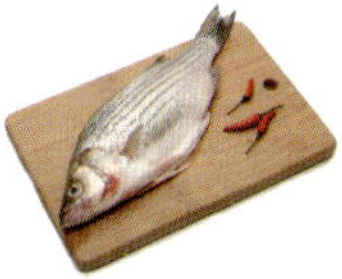

补钙

韭菜

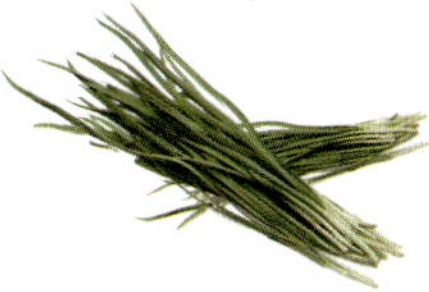

治便秘

姜

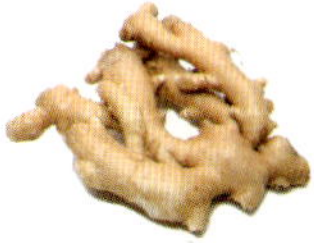

润肺止咳

西红柿

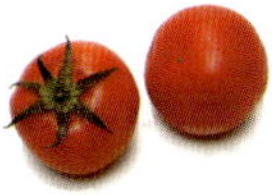

补脾健胃

油菜

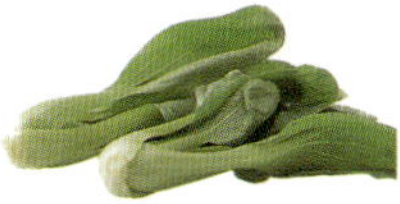

止咳、平喘

金针菇

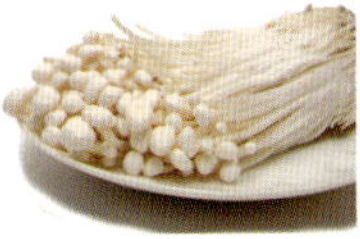

益智强体

蘑菇

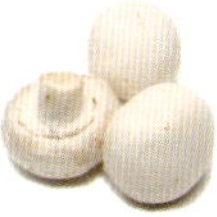

降血脂、降血压

草菇

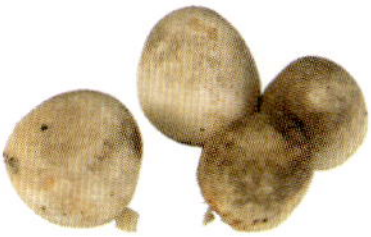

健脾补虚、增进食欲

蛤蜊

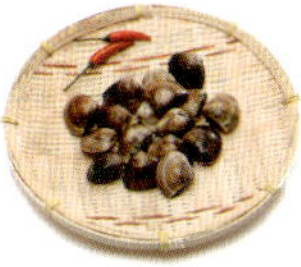

润肤、补血

栉瓜

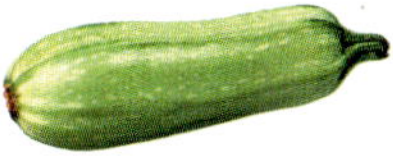

预防病毒性感冒

白萝卜

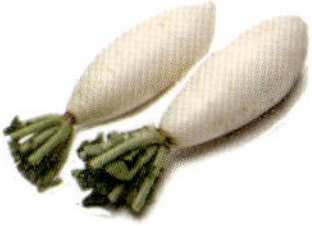

有利消化

羊肉

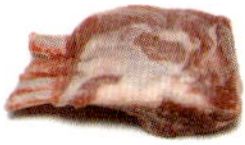

清热泻火、除烦止渴

Bad Food 相克食物搭配及后果

蜂蜜

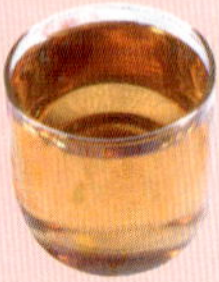

腹泻

红糖

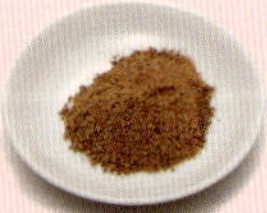

不利人体吸收

鸡蛋

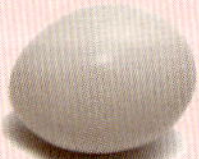

影响蛋白质吸收

菠菜

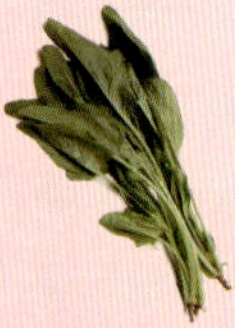

落葵

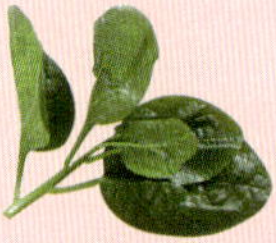

苋菜

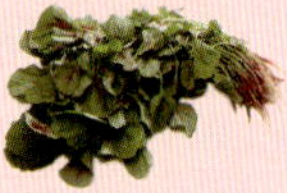

与这些食物同食易破坏营养素

小提醒 Point

嫩豆腐软嫩细滑有弹性，水分含量也比较大。烹饪前，先将锅中的水煮开，放一小匙盐，把豆腐切块后，用热水稍氽烫，才能保持完整。此外，板豆腐虽韧性强不易碎，但也应小心，炒菜时可在热油中煎1～2分钟，待表面变硬再翻面炒。

注解

豆腐是黄豆制品。把黄豆加水发胀，磨浆去渣，煮熟后加入盐卤或石膏，使豆浆中的蛋白质凝固，就做成了豆腐。豆腐中蛋白质含量高，含有8种人体必需的氨基酸，还含有动物性食物缺乏的不饱和脂肪酸、卵磷脂等。

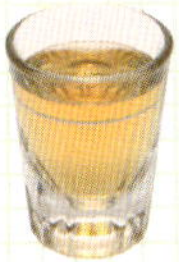

醋

【别名】

苦酒、醋酒、淳酢、酢、米醋。

【性味归经】

性温，味酸、苦。归肝、胃经。

功效

醋具有活血散瘀、消食化积、解毒的功效。用醋熏空气可以预防流行性感冒、上呼吸道感染。适当饮醋既可杀菌，又可促进胃消化功能，还可降低血压、防治动脉硬化。此外，食醋能滋润皮肤、改善皮肤的供血、对抗衰老。

烹饪提示 Cooking Tip

烹调用的器具不能用铜制的，因为醋能溶解铜，会引起“铜中毒”。

营养成分 主要成分是醋酸，还含丰富的氨基酸、枸橼酸、乳酸、草酸、烟酸、琥珀酸、葡萄酸、苹果酸等多种有机酸，蛋白质、脂肪、钙、磷、铁等多种矿物质，维生素B_1、维生素B_2、糖分以及芳香性物质醋酸乙醋。

选购 酿造食醋以琥珀色或红棕色、有光泽、体态澄清、无悬浮物和沉淀物、浓度适当的为佳品。

贮存 醋要存放在凉爽干燥之处，用后盖紧，将瓶口残留醋抹干净，不能放在高温高湿之处。

适宜用者 流行性感冒、流行性脑炎、输尿管结石、膀胱结石、癌症、高血压、传染性肝炎等症者。

不宜用者 脾胃湿甚、胃酸过多、支气管气喘、严重胃及十二指肠溃疡患者。

Good Food 相宜食物搭配及功效

生姜

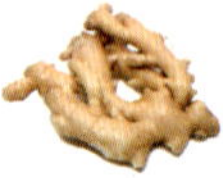

促进食欲

芦荟

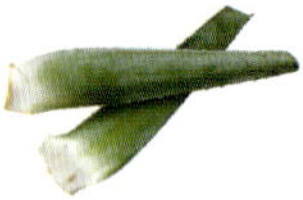

缓解紧张情绪

骨头汤

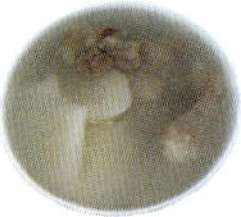

促进钙的吸收

皮蛋

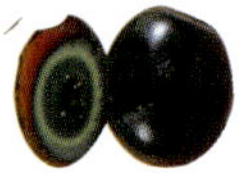

可降低有毒物质

莲藕

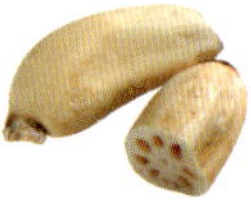

防止便秘

猪脚

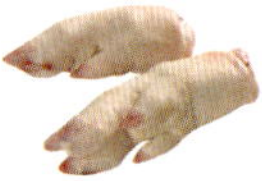

营养更丰富

白芝麻

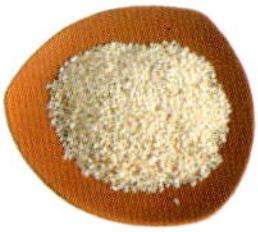

促进铁、钙吸收

Bad Food 相克食物搭配及后果

牛奶

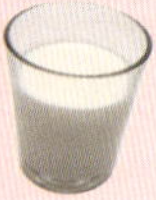

降低营养价值

丹参

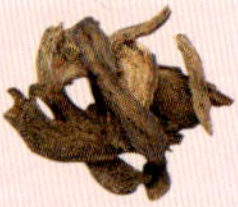

引起中毒

茯苓

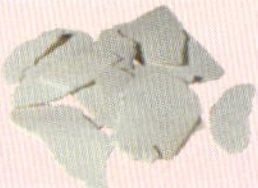

引起中毒

南瓜

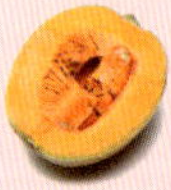

破坏营养价值

羊肉

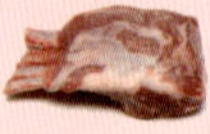

引发心脏病

竹笋

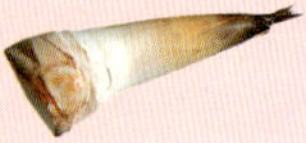

筋骨酸痛

酒

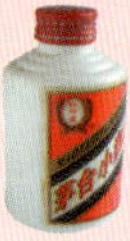

引发胃炎

2

药物与食物 相宜与相克

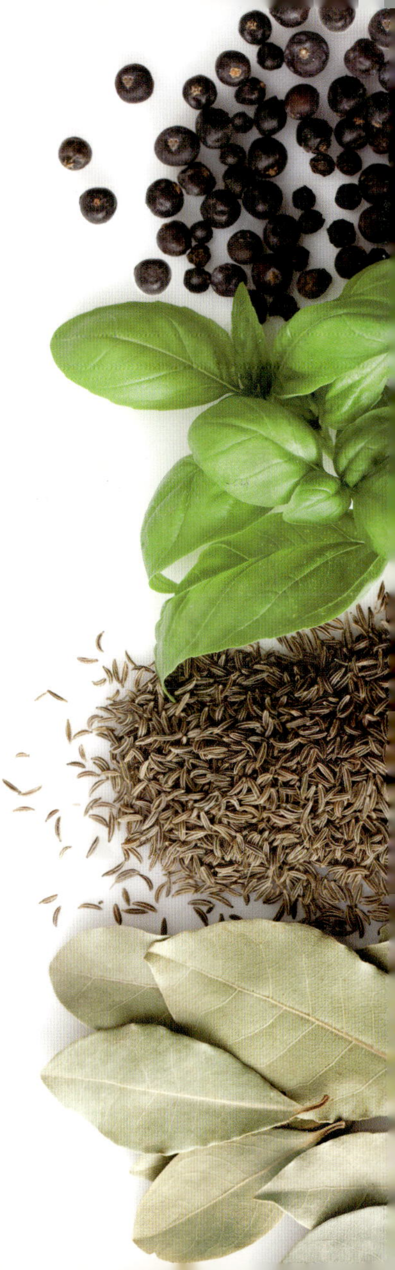

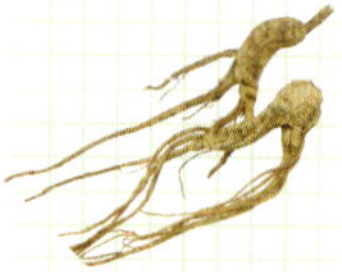

人参

【别名】
黄参、血参、人衔、鬼盖、神草、土精、地精。

【性味归经】
性平，味甘、微苦。归脾、肺经。

功效

人参具有大补元气的作用，用于心肌梗塞引起的休克。人参有较强的升高血压、改善心肌缺血的作用，并可复苏失血性休克状态。人参具有健脾益肺作用，可用于食欲不振、消瘦、腹泻或气短自汗、呼吸微弱等病症。

性状

人参主要含有多种氨基酸、人参酸、挥发油、胆碱、葡萄糖、麦芽糖、人参皂甙、人参炔醇、维生素 B_1、维生素 B_2 等成分。

主治症 劳伤虚损、食少、倦怠、虚脱、大便清泄、气急喘促、口渴多汗、惊悸、消渴等症。

选购 圆长、皮老黄、纹细密、体形美、鞭条须、珍珠节多等，具备这些条件的人参是罕见的珍品。

贮存 对已干透的人参，可用塑料袋密封以隔绝空气，置阴凉处保存即可。

适宜用者 用于气血不足、体虚、惊悸、健忘、头昏、贫血、神经衰弱者。

不宜用者 实症、热症而正气不虚者。

注解

人参，多年生草本植物，喜阴凉、湿润的气候，多生长于昼夜温差小的海拔500～1100米山地缓坡或斜坡地的针阔混交林或杂木林中。由于根部肥大，形若纺锤，常有分叉，全貌颇似人的头、手、足和四肢，故而称为人参。

Good Food 相宜食物搭配及功效

山药

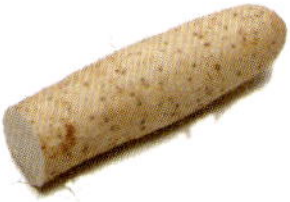

降低胆固醇

鸡肉

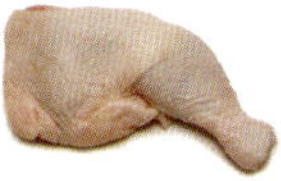

益气填精、养血调经

粳米

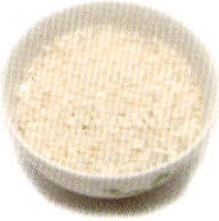

辅助治疗五脏虚衰

莲子

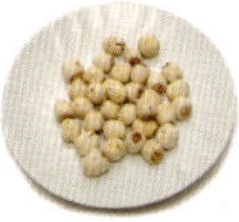

补气健脾

鳝鱼

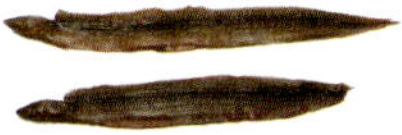

补气血

Bad Food 相克食物搭配及后果

葡萄

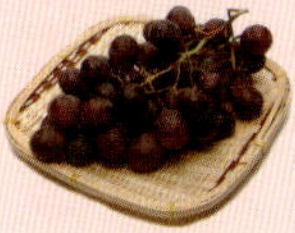

导致腹泻

橘子

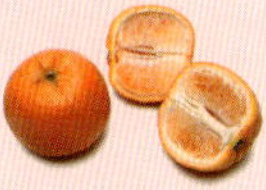

降低药效

猪血

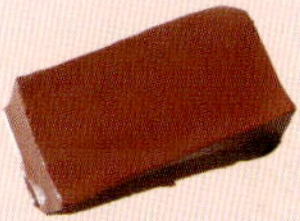

影响吸收，
降低药效

白萝卜

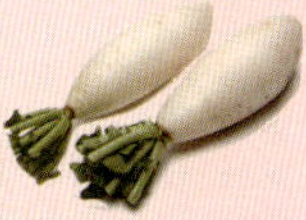

作用相反，
不宜同用

菠菜

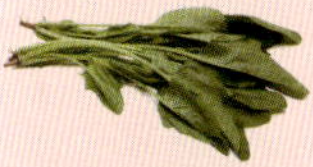

影响吸收，
降低药效

山楂

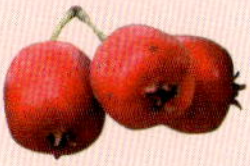

影响吸收，
降低药效

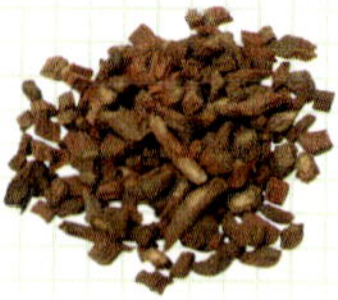

丹参

【别名】
赤参、红丹参、紫丹参。

【性味归经】
性微寒，味苦。无毒。归心、脾二经。

功效

丹参具有活血调经、祛瘀止痛、凉血消痈、清心除烦、养血安神的功效。丹参含脂溶液性非醌类，能增加冠脉流量，扩张周围血管，降低血压，改善心肌缺血状况，对中枢神经系统有镇静、镇痛作用，能抑制结核杆菌、伤寒杆菌、大肠杆菌等多种细菌，还有一定的降血脂作用。

性状

丹参含有丹参酮、异丹参酮、鼠尾草酚、丹参酚、丹参酸甲酯、丹参新酮、原儿茶酸、维生素 E 等成分。

主治症	月经不调、经闭痛经、心烦不眠、心绞痛等症。
选购	条粗、色紫红的为佳。
贮存	置于干燥处，防潮，防蛀。
适宜用者	月经不调、产后瘀痛、失眠者。
不宜用者	孕妇慎用。

Good Food
相宜食物搭配及功效

苦瓜	鲫鱼
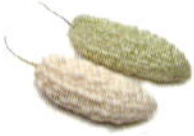	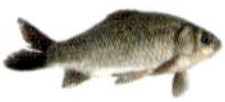
抗肿瘤	补阴血、通血脉、补体虚

Bad Food
相克食物搭配及后果

牛奶	黄豆	猪肝	醋
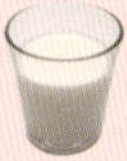	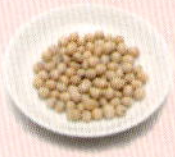	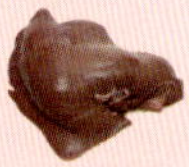	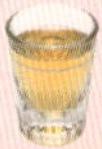
降低牛奶的营养价值	易导致腹泻	降低猪肝的营养价值	两者性味不合，不宜共用

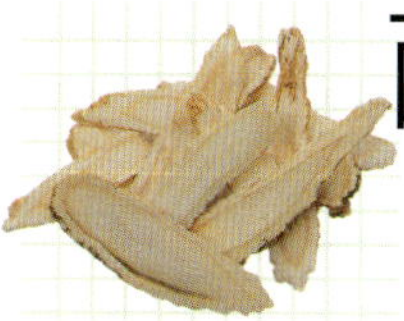

西洋参

【别名】
广东人参、花旗参、西洋人参、西参、洋参、佛兰参、正光结参。

【性味归经】
性凉，味甘、微苦。归心、肺、肾经。

功效

西洋参具有补气养阴、清热生津的功效。可用于气虚阴亏、内热、咳喘痰血、虚热烦倦、消渴、口燥咽干。西洋参还具有抗疲劳、抗氧化、抗压力、抑制血小板聚集、降低血液凝固性的作用。另外，对糖尿病患者还有调节血糖的作用。

性状

西洋参主要有效成分为人参皂甙，此外还含有多种矿物质、维生素、氨基酸、多糖、多肽等。

主治症	咳嗽肺痿、虚热烦倦、口渴少津、胃火牙痛等病症。
选购	以条匀、质硬、体轻、气清香、味浓者为佳。
贮存	置阴凉干燥处，密闭，防蛀。
适宜用者	肺热燥咳、四肢倦怠者，热病后津液亏损者。
不宜用者	畏寒、肢冷、腹泻、胃肠虚弱等阳虚体质者。

Good Food
相宜食物搭配及功效

乌骨鸡

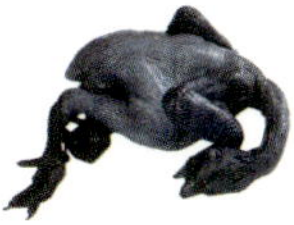

健脾益肺、养血柔肝

燕窝

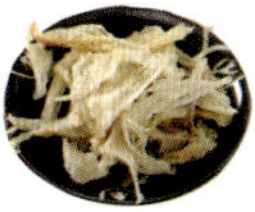

养阴润燥、清火益气

Bad Food
相克食物搭配及后果

茶

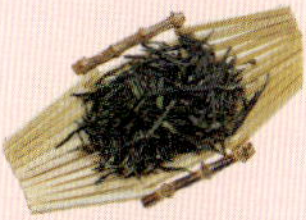

破坏西洋参中的有效成分

白萝卜

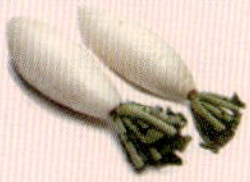

作用相反

枸杞

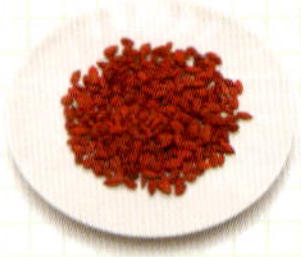

【别名】
苟起子、枸杞红实、甜菜子、西枸杞、狗奶子、红青椒、枸蹄子。

【性味归经】
性平，味甘。归肝、肾经。

功效 枸杞具有补精气、坚筋骨、滋肝肾、止消渴、明目、抗衰老以及降血脂、降血压、降血糖、防止动脉硬化、保护肝脏、抑制脂肪肝、促进肝细胞再生，以及提高身体免疫功能、抗恶性肿瘤的功效。

性状

枸杞富含维生素 B_1、维生素 B_2、维生素 C、甜菜碱、胡萝卜素、玉蜀黄素、烟碱酸钙、磷、铁、有机锗、β-谷甾醇、亚油酸、酸浆果红素，以及 14 种氨基酸等成分。枸杞为茄科植物枸杞或宁夏枸杞的成熟果实，其浆果为红色，春天里枸杞的嫩茎梢及嫩叶称为枸杞头，既是一种蔬菜，也是一种营养丰富的保健品。

主治症 虚劳津亏、腰膝酸痛、眩晕耳鸣、血虚萎黄、目昏不明等病症。

选购 以粒大、肉厚、子小、色红、质柔、味甜的枸杞子为佳。

贮存 置阴凉干燥处，防闷热、防潮、防蛀。

适宜用者 肝肾阴虚、血虚、慢性肝炎者。

不宜用者 脾虚泄泻者和感冒发热患者。

注解

枸杞为茄科植物枸杞或宁夏枸杞的成熟果实。枸杞既可作为坚果食用，又是一种功效显著的传统中药材。

Good Food 相宜食物搭配及功效

菊花

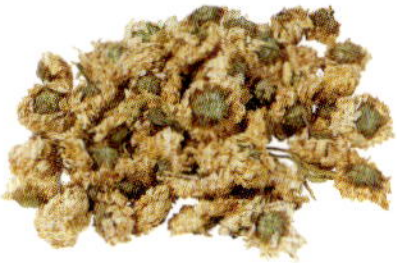

滋阴补肾，疏风清肝

百合

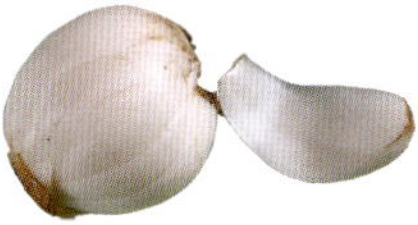

补肾养血、清热除烦、宁心安神

田鸡

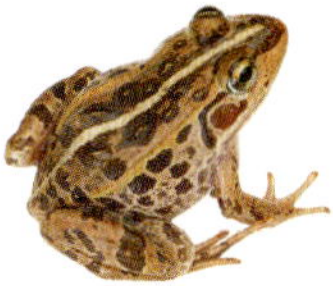

补血养颜

鳝鱼

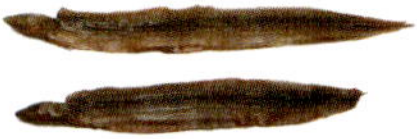

补肾养血

草莓

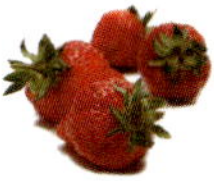

补气养血

牛肉

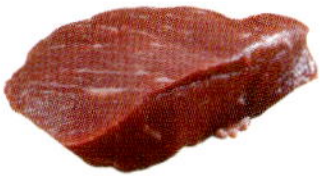

能健脾、益精、补血

蚕豆

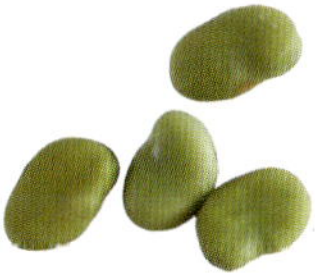

补阴血、益脾胃

猪肉

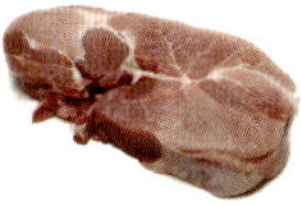

补阴血、美容

莲子

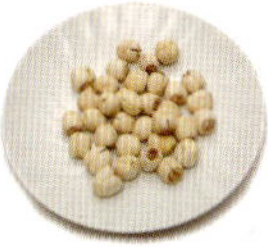

补气养血、养心益肾

羊肉

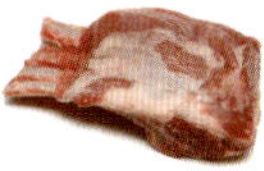

可用于肾阳不足的辅助治疗

菊花

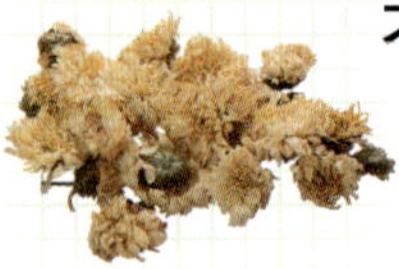

【别名】

寿客、金英、黄华、秋菊、陶菊。

【性味归经】

性微寒，味辛、甘苦。归肺、肝经。

功效

菊花具有平肝明目、散风清热、消咳止痛的功效，可用于头痛眩晕、目赤肿痛、风热感冒、咳嗽等病症。将菊花、槐花一起用开水冲泡，代茶饮用，能治疗高血压。此外，将白菊花与白糖一起用开水浸泡，代茶饮用，可通肺气、止呃逆、清三焦郁火，适用于风热感冒初起、头痛发热患者。

性状

菊花含有水苏碱、刺槐甙、木樨草甙、大波斯菊甙、腺嘌呤、小蘖碱、黄酮类、胆碱、菊甙、17 种氨基酸、葡萄糖甙菊色素、维生素及铁、锌、铜、硒等微量元素，尤其富含挥发油，油中主要为菊酮、龙脑、龙脑乙酸酯等物质。

主治症 咳嗽及老年人常见的高血脂、高血压、冠心病、脑溢血、脑血栓等心脑血管疾病。

选购 以花朵完整、颜色新鲜、气清香、少梗的菊花为佳。

贮存 置阴凉干燥处。

适宜用者 外感风热、头痛、目赤、脑血栓患者。

不宜用者 气虚胃寒、食少泄泻者。

Good Food 相宜食物搭配及功效

鱼腥草

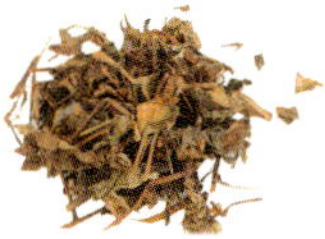

增强身体免疫力

银耳

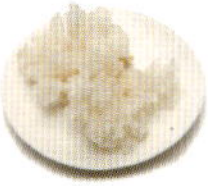

滋养强壮、益肝明目

胡萝卜

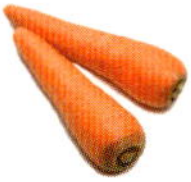

清热疏风、养肝明目

黑木耳

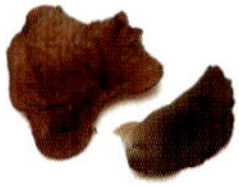

提高身体抗病能力

花生

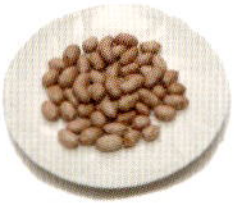

可作为心脑血管疾病的食疗方

绿茶

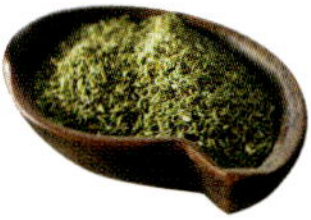

疏风清热、明目解毒

白糖

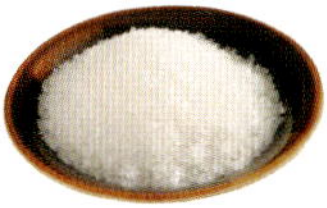

疏风清热、平肝明目

Bad Food 相克食物搭配及后果

芹菜

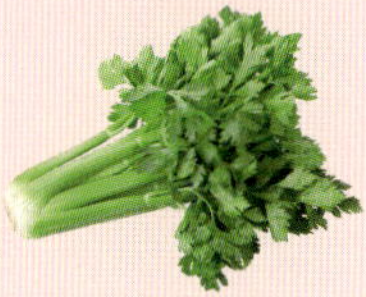

刺激脾胃

鸡肉

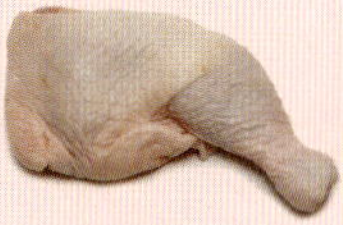

易引起中毒

注解

菊花种类繁多，可分为杭菊、怀菊、贡菊、滁菊、野菊等，约有3万多种。菊花分布广泛，生命力、适应力比较强，世界上绝大多数地区都有它的踪迹。

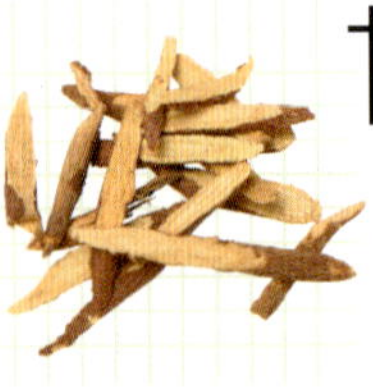

甘草

【别名】
国老、国老草、蜜草、蜜甘、美草、棒草、甜甘草、甜草、甜草根、甜根子、红甘草、粉甘草、粉草、灵通。

【性味归经】
性平，味甘。归十二经。

功效

草有解毒、祛痰、止痛、解痉、抗癌等药理作用。在中医上，甘草补脾益气，止咳润肺，缓急解毒，调和百药。临床应用分“生用”与“蜜炙”之别。生用主治咽喉肿痛、痈疽疮疡、胃肠道溃疡以及解药毒、食物中毒等；蜜炙主治脾胃功能减退、大便溏薄、乏力发热以及咳嗽、心悸等。

性状

甘草富含甘草酸、甘草次酸等有效成分。外皮松紧不一，表面红棕色或灰棕色。甘草药用部位是根及根茎。根茎呈圆柱形，表面有芽痕，断面中部有髓。

主治症	痈肿疮毒、咳嗽咽痛、脾胃虚弱、气虚少血、伤风、胃痛、肢体疼痛、黄疸病、牙周病等。
选购	外皮细紧、色红棕、质坚实、断面黄白色、粉性足、味甜的甘草为好。
贮存	宜置通风干燥处，防蛀。
适宜用者	支气管气喘、血栓性静脉炎、脾胃虚弱、胃及十二指肠溃疡、神经衰弱等病症患者。
不宜用者	腹部胀满病症患者。

Good Food 相宜食物搭配及功效

马铃薯

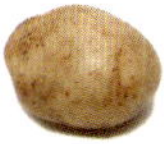

益气健脾、强身益肾

花生

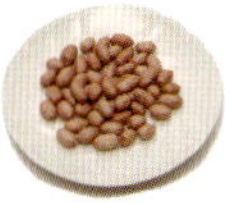

降低胆固醇

山楂

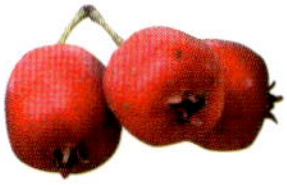

消食健胃、活血化瘀

冬瓜

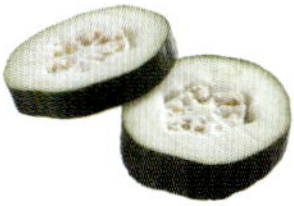

消肿利尿

乌梅

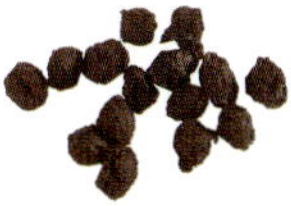

可用于胃痛者

韭菜

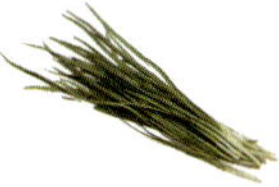

补气助阳

老姜

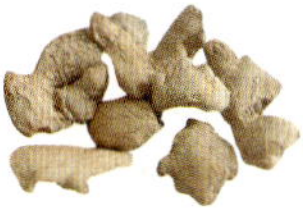

适合中寒水泻者食用

大白菜

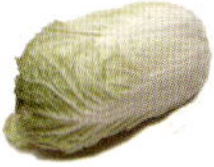

可用于皮肤瘙痒、创口不愈等症状

Bad Food 相克食物搭配及后果

黄鱼

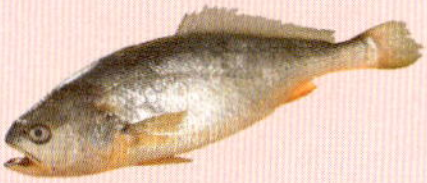

对身体不利

鲤鱼

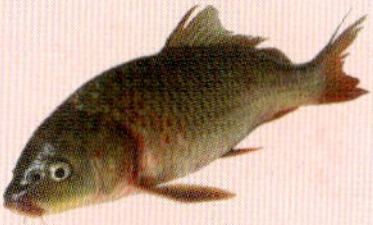

导致腹痛

鲫鱼

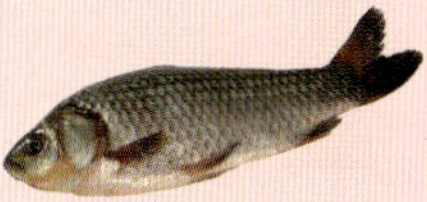

降低其营养价值

河豚

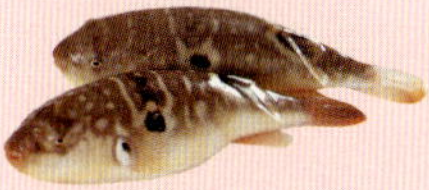

对健康不利

海带

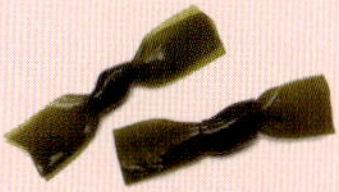

对健康不利

猪肉

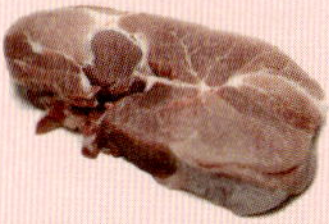

易助湿生痰

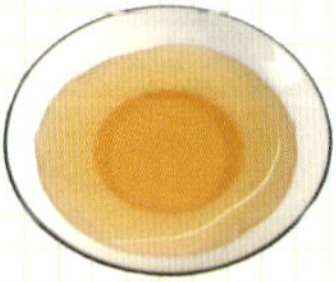

蜂蜜

【别名】

白蜜、生蜂蜜、炼蜜。

【性味归经】

性平，味甘。归肺、脾、大肠经。

功效

蜂蜜具有补虚、润燥、解毒、保护肝脏、营养心肌、降血压、防止动脉硬化等功效，对中气亏虚、肺燥咳嗽、风疹、胃痛、口疮、水火烫伤、高血压、便秘等病症有食疗作用。

性状

蜂蜜中含有维生素 B_1、维生素 B_2、维生素 B_6、维生素 D、维生素 E、烟碱酸、泛酸，以及钙、铁、铜、锰、磷、钾等矿物质。蜂蜜中含有氧化酵素、还原酵素、过氧化酵素、淀粉酵素、脂酵素、转化酵素等。

主治症 内服治脘腹虚痛、肺燥干咳、肠燥便秘，外用治疮疡不敛、水火烫伤。

选购 以含水分少，有油性、稠和凝脂，味甜而纯正，无异臭及杂质的蜂蜜为佳。

贮存 放铁桶或罐内盖紧，置阴凉干燥处，宜在30℃以下保存。防尘、防高温。

适宜用者 营养不良、气血不足、食欲不振、年老体虚者。

不宜用者 低血糖、过敏体质者，小儿不宜食用。

注解

春、夏、秋三季将蜂巢割下置于布袋中，将蜜挤出或置离心机内将蜜摇出，过滤，除去杂质即成蜂蜜。其为半透明、带光泽、浓稠的液体，呈白色至淡黄色或橘黄色至黄褐色，久放或遇冷渐有白色颗粒状结晶析出。

Good Food 相宜食物搭配及功效

柿子

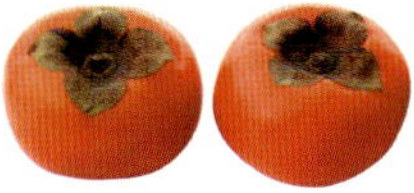

益气养阴、润肺止咳

西红柿

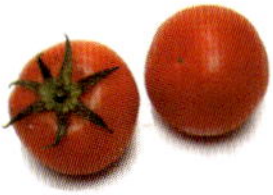

养血滋阴、利水降压

牛奶

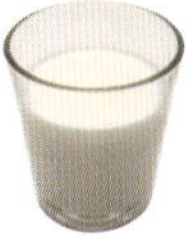

生津润喉

杨桃

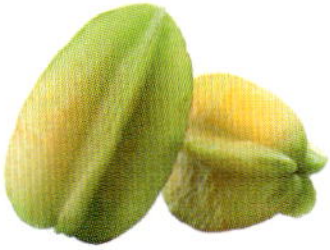

能清热解毒、生津利水

小黄

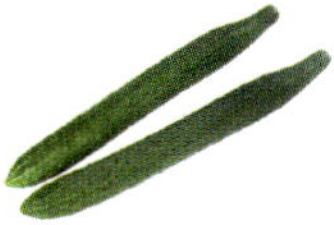

清热解毒

Bad Food 相克食物搭配及后果

大蒜

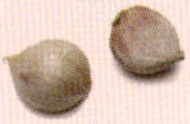

刺激肠胃，引起腹泻

莴笋

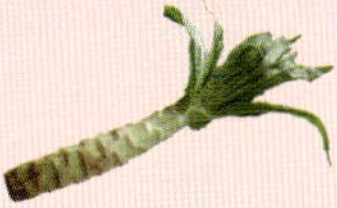

导致腹泻

韭菜

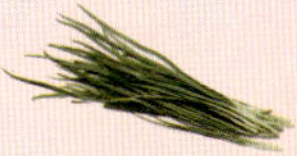

降低药效

洋葱

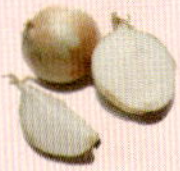

导致腹泻、腹胀

豆浆

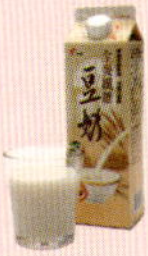

产生沉淀，影响人体吸收

鲫鱼

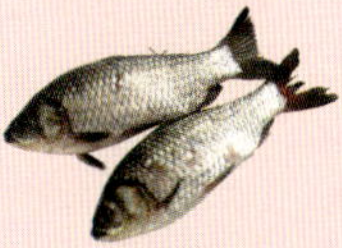

产生沉淀，影响人体吸收

糯米

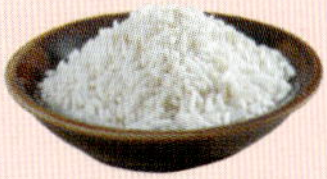

引发腹胀、胃痛

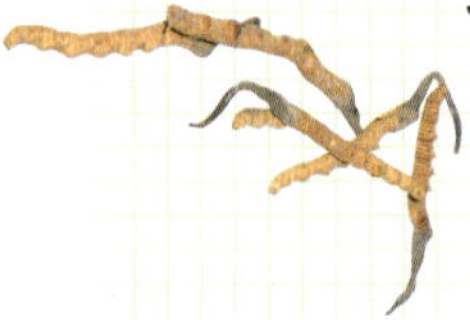

冬虫夏草

【别名】
中华虫草、夏草冬虫、虫草。

【性味归经】
性平，味甘。归肾、肺经。

功效 冬虫夏草有显著的扩张支气管平滑肌且有平喘的作用，对肠管、子宫及心脏均有抑制作用，对血管直接作用不显著。有镇静及催眠作用，毒性极低。

性状

本品由虫体与虫头部长出的真菌子座复合而成。虫体似蚕，表面深黄色至黄棕色，头部红棕色，质脆，易折断。子座细长圆柱形，表面深棕色至棕褐色。

主治症	久咳虚喘、劳嗽咳血、阳痿遗精等症。
选购	以虫体色泽黄亮、断面黄白色、子座短小者为佳。
贮存	置阴凉干燥处，防蛀、防霉。
适宜用者	慢性支气管炎、肾气不足、腰膝酸痛者。
不宜用者	有表邪者不宜食用。

Good Food 相宜食物搭配及功效

胡萝卜

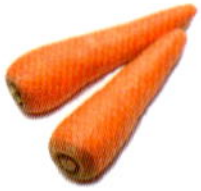

补虚润脏、养颜益肝

鸭

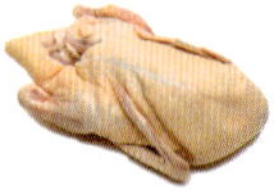

可用于虚劳咳喘、自汗盗汗等病症

鸭肝

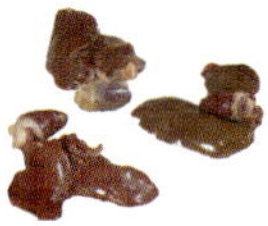

可用于更年期症候群

猪肉

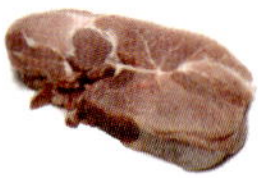

补肾益肺、止咳定喘

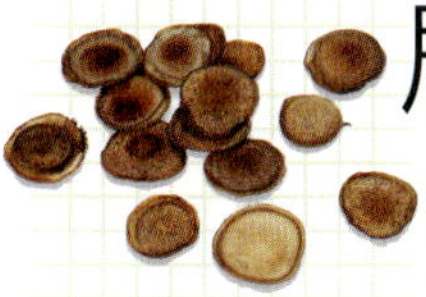

鹿茸

【别名】
鹿茸片、花鹿茸、大挺片。

【性味归经】
性温，味咸。归肾、肝经。

功效 鹿茸通过增强超氧化物歧化酵素的活性和抑制脂质过氧化反应的作用，可以提高身体的抗氧化能力。所含的多氨是促进蛋白质合成的有效成分，可使血压降低、心脏收缩振幅变小、心率减慢、外周血管扩张。

性状

鹿茸内含有大量的氨基葡萄糖、半乳糖氨、骨胶、脑素、酸性黏多糖及脂肪酸、核糖核酸、去氧核糖核酸以及维生素A、蛋白质、钙、磷、镁等。

主治症	久病以及神经衰弱所致的头痛、食欲不振等病症。
选购	以体轻、断面黄白色、气香、味浓的鹿茸为佳。
贮存	置干燥处，防蛀、防霉。
适宜用者	食欲不振。
不宜用者	内火旺盛者。

Good Food 相宜食物搭配及功效

乌骨鸡

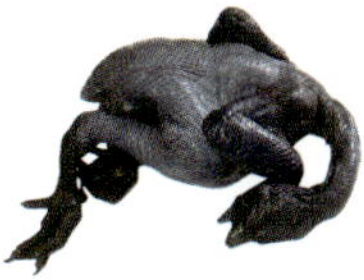

补肾益精

红枣

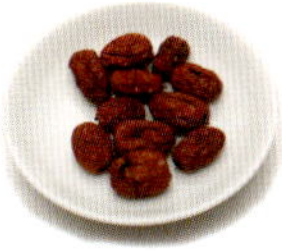

补血养阴

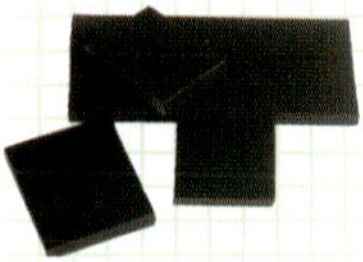

阿胶

【别名】

驴皮胶、二泉胶、傅致胶、盆覆胶。

【性味归经】

性平，味甘。归肺、肝、肾经。

功效 阿胶具有补血、止血、滋阴润燥的功效，可用于眩晕、心悸失眠、久咳、咳血、鼻出血、吐血、尿血、便血、崩漏、月经不调等症。阿胶可促进细胞再生，升高失血性休克者之血压，改善体内钙平衡，防止进行性营养障碍，提高免疫力功能。阿胶还能迅速增加人体红细胞和血红蛋白。

性状

阿胶含多种氨基酸，如赖氨酸、精氨酸、组氨酸、色氨酸及明胶原、骨质原、灰分、铁、锌、钙、硫等物质。

主治症 眩晕、心悸失眠、久咳、咳血、吐血、尿血、月经不调等病症。

选购 以色黑褐、有光泽、质硬而脆、味淡者为佳。

贮存 置干燥处，防潮湿、虫蛀。

适宜用者 血虚萎黄、眩晕心悸者。

不宜用者 消化不良、胃弱便溏者。

Good Food 相宜食物搭配及功效

鸡蛋

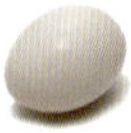

能补血、滋阴、安胎

鸡肉

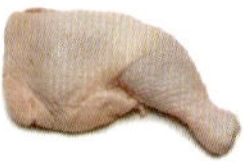

滋阴补血、增强体质

枸杞

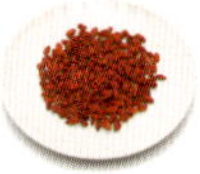

有养胎、安胎的功效

糯米

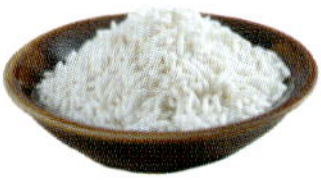

养血益气、安胎

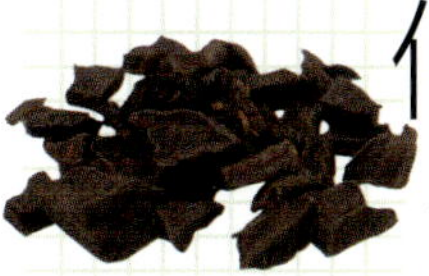

何首乌

【别名】
首乌、地精、赤敛。

【性味归经】
性微温，味苦、甘、涩。归肝、肾经。

功效
何首乌具有养血滋阴、润肠通便、截疟、祛风、解毒的功效，可用于血虚、头昏目眩、心悸、失眠、肝肾阴虚之腰膝酸痛、须发早白、耳鸣、遗精、肠燥便秘、久疟体虚、风疹瘙痒、疮痈、淋巴腺肿大、痔疮。

性状

何首乌含有大黄素、大黄素甲醚、大黄酚、大黄酸、大黄酚蒽酮、淀粉、粗脂肪、卵磷脂等成分。

主治症	淋巴腺肿大疮痈、风疹瘙痒、肠燥便秘、高血脂等病症。
选购	以个大、坚实、断面显云锦状花纹的为佳。
贮存	置干燥处，防蛀。
适宜用者	血虚头晕、神经衰弱、慢性肝炎者。
不宜用者	大便溏薄者。

Good Food 相宜食物搭配及功效

乌骨鸡

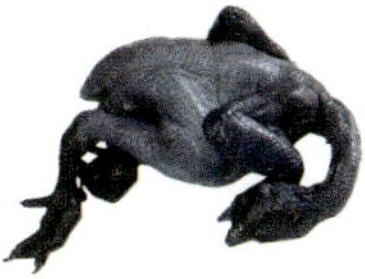

增强药效

Bad Food 相克食物搭配及后果

大蒜

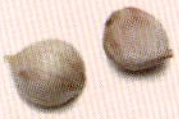

易导致腹泻

白萝卜

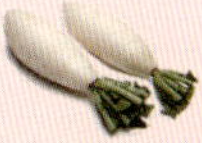

易导致腹泻

猪血

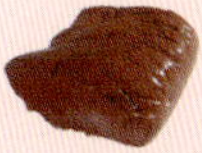

发生化学反应，对健康不利

葱

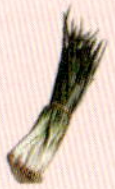

降低何首乌的药效

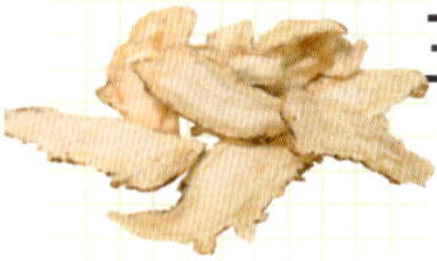

当归

【别名】
秦归、云归、西当归、岷当归。

【性味归经】
性温，味甘、辛。归肝、心、脾经。

功效 当归是无毒免疫促进剂，具有多方面的生理调节功能。有兴奋和抑制子宫平滑肌双向性的作用，还能增强心肌血液供应。当归中的阿魏酸钠有抗血小板凝聚、抑制血栓形成、抗贫血、促进血红蛋白及红细胞生成的作用。

性状

当归含有多种氨基酸、挥发油、亚油酸、水溶性生物碱、蔗糖、维生素 E、脂肪、β－谷固醇、烟碱酸、棕榈酸、硬脂酸、维生素 B_{12} 等成分。

主治症	血虚萎黄、眩晕心悸、月经不调、经闭痛经等症。
选购	以体长腿少、断面色黄白、气味浓郁的当归为佳。
贮存	置阴凉干燥处，防潮，防蛀。
适宜用者	腹胀疼痛、月经不调、气血不足者。
不宜用者	慢性腹泻、大便溏薄者，以及热盛出血患者。

Good Food 相宜食物搭配及功效

银耳

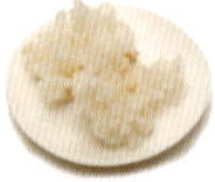

促进新陈代谢、延迟衰老

猪肾

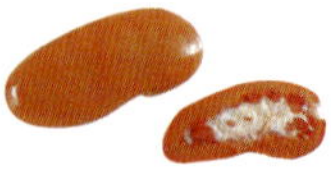

可用于心悸、气短

羊肉

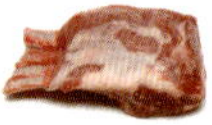

促进人体造血功能，改善贫血状况

姜

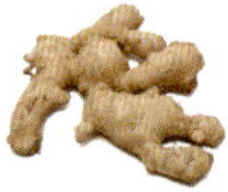

可用于产后腹痛、胁肋胀满者

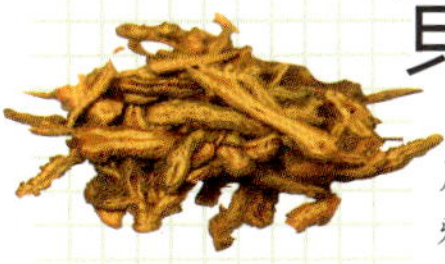

黄连

【别名】
川连、川黄连、雅连、野黄连、云连、云黄连、王连、支连。

【性味归经】
性寒，味苦。归心、脾、胃、肝、胆、大肠经。

功效 黄连具有清热燥湿、泻火解毒的功效。可用于肠胃湿热、泻痢呕吐、热盛火炽、高热干燥、痈疽疔毒、耳目肿痛等症。黄连炒用能降低寒性；姜炙用清胃止呕；酒炙用清上焦火；猪胆汁炒用泻肝胆实火。

性状

黄连根茎含多种异喹啉类生物碱，以小檗碱含量最高，尚含黄连碱、甲基黄连碱、巴马亭、药根碱、表小檗碱及木兰花碱等。酸性成分有阿魏酸、氯原酸等。

主治症	肠胃湿热、泻痢呕吐、痈疽疔毒、耳目肿痛等症。
选购	以粗壮、质坚实、断面皮部橙红色的为佳品。
贮存	置通风干燥处，防蛀、防霉。
适宜用者	热盛火炽、高热干燥者。
不宜用者	脾胃虚寒、苦燥伤津、阴虚津伤者。

Good Food 相宜食物搭配及功效

鲢鱼

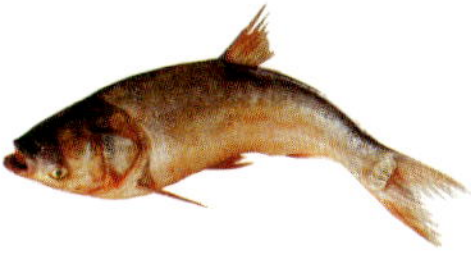

降低胆固醇和血液黏稠度

乌骨鸡

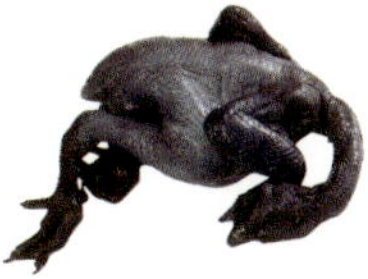

可缓解妇女更年期症候群

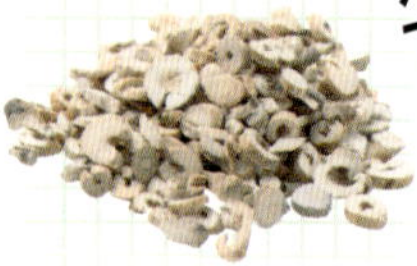

牡丹皮

【别名】
粉丹皮。

【性味归经】
性微寒，味苦、辛。归心、肝、肾经。

功效

牡丹皮具有清热凉血、活血散瘀的作用。可用于热入营血、高热舌绛、发斑出血、惊痫、骨蒸劳热、妇女瘀血经闭、跌打损伤、疮痈肿毒等病症。牡丹皮含牡丹酚、牡丹酚甙、挥发油和植物甾醇等，具有降低血压的作用，还有镇痛、镇静、抗炎和解热的作用。

性状

牡丹皮鲜根含牡丹酚原甙，但在干燥及贮藏过程中，易酵素解成牡丹酚甙和一分子L-阿拉伯糖。根皮还含牡丹酚、芍药甙羟基芍药甙、苯甲酰羟基芍药甙等。

主治症	热入营血、发斑出血、妇女瘀血经闭等病症。
选购	以条粗、肉厚、断面色黄白、粉性足的为佳。
贮存	放缸内盖紧，置干燥处，防霉。
适宜用者	高热舌绛、瘀血经闭者。
不宜用者	血虚有寒、月经过多者及孕妇。

Good Food
相宜食物搭配及功效

海参

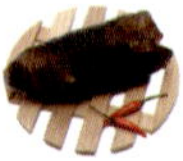

滋阴、补血

牡蛎

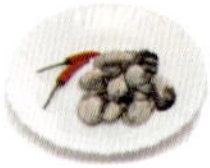

清虚热、保肝

Bad Food
相克食物搭配及后果

香菜

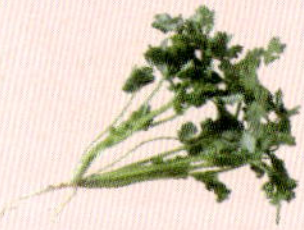

两者性味相反

蒜

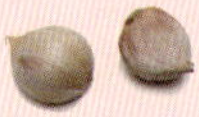

两者性味功能不同

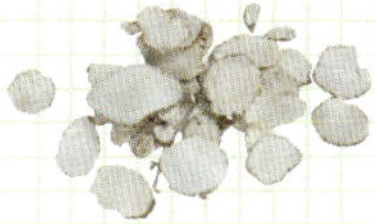

白芷

【别名】
川白芷、香白芷、杭白芷。

【性味归经】
性温，味辛。归肺、脾、胃经。

功效
白芷具有解表散风、通窍、止痛、燥湿止带、消肿排脓的功效，可用于外感风寒、阳明头痛、疮痈肿毒。白芷中所含的白芷素，除了具有解热、镇痛、抗炎等作用，还能改善局部血液循环，消除色素在组织中过度堆积，促进皮肤细胞新陈代谢，进而达到美容的效果。

性状

白芷含有多种矿物质、维生素等营养成分及白芷醚、香柠檬丙酯、白芷素等药性成分。

主治症	外感风寒、阳明头痛、疮痈肿毒等病症。
选购	以条粗壮、体重、质硬、香气浓郁的为佳。
贮存	置阴凉干燥处，防蛀、防霉。
适宜用者	感冒风寒、头痛、鼻塞者。
不宜用者	阴虚血热者。

Good Food
相宜食物搭配及功效

粳米

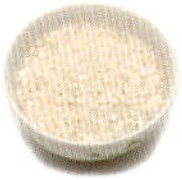

散风解表止痛

Bad Food
相克食物搭配及后果

牛肉

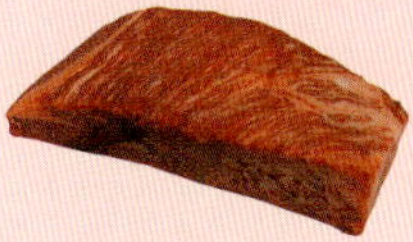

降低药效

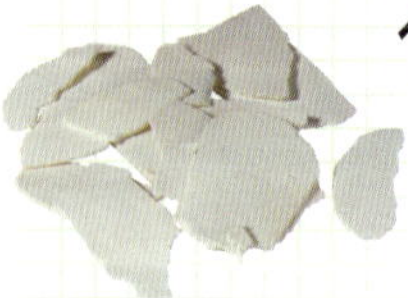

茯苓

【别名】

云苓、松苓、茯灵。

【性味归经】

性平，味甘、淡。归心、肺、脾经。

功效

茯苓具有渗湿利水、健脾和胃、宁心安神的功效。可用于小便不利、水肿胀满、痰饮咳逆、呕逆、恶阻、泄泻、遗精、健忘等病症。

性状

茯苓含有树胶、甲壳质、蛋白质、固醇、卵磷脂、葡萄糖、乙酰茯苓酸、脂肪、茯苓聚糖分解酵素、脂肪酸、腺嘌呤、组氨酸、胆碱、蛋白酵素等成分。

主治症 痰饮眩悸、心神不安、惊悸失眠等病症。

选购 以体重坚实、外皮色棕褐、断面白色细腻的为佳。

贮存 置干燥处，防潮，防蛀，防霉。

适宜用者 水肿、尿少、脾虚食少及便溏泄泻者。

不宜用者 阴虚而无湿热、虚寒滑精者。

Good Food 相宜食物搭配及功效

荸荠

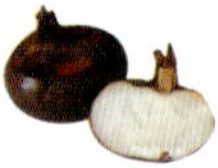

对鼻癌、胃癌、肝癌有辅助疗效

猪肝

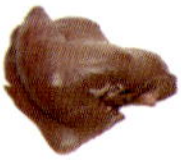

可治疗贫血、头昏、目眩等症

Bad Food 相克食物搭配及后果

醋

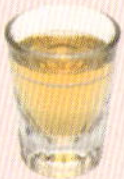

削弱茯苓的药效

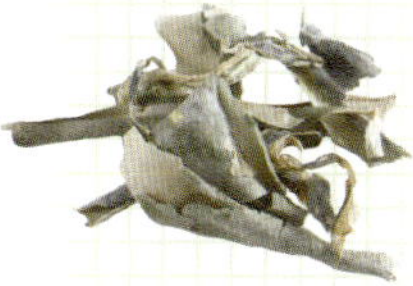

冬瓜皮

【别名】
白瓜皮、白东瓜皮、白皮。

【性味归经】
性凉，味甘。归小肠、脾经。

功效 冬瓜皮含蜡类及树脂类物质，能去掉体内过剩的脂肪，具有较强的通便作用。

性状

本品为不规则的碎片，常向内卷曲，大小不一。外表面灰绿色或黄白色，有白霜，有的较光滑，没有白霜。内表面较粗糙，有的可见筋脉状维管束。体轻，质脆，无臭，味淡。

主治症	用于水肿胀满、小便短赤等症。
选购	以皮薄、大小均一、表面呈灰绿色、无臭的为佳。
贮存	置通风干燥处，防蛀、防霉。
适宜用者	小便不利、暑热口渴者。
不宜用者	因营养不良而致之虚肿者慎用。

Good Food
相宜食物搭配及功效

蚕豆

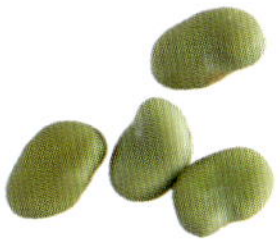

利水消肿

山药

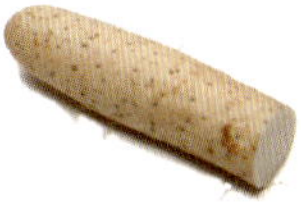

可用于小儿水痘者食用

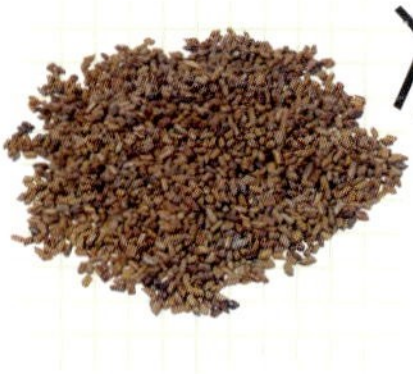

决明子

【别名】
草决明、马蹄草、马蹄决明、假绿豆。

【性味归经】
性微寒，味苦、甘、咸。入肝、肾、大肠经。

功效

决明子具有益肾清肝、明目通便之功效，常用于治疗白内障、青光眼、视网膜炎、视神经萎缩、眼结膜炎等疾病。还能抑制葡萄球菌生长及降压、降血脂、降胆固醇、收缩子宫，对防止血管硬化与高血压也有明显的效果。

性状

决明子含决明素、决明内酯、维生素A、大黄酚、大黄素、大黄酸、大黄素蒽酮等。

主治症 用于肝炎、高血压、小儿疳积、风热眼痛等症。

选购 以颗粒饱满、色绿棕者为佳。

贮存 置于阴凉通风处，防蛀，防霉。

适宜用者 肾虚、便秘、体胖者。

不宜用者 脾胃虚寒、体虚弱、大便溏泄者。

Good Food 相宜食物搭配及功效

茄子

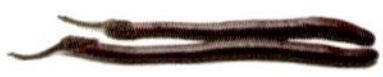

清肝降逆、润肠通便

蜂蜜

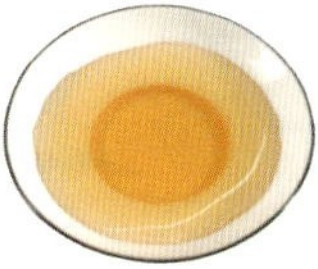

治疗便秘

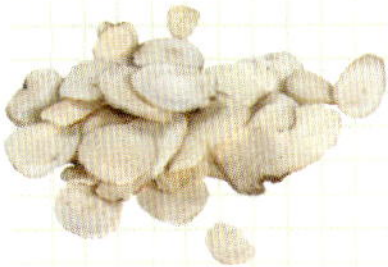

白芍

【别名】
将离、金芍药、杭芍、东芍、芍药。

【性味归经】
性凉，味苦、酸。归肝、脾经。

功效
白芍中所含的白芍总甙具有抗炎和调节免疫功能等药理作用，用于类风湿性关节炎及老年病的治疗，效果较好。白芍总甙作为一种免疫调节剂，具有浓度和功能依赖性双向调节的作用特征。此外，白芍总甙尚有抗氧化、镇痛、抗惊等药理作用。

性状

白芍含有芍药甙、牡丹酚、芍药花甙、苯甲酸、挥发油、脂肪油、树脂、鞣质、淀粉、糖类、黏液质、蛋白质等成分。

主治症	头痛眩晕、胁痛、腹痛、四肢挛痛、月经不调等病症。
选购	以根粗长、坚实、皮色整洁、无白心的白芍为佳。
贮存	置于干燥处，防蛀。
适宜用者	泻痢腹痛、自汗、盗汗者。
不宜用者	小儿麻疹及虚寒性腹痛泄泻者。

Good Food
相宜食物搭配及功效

生姜

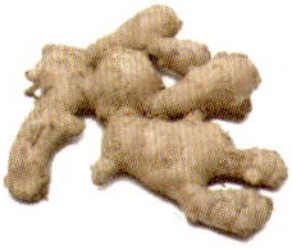

可用于虚寒腹痛

Bad Food
相克食物搭配及后果

藜芦

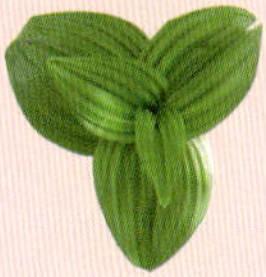

会产生不良反应

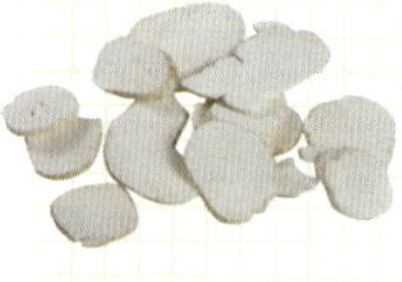

天花粉

【别名】
天瓜粉、花粉、瓜蒌根、玉露根。

【性味归经】
性微寒，味甘、微苦。归肺、胃经。

功效 天花粉蛋白可通过改变不同功能的免疫来调节T细胞的比例，增强身体对癌细胞的免疫功效，还能升高血糖。对溶血性链珠菌、肺炎双球菌、白喉杆菌有一定的抑制作用，对伤寒杆菌、绿脓杆菌、痢疾杆菌、变形杆菌及金黄色葡萄球菌的作用均较弱。

性状

天花粉不规则圆柱形、纺锤形或瓣块状，长8～16厘米，直径1.5～5.5厘米。表面为黄白色或淡棕黄色，有纵皱纹、细根痕及略凹陷的横长皮孔。

主治症 热病烦渴、肺热燥咳、内热消渴、疮疡肿痛等病症。

选购 色白、质坚实、粉性足的为佳。

贮存 置通风干燥处，防蛀、防霉。

适宜用者 糖尿病及肺热咳嗽者。

不宜用者 脾胃虚寒、大便滑泄者及孕妇。

Good Food 相宜食物搭配及功效

芦根

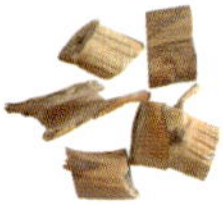

清热生津、清肺化痰

贝母

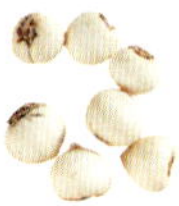

化痰止咳

牡蛎

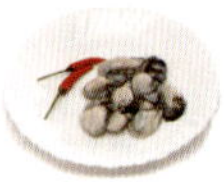

可治痰火郁结

麦门冬

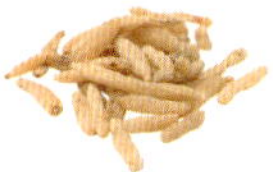

可治肺热燥咳者或咳血者

金银花

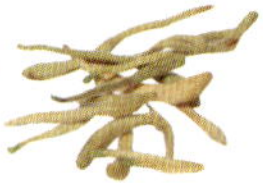

可治疮疡肿毒

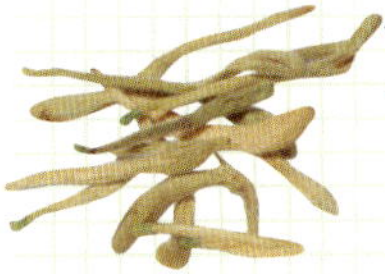

金银花

【别名】
忍冬、忍冬花、金花、银花、二花、密二花、双花、双苞花、二宝花、金藤花。

【性味归经】
性寒，味甘。归肺、心、胃经。

功效

金银花具有清热解毒、抗炎、补虚疗风的功效，可用于胀满下痢、温病发热、热毒痈疡和肿瘤等症。对头昏头晕、口干作渴、多汗烦闷、肠炎、菌痢、麻疹、肺炎、B型脑炎、流行性脑炎、急性乳腺炎、败血症、阑尾炎、皮肤感染、痈疽疔疮、丹毒、腮腺炎、化脓性扁桃体炎等病症有效。

性状

金银花含有异氯原酸、番木鳖甙、木樨草素、氯原酸、肌醇等成分，并富含挥发油，油中成分主要是双花醇、芳樟醇等。

主治症 呼吸道感染、肺炎、冠心病、高血脂等病症。

选购 以花蕾大、色黄白、滋润丰满的金银花为佳。

贮存 置阴凉干燥处，防潮、防蛀。

适宜用者 流行性感冒、高血脂患者。

不宜用者 脾胃虚寒、腹泻便溏者。

Good Food 相宜食物搭配及功效

芦根

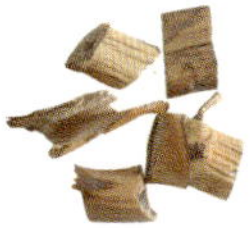

清热解暑、生津止渴

莲子

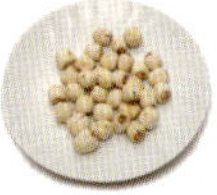

清热解毒、健脾止泻

绿豆

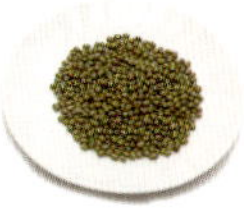

清热解毒、清暑解渴

野菊花

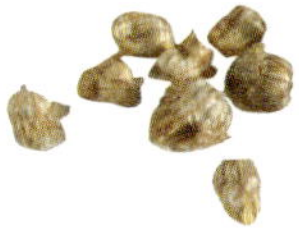

清热解毒

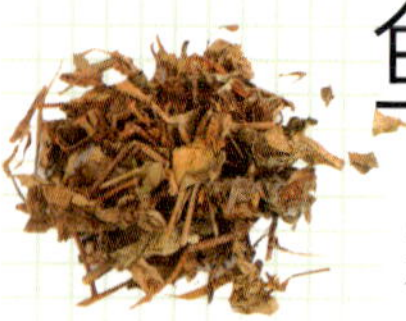

鱼腥草

【别名】
臭菜、鱼鳞草、芩草。

【性味归经】
性微寒，味辛。归肺经。

功效

鱼腥草所含的挥发油具有增强身体免疫功能、抗病原微生物、抗菌、抗病毒、抗炎、利尿、镇痛、镇静、抗惊、止血和抗癌等作用。

性状

鱼腥草含挥发油，其中有效成分为癸酰乙醛、月桂醛、丁香烯、樟醇、乙酸龙脑酯、α-蒎烯、莰烯、月桂烯、d-柠檬烯、甲基正壬基酮、癸醛、癸酸。

主治症	肺痈吐脓、痰热喘咳、热痢、热淋、痈肿疮毒等病症。
选购	以叶多、色绿、有花穗、鱼腥气浓的为佳。
贮存	置通风干燥处，防蛀、防霉。
适宜用者	痰热喘咳者。
不宜用者	体质寒凉者。

Good Food
相宜食物搭配及功效

母鸡肉

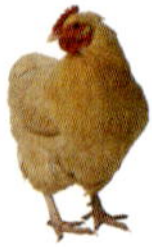

可用于肺痈、虚劳瘦弱、水肿等症

麦门冬

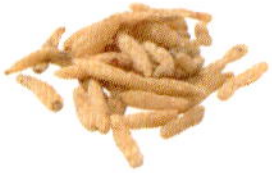

可作为肺炎、肺虚咳嗽的辅助治疗

芹菜

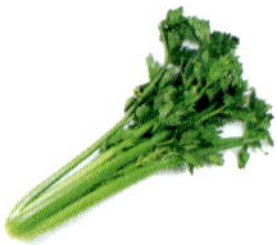

清热润燥、利大小便

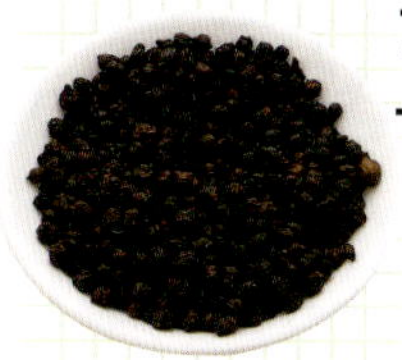

五味子

【别名】
五梅子、北五味子、玄及。

【性味归经】
性温，味酸、甘。归肺、心、肾经。

功效
五味子具有收敛固涩、益气生津、补肾宁心的功效。可用于肺虚喘嗽、自汗、盗汗、慢性腹泻、痢疾、遗精、神经衰弱、失眠健忘、四肢乏力、急慢性肝炎、视力减退，以及孕妇临产子宫收缩乏力等病症。

性状
五味子含挥发性成分、木脂素类和有机酸类，亦含柠檬醛、叶绿素、甾醇、维生素 C、维生素 E、糖类、树脂和鞣质。

主治症	肺虚喘嗽、慢性腹泻、遗精、急慢性肝炎等病症。
选购	粒大、果皮紫红、肉厚、柔润的为佳。
贮存	置通风干燥处，防霉。
适宜用者	盗汗、烦渴及频尿者。
不宜用者	外有表邪、内有湿热及痧疹初发者。

Good Food 相宜食物搭配及功效

核桃

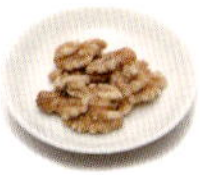

可用于肾虚耳鸣及神经衰弱

鳝鱼

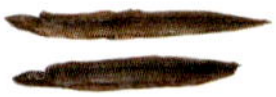

可作为慢性肝炎的食疗方

桑椹

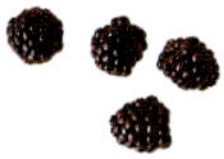

可作为酒后吐泻、虚汗者的食疗方

蜂蜜

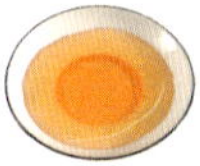

可用于咳喘无痰、口燥咽干等病症

冰糖

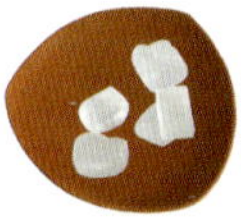

益阴生津、涩精止遗

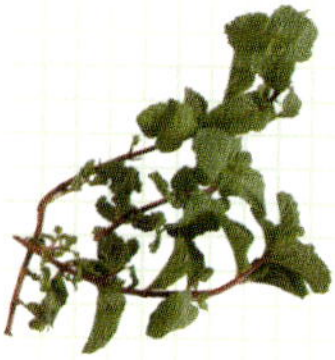

薄荷

【别名】

番荷菜、升阳菜、野薄荷、夜息香、南薄荷。

【性味归经】

性凉，味甘、辛。归肺、肝经。

功效

薄荷具有疏散风热、清利头目、发汗退热、祛风止痒、芳香避秽的功效，可用于治疗风热感冒、头痛、口疮、风疹、麻疹、目赤、喉痹、胸肋胀闷等病症。

性状

薄荷叶主要含挥发油，其中含有薄荷醇、薄荷酮、乙酸薄荷酯、柠檬烯、异薄荷酮、莰烯、薄荷烯酮、树脂鞣质、迷迭香酸等成分。

主治症 用于感冒发热、头痛、咽喉肿痛、下痢等病症。

选购 以色绿的为佳。

贮存 置阴凉通风处，防霉，防蛀。

适宜用者 外感风热、头痛目赤、咽喉肿痛者。

不宜用者 汗多表虚、阴虚血燥体质者。

Good Food 相宜食物搭配及功效

桑椹

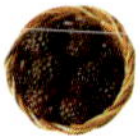

可用于肝肾阴亏、津亏血少等病症

马齿苋

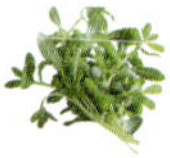

清心明目

西瓜

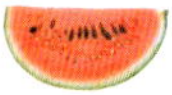

提神健脑

梗米

用于外感发热、发热、头痛等病症

Bad Food 相克食物搭配及后果

鳖

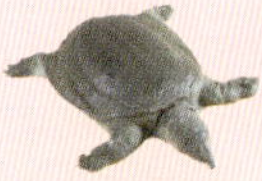

两者性味、功能相反

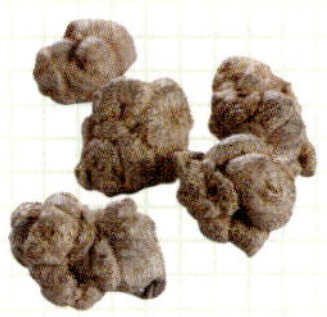

川七

【别名】
三七，田七。

【性味归经】
性温，味甘、微苦。归肝、胃经。

功效 川七具有散瘀止血、消肿定痛的功效，可用于治疗鼻出血、便血、崩漏、咳血、吐血、外伤出血、胸腹刺痛等症。

性状

川七中含有谷甾醇、人参皂甙、胡萝卜甙、黄酮甙、淀粉、蛋白质、油脂等成分。川七是五加科植物三七的干燥根。其主根呈类圆锥形或圆柱形，表面灰褐色或灰黄色，有断续的纵皱纹及支根痕，顶端有茎痕，周围有瘤状突起。

主治症 腹痛、喉炎、劳伤、红肿疼痛、痛痒等病症。

选购 以个大、体重、质坚、表面光滑的为佳。

贮存 置阴凉干燥处，防蛀，防霉。

适宜用者 内、外出血，胸腹刺痛者。

不宜用者 孕妇慎用。

Bad Food 相克食物搭配及后果

猪血

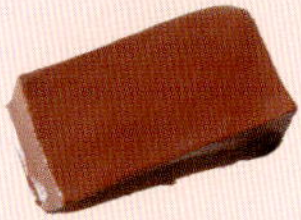

影响吸收、降低药效

菠菜

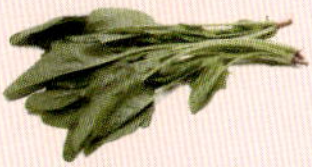

降低药效

橘子

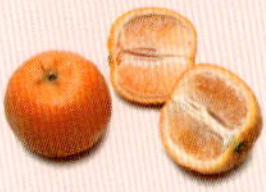

降低药效

猕猴桃

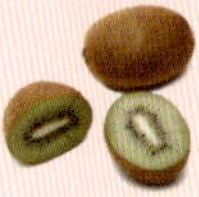

降低药效

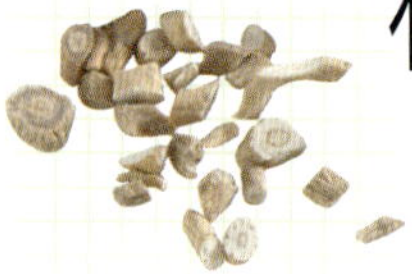

板蓝根

【别名】

靛青根、蓝靛根、大青根。

【性味归经】

性寒，味苦。归肝、胃经。

功效

板蓝根具有清热、解毒、凉血、利咽的功效。可用于温毒发斑、高热头痛、大头瘟疫、烂喉丹痧、丹毒、痄腮、喉痹、疮肿、痈肿、水痘、麻疹、肝炎、流行性感冒、流脑、肺炎、神昏吐血、咽肿、眼过敏、疮疹等症，可防治流行性B型脑炎、急慢性肝炎、流行性腮腺炎、骨髓炎。

性状

板蓝根内含有多种矿物质及抗病毒物质。

主治症 用于温毒发斑、高热头痛、大头瘟疫等症。

选购 板蓝根以平直、坚实、粉性大、粗壮者为佳。

贮存 置干燥处，防潮，防霉，防蛀。

适宜用者 一般人都可食用。

不宜用者 体虚而无实火热毒者。

Bad Food 相克食物搭配及后果

绿豆

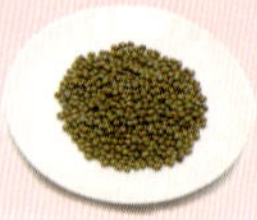

易引起腹泻

香蕉

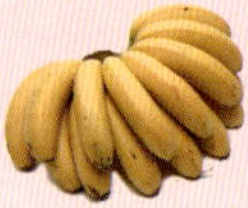

易引起腹泻

黄瓜

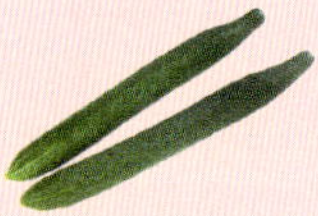

易引起腹泻

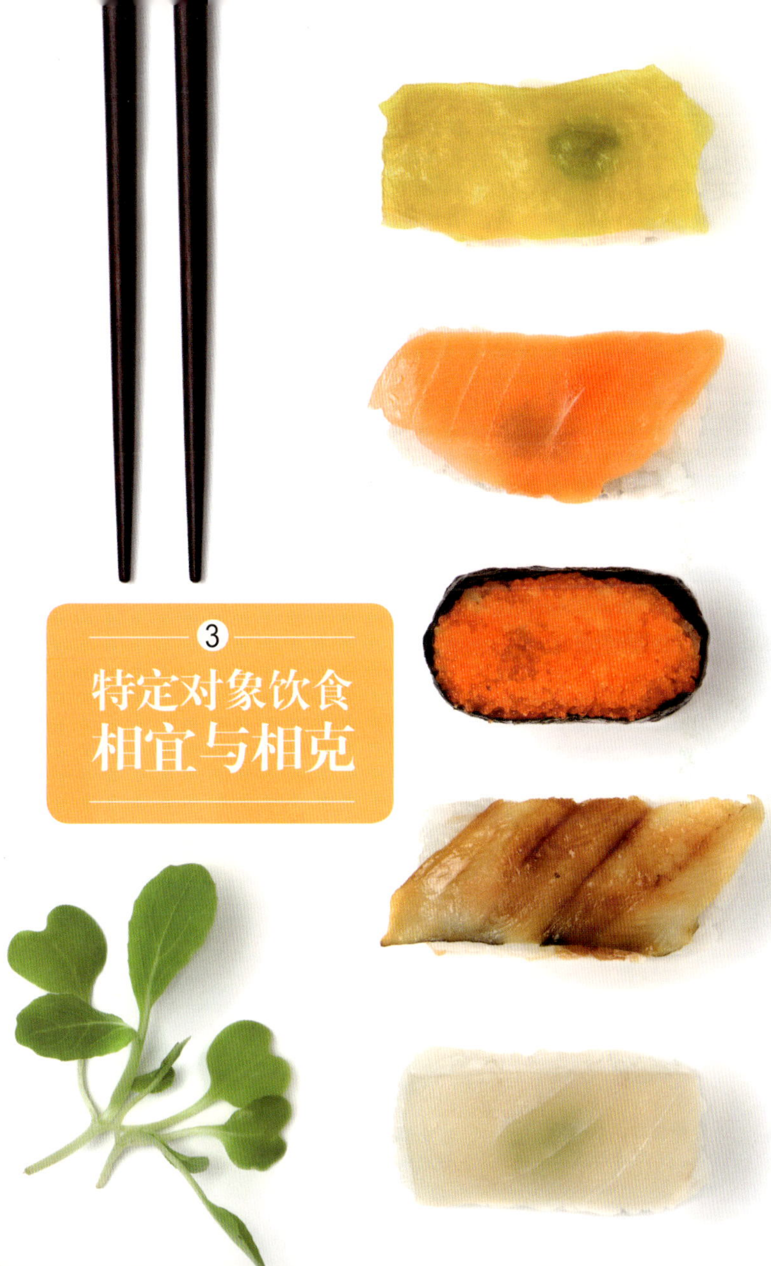

③

特定对象饮食 相宜与相克

学生

简介

参加考试的学生精神压力大，用脑过度，对能量和营养的需求都很高。过重的学习压力会造成学生们食欲不佳，抵抗力减弱，甚至发生疾病。因此，要在学生的营养方面多下功夫。

温馨提示 Notice

由于考生平时学习紧张，大脑长期处于工作状态，因此家长在孩子进餐之时，应给孩子创造一个轻松、和谐的环境，使孩子的身心都能得到较好的休息，进而更有效率地进行下一轮的学习。

宜食须知 ①多食用富含蛋白质和脂肪类的食物。②多食用碳水化合物类食物。

忌食须知 ①不宜食用冷食。过量食用冷食会影响人体对食物营养的吸收。②不宜喝饮料。饮料含有较多糖精，会影响消化和食欲，进而增加肠胃负担。

Good Food 相宜食物搭配及功效

肉类

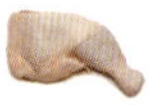

补充能量

鸡蛋

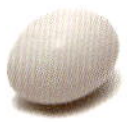

健脑益智

豆浆

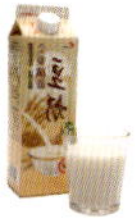

增强体质

鱼虾

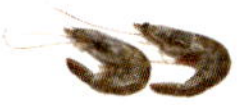

为大脑提供营养

蔬菜

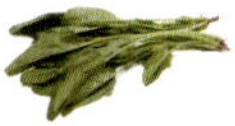

补充维生素

Bad Food 相克食物搭配及后果

汽水

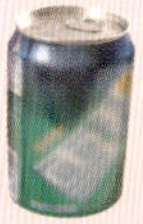

导致营养流失

冰品类

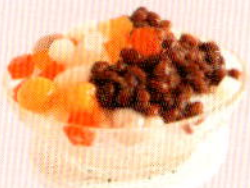

导致消化功能下降

女性

简介

女性由于生理期的原因，身体状况较多，尤其到了更年期，身体荷尔蒙影响会出现代谢失调、贫血和骨质疏松等症状。因此，饮食养生调节对女性来说，显得尤为重要。

温馨提示 Notice

女性服用维生素并非多多益善，应根据具体情况对待。如果饮食中有足够的蔬菜水果，可以不用加取维生素 C。经常在外面晒太阳的人，可由皮肤转化形成丰富的维生素 D。

宜食须知 ①宜补充维生素 C，以延缓衰老。②宜多食富含维生素 D 的食物，以预防骨质疏松。③宜多食含有维生素 E 的食物，以抗衰老、防癌抗癌。

忌食须知 ①忌食用过量甜食，以预防胆结石。②少食高脂肪、高胆固醇的食物。

Good Food 相宜食物搭配及功效

花菜

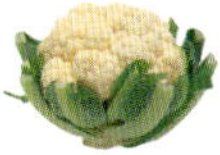

减少心脏病与中风发病

丝瓜

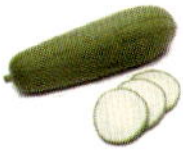

保护皮肤、清除块斑

豌豆

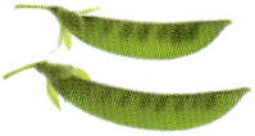

使皮肤柔润光滑

樱桃

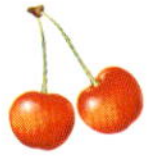

促进血红蛋白再生

番石榴

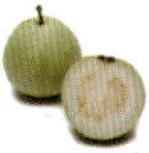

预防癌症

龙眼干

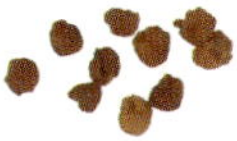

补益心脾、养血宁神

Bad Food 相克食物搭配及后果

冰品类

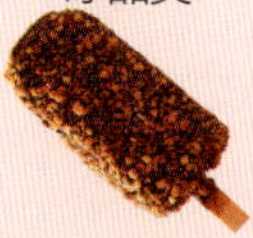

引起食欲下降和消化不良

咖啡

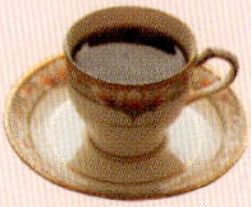

增加患骨质疏松的危险

男性

简介

中年男性是指40岁以后的男性，其身材较女性高大，故需要更多的热量。此外，男人的胆固醇代谢经常遭到破坏，易患心脏病、中风、心肌梗塞和高血压等疾病，因此要注意饮食的安排。

温馨提示 Notice

许多中年男性为了工作或夜间娱乐而熬夜，长时间如此，势必会影响身体的生理功能。如果晚上感到头晕思睡不要硬撑，也不要用咖啡、浓茶去刺激神经，以免发生神经衰弱、高血压、冠心病等。

宜食须知 ①摄取富含纤维的食物，以加强肠胃的蠕动，降低胆固醇。②宜食富含镁的食物，有助提高男性的生育能力。

忌食须知 ①不食用动物性脂肪及胆固醇含量高的食物，以避免胆固醇过高。②不吸烟、喝酒。③忌多食甜食，以避免细胞老化速度加快。

Good Food 相宜食物搭配及功效

花生

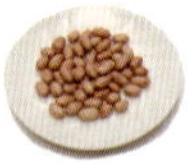

补充营养物

大豆

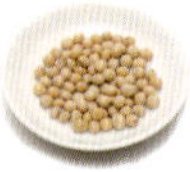

预防心脏病、冠状动脉硬化

芹菜

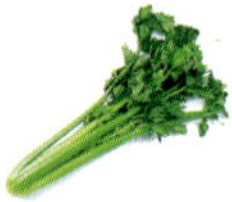

养血补虚、平肝降压

白萝卜

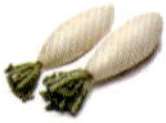

补虚利尿、促进消化

黑木耳

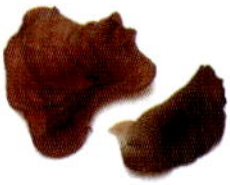

排除肠道堵塞

绿豆

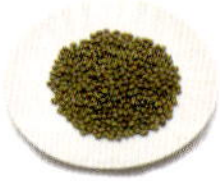

利于消化、降低胆固醇

Good Food 相宜食物搭配及功效

紫菜

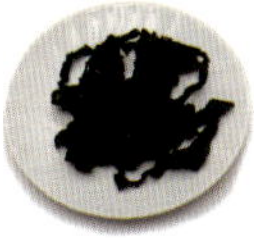

防癌抗癌

香菇

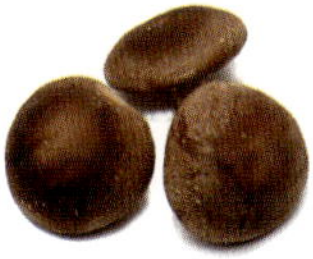

防治高血压

芝麻

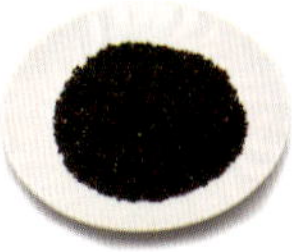

增强免疫力

Bad Food 相克食物搭配及后果

酒

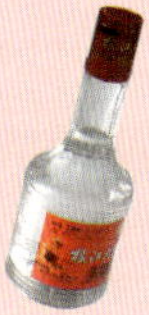

刺激肠胃

油炸食品

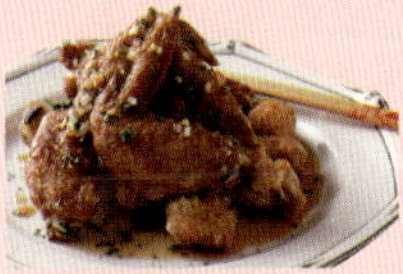

增加肠胃负担

牛油

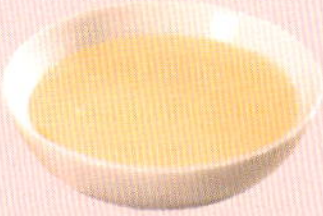

导致肥胖

浓茶

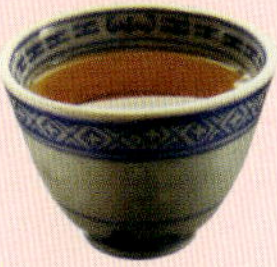

易导致失眠

白糖

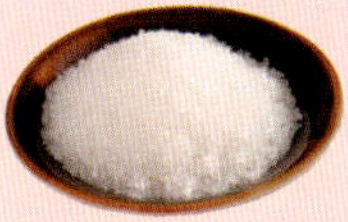

加速细胞老化

咖啡

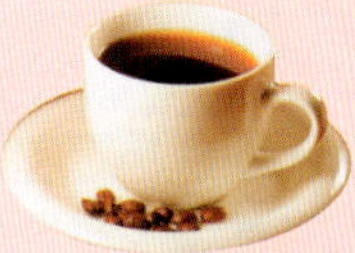

易导致失眠

猪肝

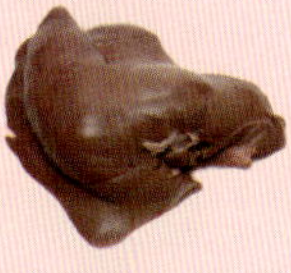

增加胆固醇

猪肾

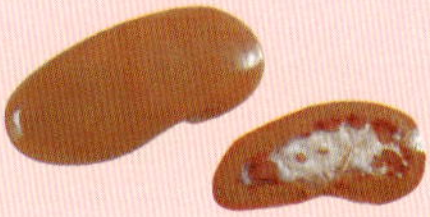

增加胆固醇

产妇

简介

分娩后为补充营养和有充足的奶水，一般都重视产后的饮食滋补。其实大补特补既浪费又有损健康。滋补过量容易导致肥胖，肥胖会使体内糖和脂肪代谢失调，引发各种疾病。因此产妇要注意日常生活中的饮食搭配。

温馨提示 Notice

生产后，内外生殖器的血管多有损伤，若马上服用人参，会影响血管的愈合，导致流血不止，且人参属热性药物，服用过多会使产妇上火或引起婴儿食热。因此，人参若有需要，应在伤口基本愈合时服用。

宜食须知 ①食物种类应齐全、多样化，不要偏食。②要补充足够的优质蛋白，以维持婴儿的生长发育。

忌食须知 ①不可大补特补，滋补过量会导致产妇和婴儿的肥胖，且有损身体。②不可立即节食，否则有害身体。

Good Food 相宜食物搭配及功效

小米粥

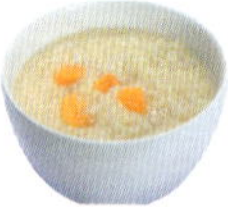

营养滋补

花生

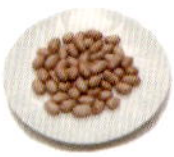

养血止血

芝麻

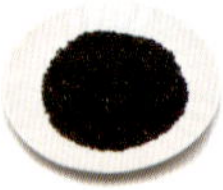

防止钙质流失和便秘

莲藕

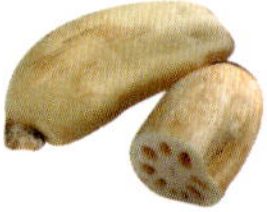

增进食欲，促进乳汁分泌

黄花菜

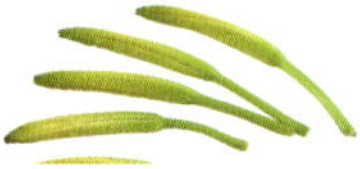

消肿、利尿

莴笋

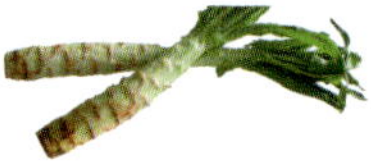

活血、通乳

Good Food 相宜食物搭配及功效

黄豆芽

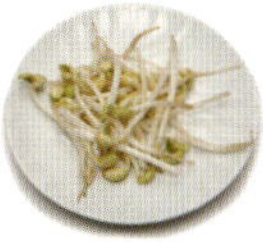

增强抵抗力

猪脚

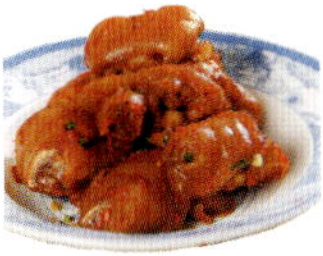

通乳

Bad Food 相克食物搭配及后果

胡椒

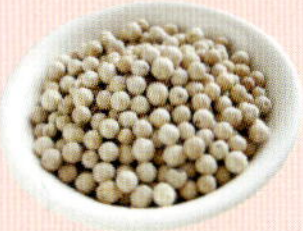

易导致便秘

西瓜

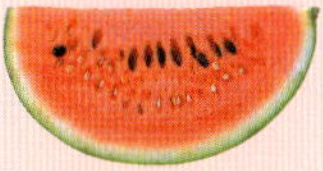

引起产后腹痛

大蒜

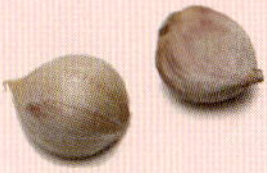

影响肠胃功能

香菜

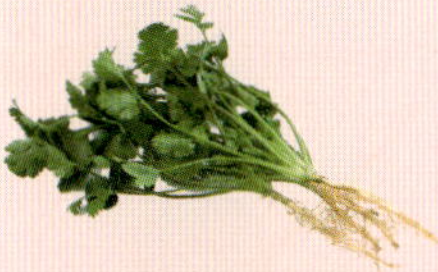

使产后乳汁不足

田螺

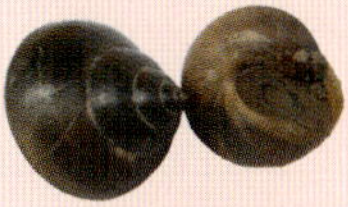

影响脾胃功能

味精

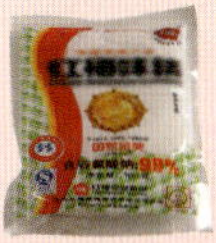

间接导致婴儿缺锌

花椒

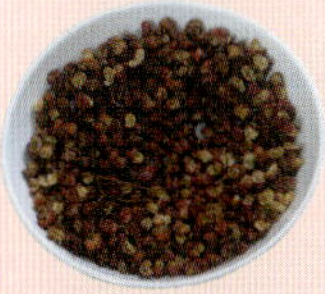

有回乳的作用

人参

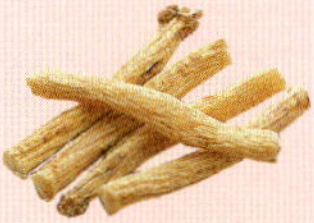

可能引起产后出血
和恶露排除不畅

老年人

简介

人进入老年期，体内细胞的新陈代谢逐渐减弱，生理功能减退，消化系统的调节适应能力也在下降。一连串的生理变化，势必使老年人的营养需要也发生相应的变化。因此要相应地进行饮食方面的调整，才能合理、科学地让老人获取到足够的营养，维持身体健康。

温馨提示 Notice

老年人要保持每天多喝些水，即使不感到口渴也要喝。其标准为 1000 ~ 1500 毫升 / 天，而且在饭前半小喝，更可以增加食欲，同时也有益于老年人的全身健康。

宜食须知 ①多食具有健补脾胃、益气养血作用的食物。②应食用含有丰富蛋白质、维生素、矿物质的特色食物。③少食多餐，营养均衡，口味清淡。④多吃粗粮、蔬菜、水果。

忌食须知 ①老年人忌多食生冷之物。②老年人忌食高糖、高盐食物。③忌食高脂肪、高胆固醇食物。

Good Food 相宜食物搭配及功效

粥

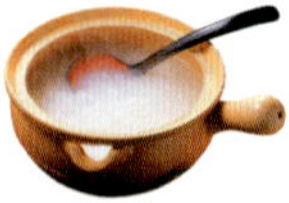

暖脾胃，易消化

燕麦

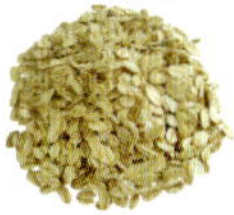

增强体力，延年益寿

黑芝麻

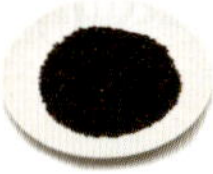

延年益寿

虾皮

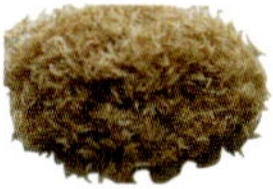

增强体质

鱼

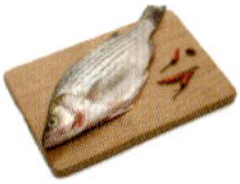

防治高血压

醋

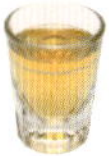

降低血糖

Good Food 相宜食物搭配及功效

青枣

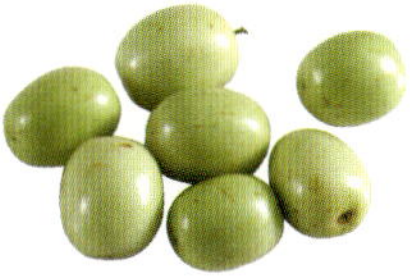

降低胆固醇

羊肉

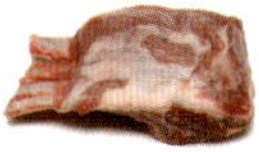

益气补虚、温阳暖身

大豆

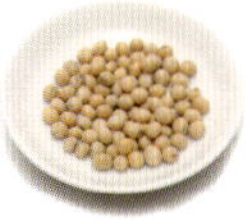

预防心脏病

红枣

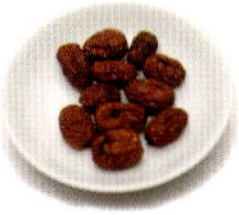

延年益寿

大白菜

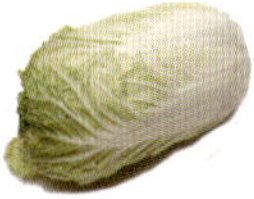

帮助消化

南瓜

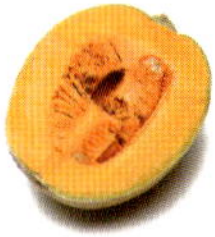

预防动脉硬化、降血糖

Bad Food 相克食物搭配及后果

猪肝

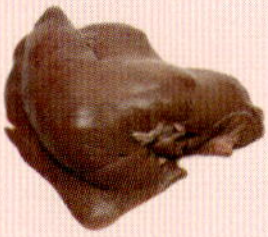

牛髓

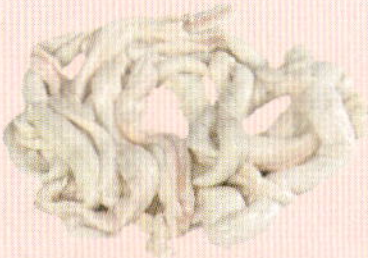

猪肾

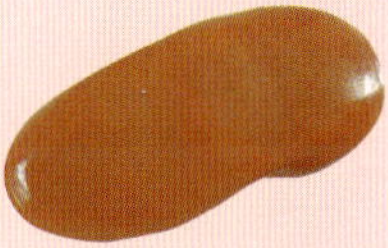

均属胆固醇极高的食品，老年人要慎食

肥肉

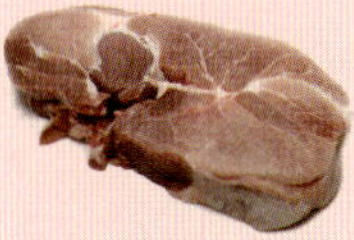

会使胆固醇增加

水果罐头

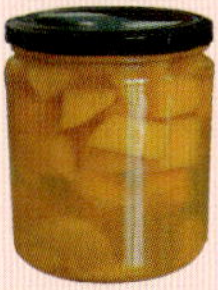

易引起肥胖

浓茶

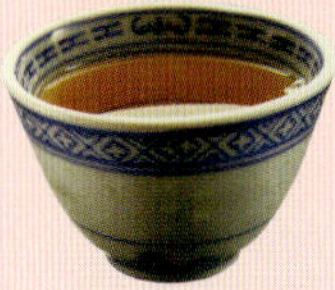

影响睡眠

脑力劳动者

简介 脑力劳动者普遍有久坐于办公桌前，造成四肢血液循环不良、静脉曲张或手脚酸麻等现象。也由于思考劳动强度较大，易患神经衰弱症候群。

温馨提示 Notice

脑力劳动者在进食时，如果只吃精制的米面等主食，会破坏血液中的酸碱平衡，容易引起疲劳、健忘、焦躁。不宜饮食过饱，从事脑力劳动工作的人吃得过饱后，会使大脑活动节奏减慢，工作效率降低。

宜食须知 ①宜多摄取富含维生素A、维生素C及维生素B群的食物。②宜多摄取富含糖类的食品。③宜多摄取富含优质蛋白质的食物。④宜多摄取富含不饱和脂肪酸的食物。⑤宜多摄取富含脑磷脂的食物。

Good Food 相宜食物搭配及功效

动物肝脏

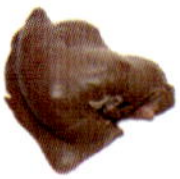

增强免疫力

胡萝卜

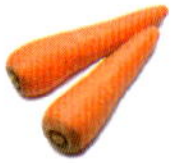

增强抵抗力

花生

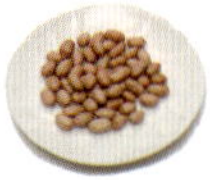

增强记忆

核桃

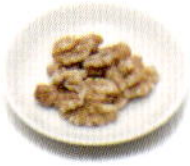

健脑

玉米

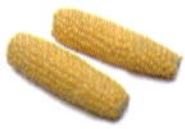

富含谷氨酸，促进脑细胞代谢，有健脑作用

蛋黄

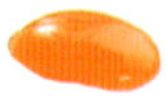

含有卵磷脂，可增强记忆力

牛奶

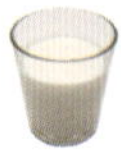

富含大脑必需的维生素B_1、氨基酸

包菜

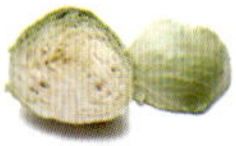

富含维生素B，能预防大脑疲劳

体力劳动者

简介

体力劳动者多以肌肉、骨骼的活动为主，能量消耗多，需氧量高，物质代谢旺盛。劳动者还可能接触一些有害物，所以要通过合理膳食，在一定程度上减少或消除这些有害物质对身体的影响。

宜食须知

①宜加大饭量来获得较高的热量。②要充足地补充水分。补充的水分最好分多次饮，这样可以促使排汗减慢，防止食欲减退，并可减少水分蒸发。③增加蛋白质的摄取。蛋白质除了满足人的身体需要以外，还能增强对各种毒物的抵抗力，多吃些含蛋白质的食物对体力劳动者是十分重要的。④宜补充充足的维生素和无机盐，这不仅能满足人体的需要，而且可以确保某些特殊工作的劳动者身体不受危害。⑤多食抗粉尘的食物。

Good Food 相宜食物搭配及功效

黑木耳

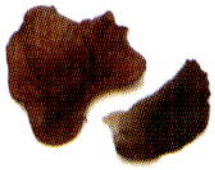

清理肠胃

猪血

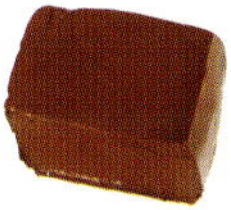

易于毒素排出体外

胡萝卜

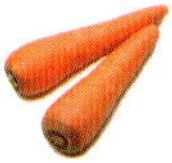

防止呼吸道感染

猕猴桃

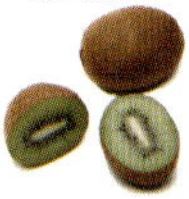

解热、止渴、通淋

橙子

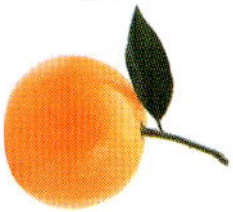

降低胆固醇和血脂

南瓜

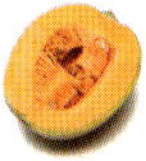

清除体内的有害物

木瓜

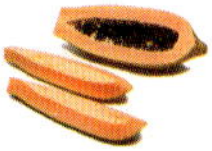

护肝降酵素、抗炎抑菌

瘦肉

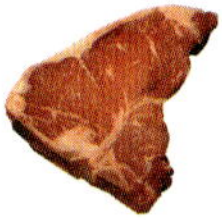

提供高蛋白营养

血虚之人

简介

血虚是指血液亏虚，血的营养和功能减退，以致形体器官失养的病理变化。具体表现为面色苍白或萎黄、失眠、脉虚等。造成血虚的原因有失血过多、饮食不良造成的营养不良及劳累过度、久病未愈等。

温馨提示 Notice

血虚之人平时可通过药补调养，常用的补血中药有当归、熟地、川芎、白芍、阿胶等。用这些中药和补血的食物一起做成可口的药膳，有很好的养血效果。此外，传统中医学认为“久视伤血”，所以血虚体质的人要注意眼睛的休息和保养。

宜食须知 ①多食具有补血、补气、补肾、健脾作用的食物。②多食富含铁、蛋白质、维生素C的食物。

忌食须知 忌吃生冷、性凉的食物。

Good Food 相宜食物搭配及功效

羊肉

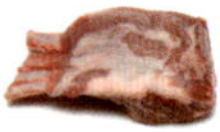

补血

鸡蛋

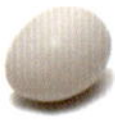

补阴益血、补脾和胃

阿胶

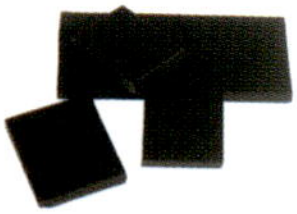

滋阴补血

青枣

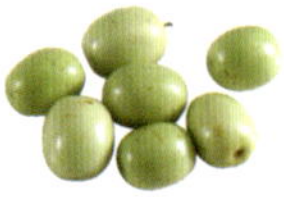

补气养血

桑椹

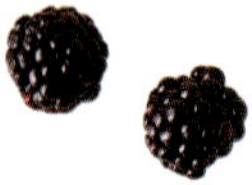

补血

龙眼

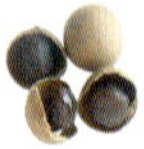

补益心脾，养血安神

菠菜

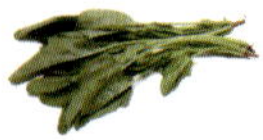

补充钙质和维生素C

黑芝麻

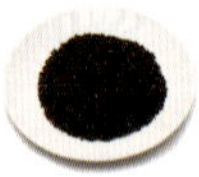

补肝肾、益精血

Bad Food
相克食物搭配及后果

茄子

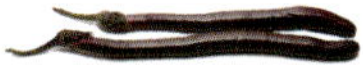

白萝卜

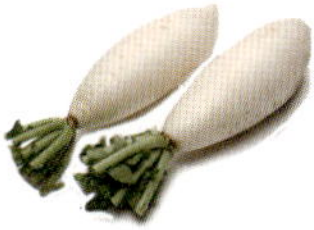

油菜

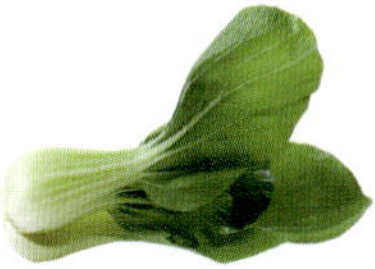

丝瓜

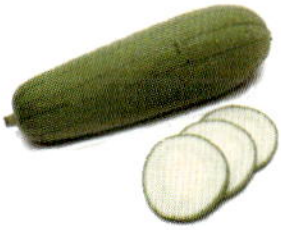

苋菜

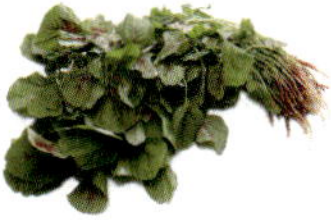

芹菜

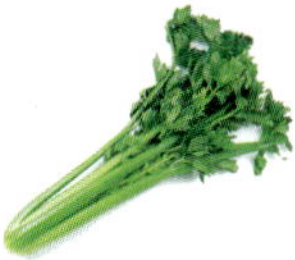

蘑菇

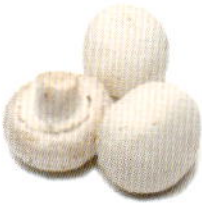

绿豆

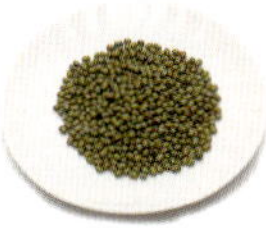

小米

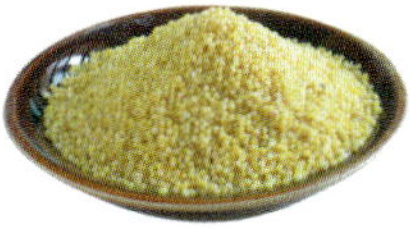

豆腐

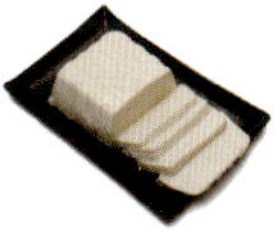

梨

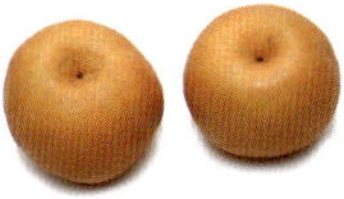

枇杷

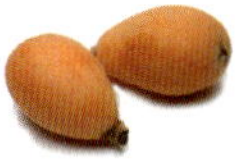

橘子

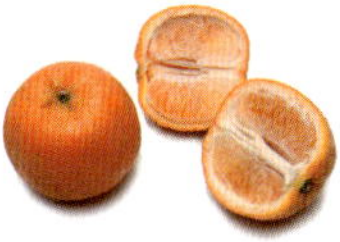

薏仁

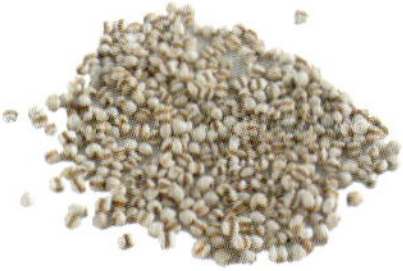

都属凉性的食物，血虚之人应尽量少食

肾虚之人

简介 肾虚是肾脏精气阴阳不足所产生，诸如精神疲乏、腰脊酸痛、健忘脱发、头晕耳鸣、男子不育、女子不孕、更年期症候群等多种疾病的一个综合概念。最常见的两种类型是肾阴虚和肾阳虚。

温馨提示 Notice

肾虚患者在用食物治疗的同时，还可以在运动方面进行辅助治疗。在进行运动的时候，关节、筋等组织也可进行运动，关节、筋由肝所支配，适当运动可以达到养筋健骨、舒筋活络、血脉通畅、健身强身之效，增强自身抵抗力。

宜食须知 ①宜食用具有补肾壮腰、强筋健骨作用的食物。②宜食用具有温补肾阳、滋补肾阴作用的食物。

忌食须知 ①忌食生冷寒凉的食物。②忌食有刺激性、过咸的食物。

Good Food 相宜食物搭配及功效

菜豆

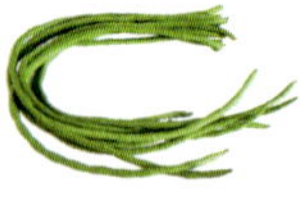

补肾健脾

黑木耳

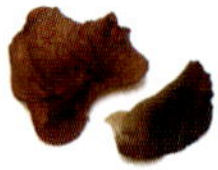

猪骨

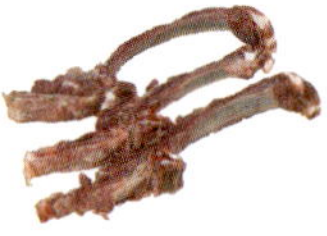

补肾、固腰

猪肾

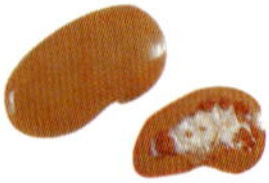

补肾、益精、温补、壮阳

芝麻

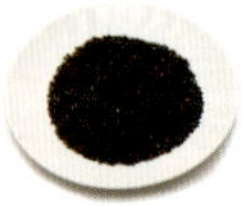

补肝肾、润五脏

Bad Food 相克食物搭配及后果

白萝卜

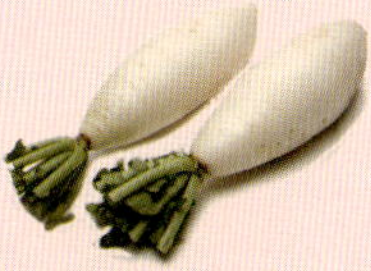

丝瓜

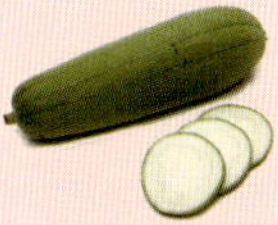

柿子

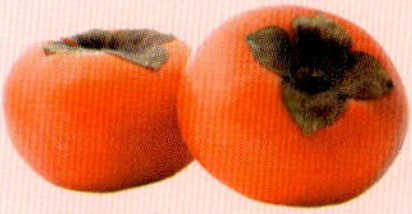

甜瓜

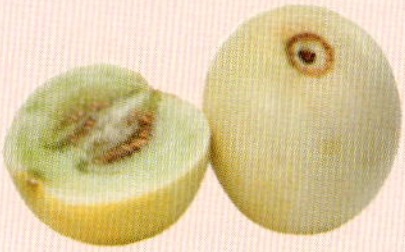

洋葱

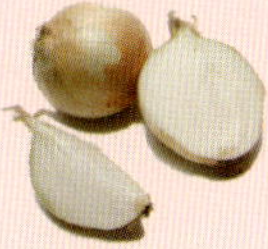

辣椒

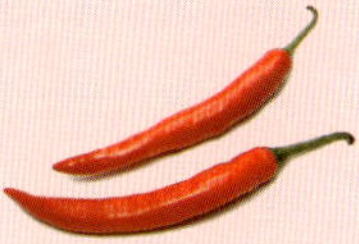

菊花

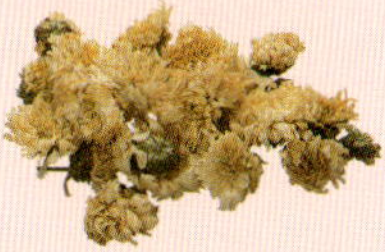

酒

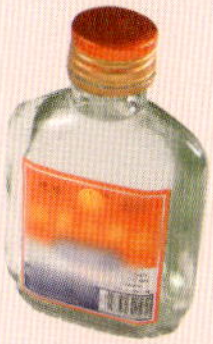

生冷、性寒或有刺激性食物，肾虚之人不宜食用

脾虚之人

简介 脾虚泛指因胃肠功能虚损引起的一连串脾生理功能失常的病理现象。多因饮食失调、劳累过度，或久病体虚所引起。脾虚可出现营养障碍，或发生失血等病症。

温馨提示 Notice

对脾胃病患者来说，食疗亦不可缺少，但必须根据病人的体质和病情不同来选择饮食。若平素脾胃虚寒的人，应多食性味辛热的葱、姜、蒜、胡椒等食物；脾胃虚弱的人，宜食用红枣、山药、芡实等食物。若胃热素盛的人，宜食梨、藕、甘蔗、蜂蜜等甘寒生津之品。

宜食须知 ①宜食甘平、甘温的食物。②宜食温热、易消化的食物。

忌食须知 ①忌食性寒凉的食物。②忌吃辛辣、味重的食物。

Good Food 相宜食物搭配及功效

糯米

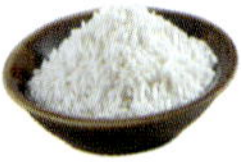

红薯

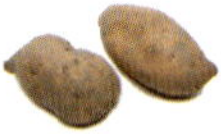

樱桃

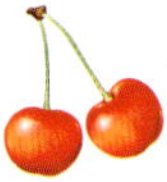

鲫鱼

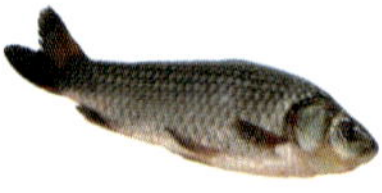

青枣

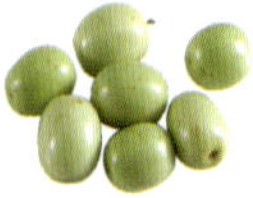

性平、味甘的食物，具有补虚养脾胃的功效

Bad Food 相克食物搭配及后果

鳖

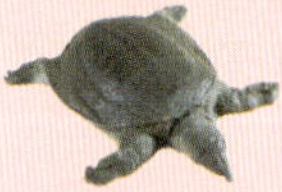

梨

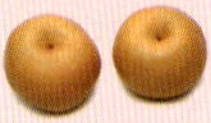

山楂

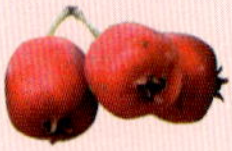

枸杞

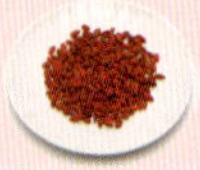

属性寒食物，脾虚之人应慎食

④ 常见病症饮食相宜与相克

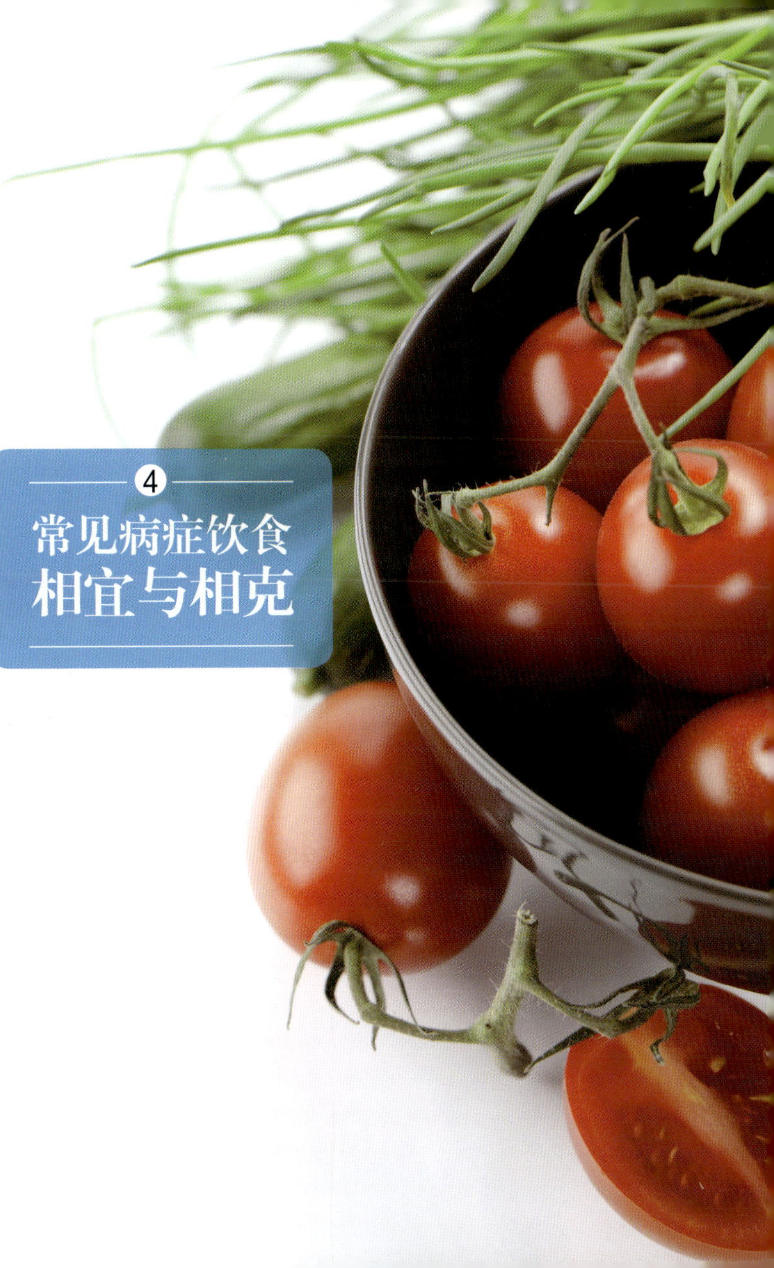

感冒

病症简介

感冒以鼻塞、流涕、喷嚏、头痛、发热等为特征，四时皆有，以冬、春季节为多见。

临床表现

怕寒冷、少发热、无汗，头颈疼痛、四肢酸痛，鼻塞声重、打喷嚏、流涕、咳嗽，口不渴，或口渴时喜热饮，苔薄白，脉浮紧。四季皆可发病，以冬、春两季为多。以老人、小孩多见。也有患者发热较重，头胀痛、面赤、咽喉扁桃腺红肿疼痛，鼻塞、打喷嚏、流涕，涕稠，咳嗽痰稠。

病症类型

风寒型感冒
风热型感冒
暑湿性感冒

致病原因 Reason

风寒型感冒多季节冷热交替，袭击体表，肺气不宣所致。而风热病者，风热之气，先从咽喉入于肺也。暑湿性感冒为夏季暑湿之气过盛，加之在冷气房间待得太久，或过食生冷，感受暑湿夜寒，致寒邪直中胃肠。

Good Food 相宜食物搭配及功效

醋

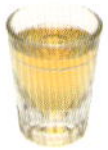

胡椒

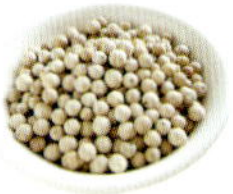

花椒

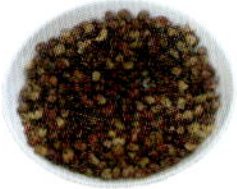

肉桂

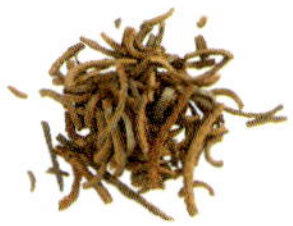

米粥

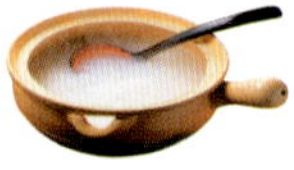

洋葱

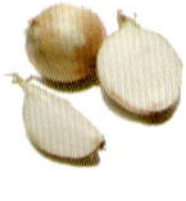

南瓜

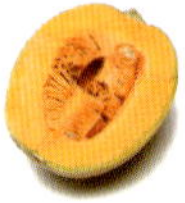

青菜

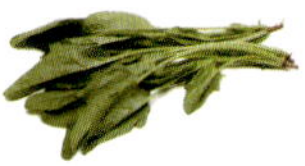

具有发散风寒、辛温解表作用的食物

红豆

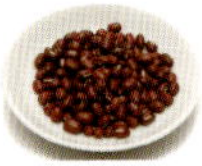

菜豆

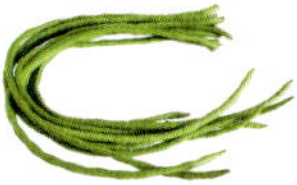

杏

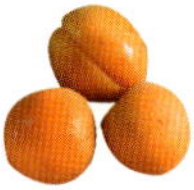

桃子

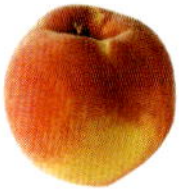

具有发散风寒、辛温解表作用的食物

Bad Food 相克食物搭配及后果

螃蟹

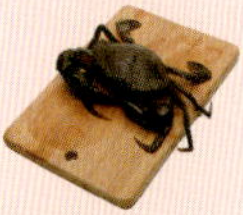

鸭肉

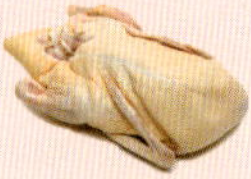

鸡肉

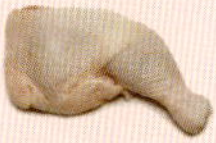

猪肉

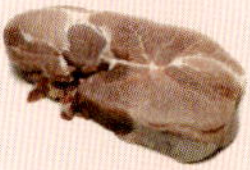

柿饼

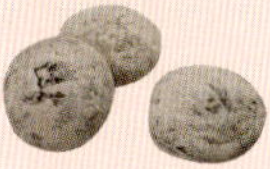

银耳

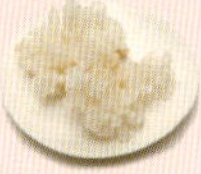

葡萄

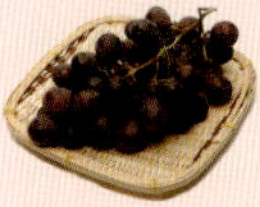

胡萝卜

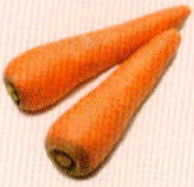

红薯

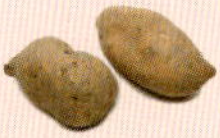

丝瓜

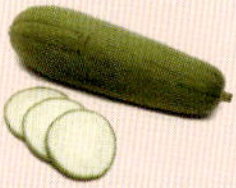

性凉、生冷之物不宜食用

生活一点通

感冒患者如果不很严重，可自服生姜、葱白、芫荽煎汤，可发汗散寒。这种感冒与病人受风寒有关，治疗应以辛温解表为原则。

气喘

病症简介

气喘是一种慢性支气管疾病，病者的气管因为发炎而肿胀，呼吸管道变得狭窄，因而导致呼吸困难。

临床表现

外源性气喘常伴有发作先兆，如发作前先出现鼻痒、咽痒、流泪、喷嚏、干咳等，发作期出现喘息、胸闷、气短、平卧困难等；内源性气喘一般先有呼吸道感染、咳嗽、吐痰、低热等，后逐渐出现喘息、胸闷、气短，多数病程较长，缓解较慢。

病症类型

内源性气喘
外源性气喘

致病原因 Reason

气喘病的发病原因很多，猫狗的皮屑、霉菌等过敏原的侵入、微生物感染，过度疲劳，情绪波动大，气候寒冷导致呼吸道感染，天气忽然变化、气压降低等，都可能导致气喘病发作。

Good Food 相宜食物搭配及功效

鸡肉

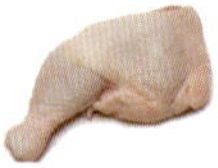

瘦肉

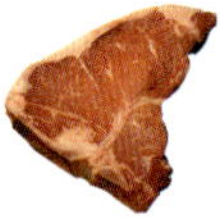

豆腐

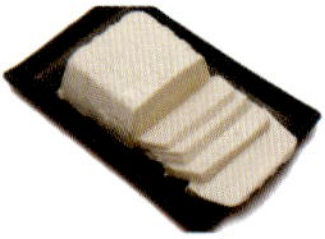

蛋白质含量高的食物

生姜

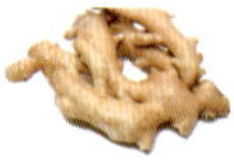

青枣

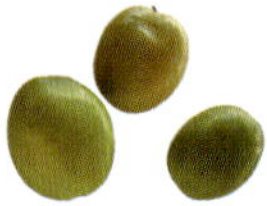

西红柿

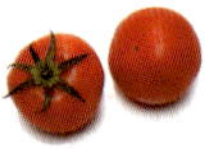

发病期要补充维生素和矿物质

柚子

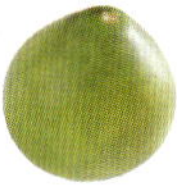

白果

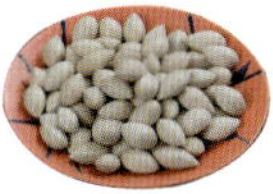

核桃

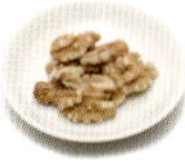

芝麻

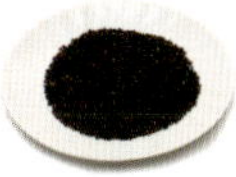

蜂蜜

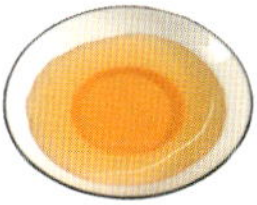

刀豆

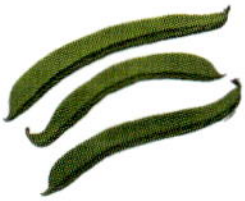

燕窝

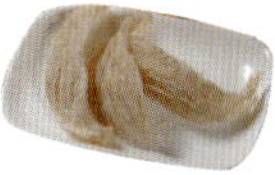

冬虫夏草

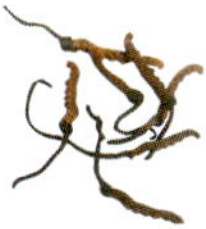

丝瓜

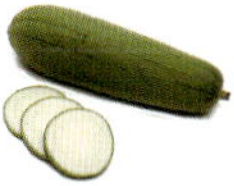

补肾纳气、化痰止喘的食物

Bad Food 相克食物搭配及后果

辣椒

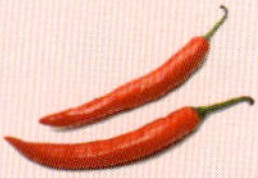

韭菜

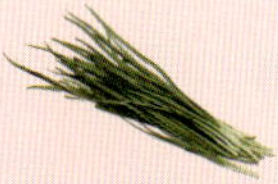

蒜

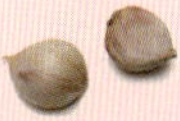

辛辣食物助火生痰，应忌食

盐

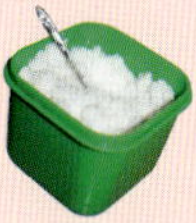

味精

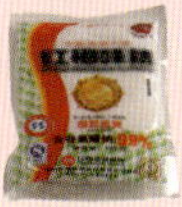

多钠食物，会增加支气管反应性，应少食

牛奶

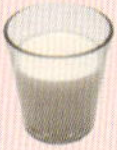

含过敏原，应避免

Bad Food 相克食物搭配及后果

酒

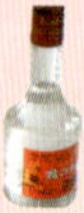

碳酸饮料

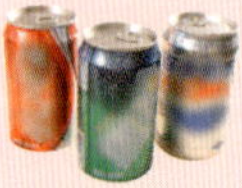

冷饮

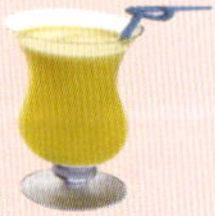

冰淇淋

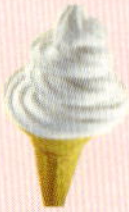

酒精、碳酸饮料及冷饮进入血液会使心跳加快，肺呼吸功能降低；冰品会间接刺激气管，易诱发气喘

鱼

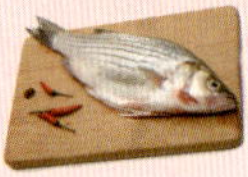

虾

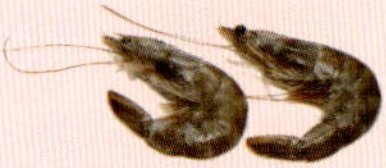

蟹

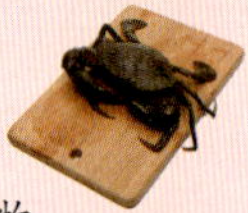

动物性蛋白质过高，易引起过敏的食物

芋头

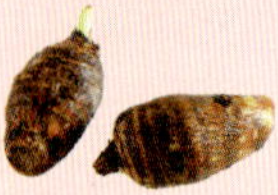

豆类

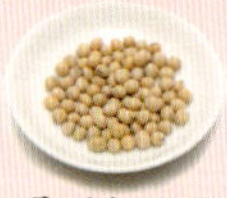

红薯

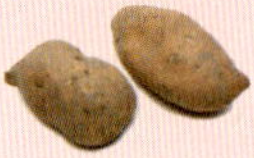

薯类食物，易引起腹胀，加重气喘

生活之宜

①气喘病多在夜间发作，因此患者应注意保持卧室的温度和湿度，同时注意空气流通。

②尽量远离猫、狗等动物，避免其皮屑引起过敏反应。

③加强耐寒锻炼，登高远眺对预防气喘病有帮助。

生活之忌

①入住刚喷涂过油漆的房间，至少待房间开门窗通风一周后入住，以避免油漆味对呼吸道的刺激。

②使用丝绵和羽绒材质的衣被和床上用品。

③吸入干冷空气。

肾炎

病症简介 系指蛋白尿、血尿、高血压、水肿为基本临床表现，病情迁延，病变缓慢进展，最终将发展为慢性肾衰竭的一种肾小球病。

临床表现 ①水肿，程度可轻可重。轻者仅早晨起床后发现眼眶周围、面部肿胀或午后双下肢踝部出现水肿；严重者可出现全身水肿。②高血压，有些患者是以高血压症状来医院求治的，化验小便后，才知道是慢性肾炎引起的血压升高。③尿异常改变，尿异常几乎是慢性肾炎患者必有的现象。

病症类型

原发性肾小球疾病
继发性肾小球疾病

致病原因 Reason

肾炎的病因很多，临床所见的肾小球疾病大部分属于原发性，小部分为继发性，如糖尿病、过敏性紫癜、系统性红斑狼疮等引起的肾损害。我们常说的肾炎属原发性，病因尚未完全阐明。

Good Food 相宜食物搭配及功效

鱼汤

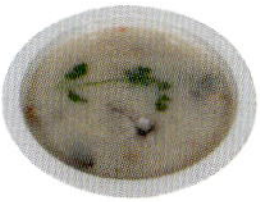

米饭

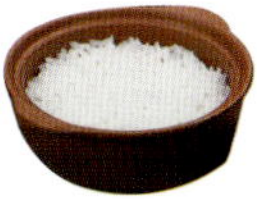

植物油

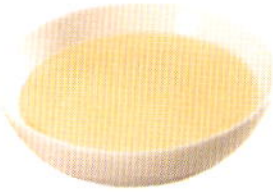

淡水鱼

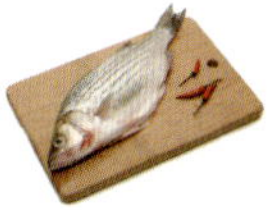

低蛋白质、补充热能的食物

苹果

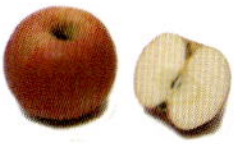

草莓

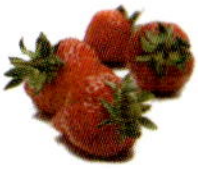

葡萄

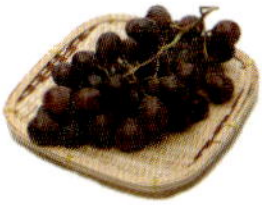

橙子

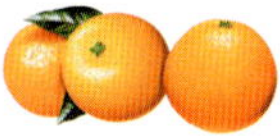

维生素含量高的食物

Good Food 相宜食物搭配及功效

山楂

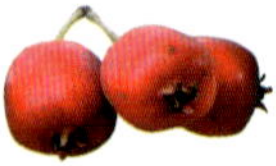

西红柿

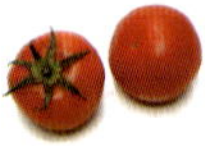

胡萝卜

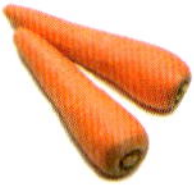

南瓜

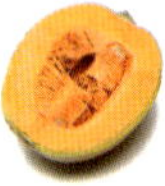

维生素含量高的食物

Bad Food 相克食物搭配及后果

盐

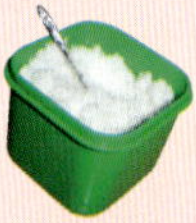

皮蛋

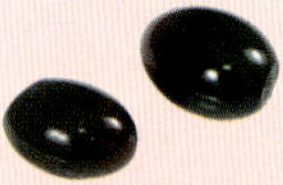

香蕉

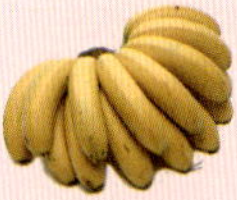

百合

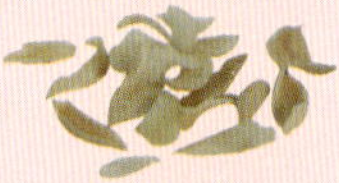

酸菜

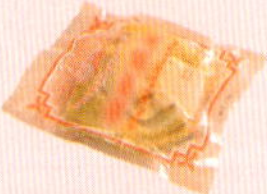

玉米

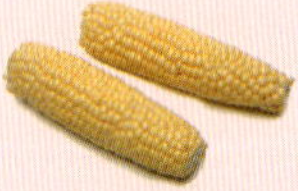

红薯

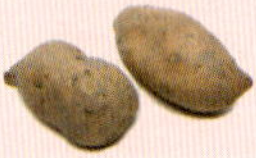

糙米

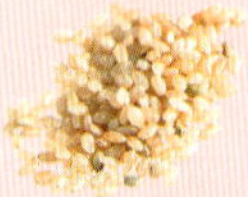

钠、钾含量高的食物

动物内脏

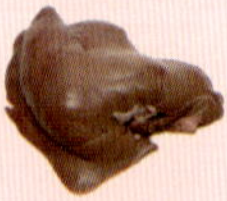

肥肉

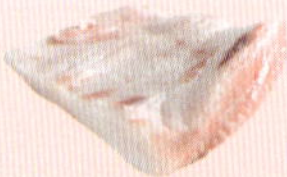

酒

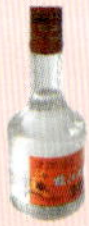

浓茶

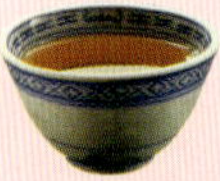

咖啡

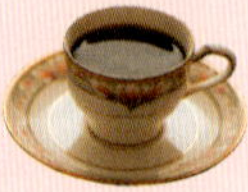

咖哩

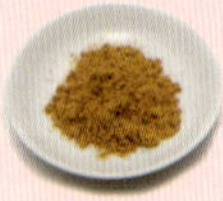

芥末

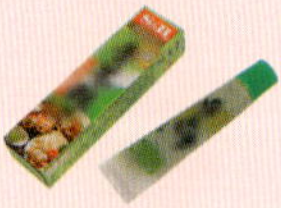

辣椒

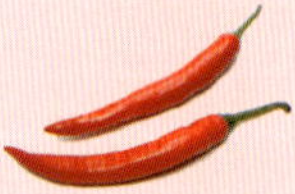

辛辣、油腻、难以消化的食物

胡椒

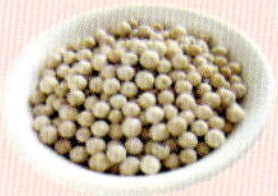

花生

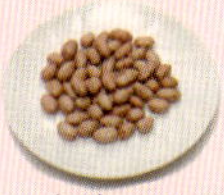

核桃

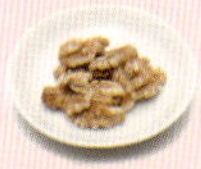

杏仁

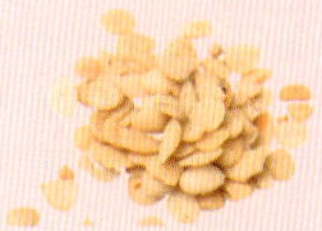

辛辣、油腻、难以消化的食物

韭菜

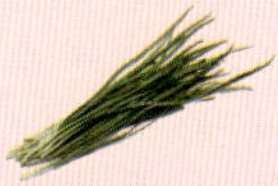

茴香

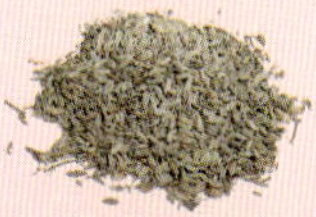

芹菜

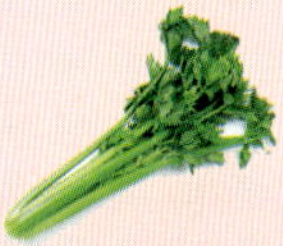

蒿子杆

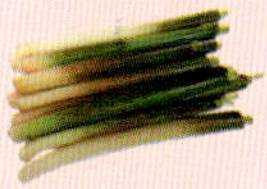

白萝卜

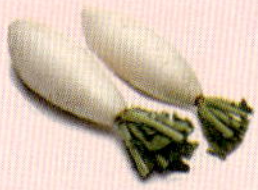

菠菜

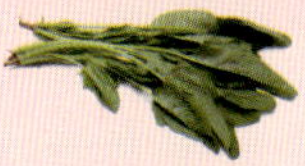

芦笋

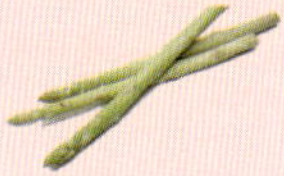

苋菜

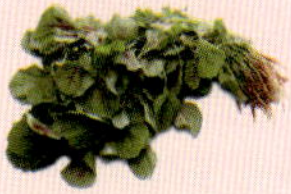

含挥发油多的蔬菜，会影响肾功能

生活之宜

①经常进行户外运动，在阳光下多做运动多出汗，可帮助排除体内多余的酸性物质，多呼吸新鲜空气，减少发病的机率。

②控制饮食结构，少肉多菜，多吃绿色有机食品。

生活之忌

①心理压力过大，影响代谢正常进行。

②生活习惯不规律，加重体质酸化，病毒容易入侵。

③毫无节制地抽烟喝酒，导致体质的酸化。

扁桃体炎

病症简介

扁桃体炎即为扁桃体发炎。此病可引起耳、鼻以及心、肾、关节等局部或全身的并发症。该病的致病原以溶血性链球菌为主。

临床表现

急性充血性扁桃体炎多表现为全身，局部症状较轻。检查见扁桃体充血、肿胀，表面无脓性渗出物，常有邻近部位的黏膜炎症。慢性肥大性扁桃体炎的扁桃体呈现不同程度肿大，淋巴组织显著增生。而慢性纤维性扁桃体炎的扁桃体体积缩小、质硬，淋巴组织往往萎缩至消失。

病症类型

急性扁桃体炎
慢性扁桃体炎

致病原因 Reason

病原体通过飞沫、直接接触等途径传入，平时隐藏在扁桃体小窝内，当人体因劳累、受凉或其他原因而致抵抗力减弱时，病原体迅速繁殖而引起发病。

Good Food 相宜食物搭配及功效

稀饭

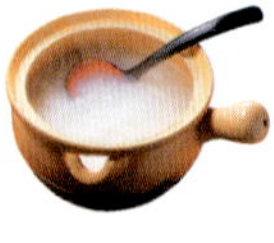

绿豆汤

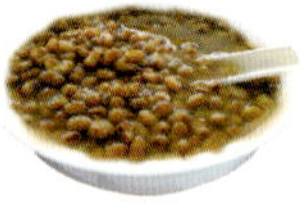

青菜

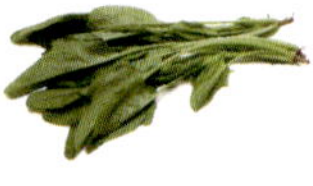

西红柿

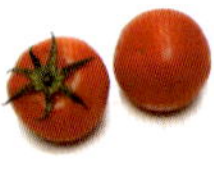

豆腐

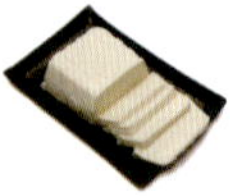

胡萝卜

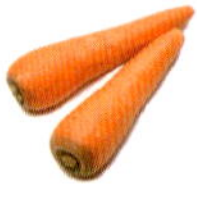

包菜

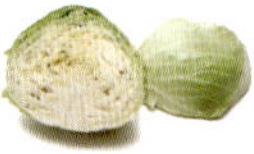

菠菜

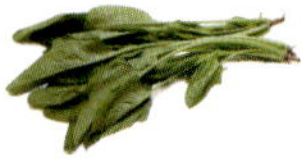

清淡、水分多的食物

梨　金橘　蜂蜜

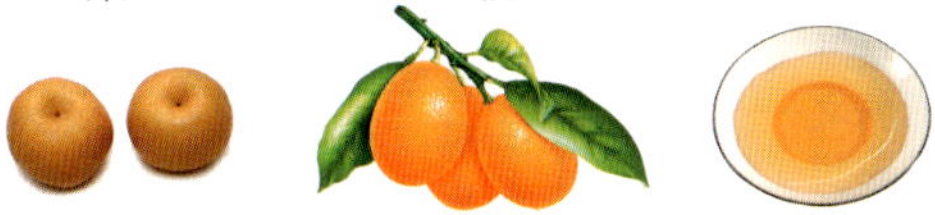

有利于消炎、止痛、化痰、润喉作用的食物

Bad Food
相克食物搭配及后果

姜　辣椒　大蒜

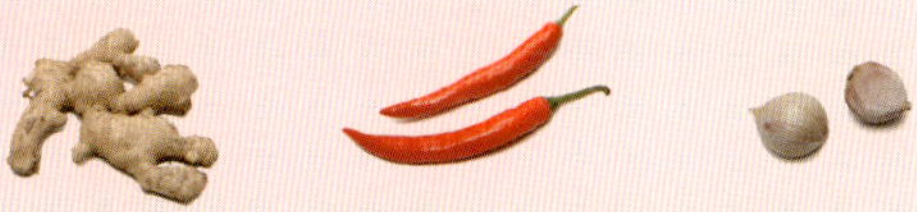

辛辣、油腻、刺激性强的食物

生活之宜

①养成良好的生活习惯，保证充足的睡眠时间。
②除去室内潮湿空气，随天气变化及时增减衣服。
③规律运动，提高身体抗病能力。

生活之忌

①过度劳累。
②抽烟、饮酒。
③挑食、暴饮暴食。

生活一点通

如何预防扁桃体炎复发?
①有明显的咽痛症状时及时就医，以防扩散感染。
②如果反复发作，最好在炎症消退后进行手术治疗。

头痛

病症简介 头痛一般起病较缓，时作时止，遇劳累受风，或情志刺激则常易发作，并有脏腑气血不足等内邪症候，以虚证居多。

临床表现 一般发病较急，病势较剧，多表现掣痛、跳痛、胀痛、重痛，痛无休止，多因外邪所致，多见于感冒病人。起病较急，头痛持续不解，伴有恶寒、发热、鼻塞流涕、骨节疼痛、咳嗽等病症，多属实证。

病症类型

气虚头痛
血虚头痛
阴虚头痛
阳虚头痛

致病原因 Reason

内伤不足，先天禀赋不足，或劳欲伤肾，阴精耗损，或年老气血衰败，或久病不愈，产后、失血之后，营血亏损，气血不能上营于脑，髓海不充则致头痛。此外，外伤跌扑或久病之人血行不畅也易致头痛。

Good Food 相宜食物搭配及功效

薄荷

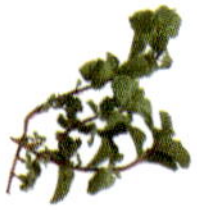

木瓜

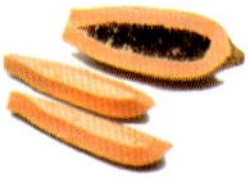

白菜

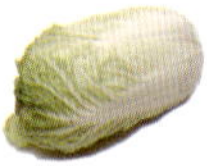

茄子

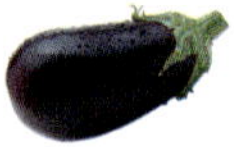

白萝卜

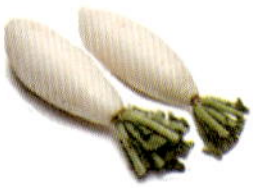

马铃薯

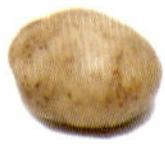

玉米

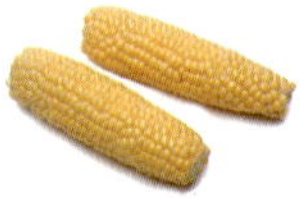

具有散寒清热、疏风止痛作用的食物

Bad Food
相克食物搭配及后果

肥肉

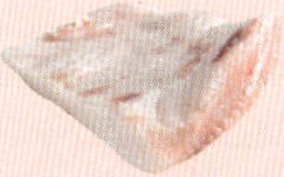

香肠

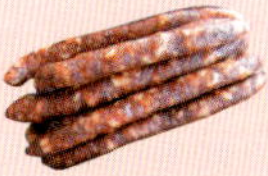

薯条

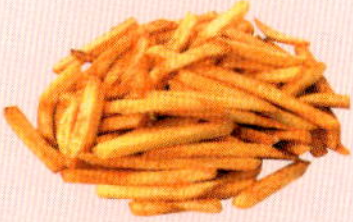

炸鸡

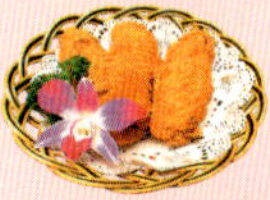

油腻煎炸食物

葡萄

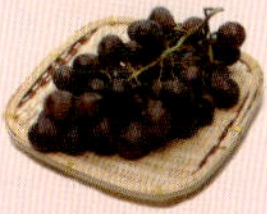

田螺

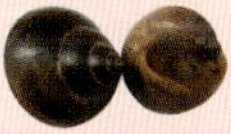

蛤蜊

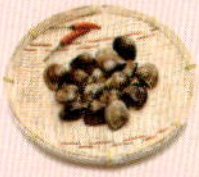

柿饼

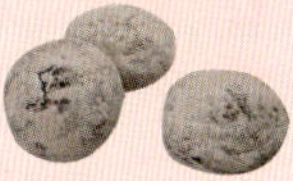

莲藕

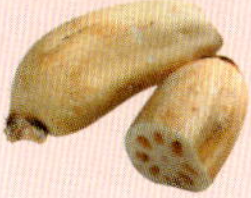

红薯

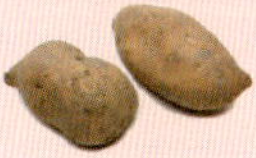

丝瓜

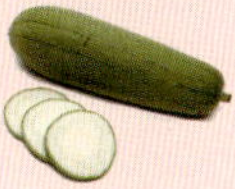

荸荠

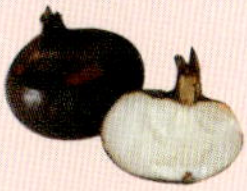

黄瓜

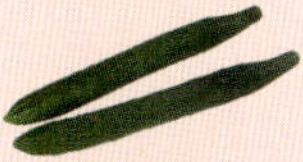

香蕉

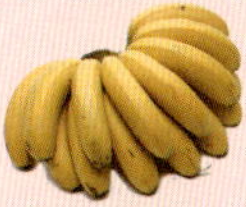

西瓜

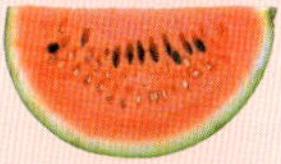

绿豆芽

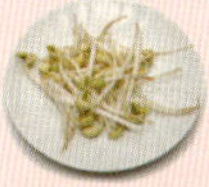

蕺菜

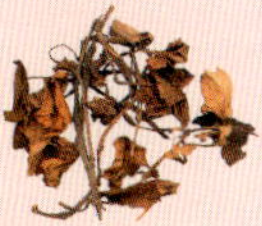

莼菜

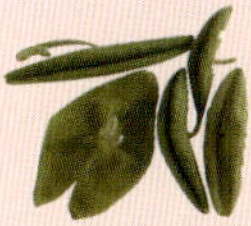

芹菜

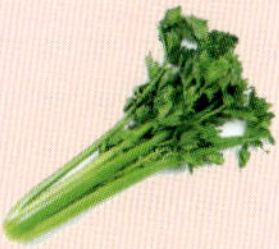

生冷、性味寒凉的食物

腹胀

病症类型

脾虚腹胀
气滞腹胀
胆胃不合

病症简介　腹胀即腹部胀大或胀满不适。可以是主观上感觉腹部胀满，常伴有呕吐、腹泻、嗳气等；也可以是客观上检查发现腹部膨隆。

临床表现　一般说来胃肠气胀均有腹部膨隆。局限于上腹部的膨隆，多见于胃或横结肠积气所致。小肠积气腹部膨隆可局限于中腹部，也可为全腹部膨隆。结肠积气腹部膨隆可局限于下腹部或左下腹部。幽门梗阻时，上腹部可有胃型及蠕动波，肠梗阻时可见肠型及肠蠕动波，肠鸣音亢进或减弱。

致病原因 Reason

①食物发酵：回肠下端和升结肠如果有食糜，可以引起食糜发酵，产生大量的气体，引起腹胀。②吸入空气：吃东西时，因讲话或饮食习惯不良，吸入大量空气，而引起肠胀气。③胃肠道中，气体吸收障碍。

Good Food 相宜食物搭配及功效

香菜

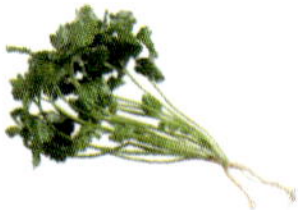

山楂

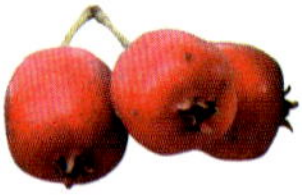

紫苏

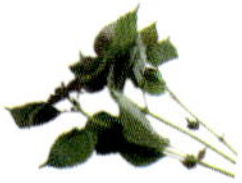

白豆蔻

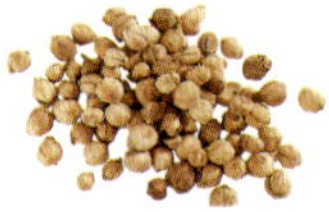

柑橘皮

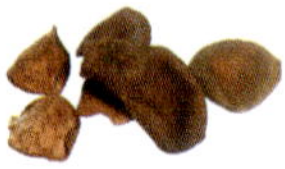

金橘

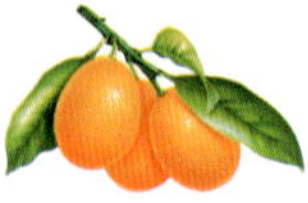

橙子

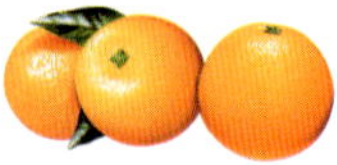

茶叶

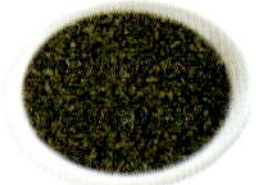

具有疏肝理气作用的食物

Good Food 相宜食物搭配及功效

胡萝卜

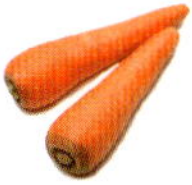

西红柿

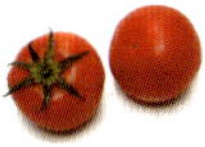

菜豆

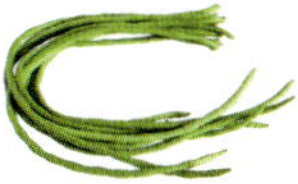

大白菜

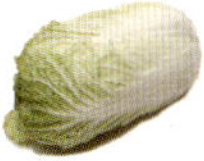

空心菜

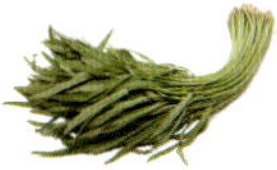

佛手柑

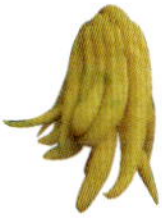

多纤维素的蔬菜和水果

杨梅

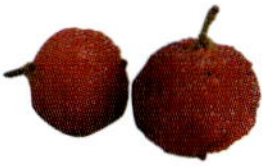

冬瓜

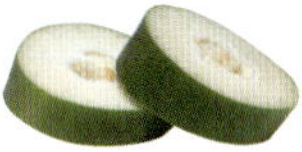

苦瓜

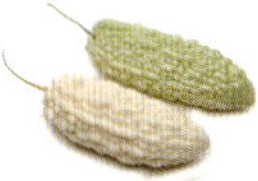

消食导滞的清淡食物

Bad Food 相克食物搭配及后果

薯类

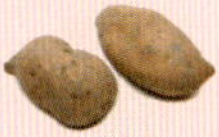

糯米

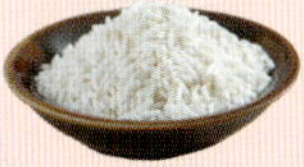

龙眼

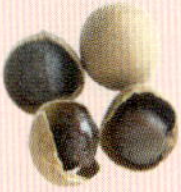

豆类

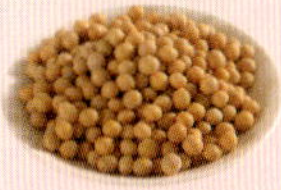

黏糯滋腻、难以消化的食物

辣椒

酒

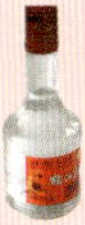

辛辣、刺激性强的食物

贫血

病症简介 在一定容积的循环圈，血液内红血球计数、血红蛋白量以及红血球压积均低于正常标准，称为贫血。贫血可能是一种复杂疾病的临床表现。

临床表现 头晕、眼花、耳鸣、面部及耳轮色泽苍白、心慌、心悸、夜寐不安、疲乏无力，指甲变平凸而脆裂，注意力不集中，食欲不振，月经不调。妇女发病较多。沿海和平原地区，成年男子的血红蛋白如低于12.5g/dl，成年女子的血红蛋白低于11.0g/dl，可以认为有贫血。12岁以下儿童比成年男子的血红蛋白正常值约低15%左右，男孩和女孩无明显差别。海拔高的地区一般要高些。

病症类型

缺铁性贫血
出血性贫血
溶血性贫血
再生障碍性贫血

致病原因 Reason

①造血的原料不足。②血细胞形态的改变。③人体的造血机能降低。④红血球细胞受到过多的破坏或损失。

Good Food 相宜食物搭配及功效

茄子

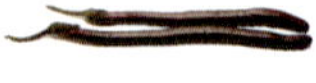

西红柿

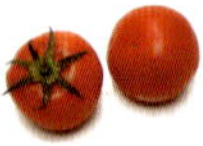

马铃薯

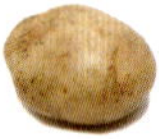

红薯

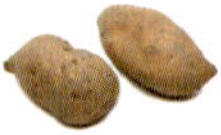

草莓

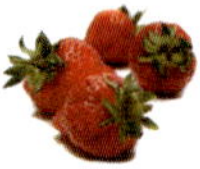

橘子

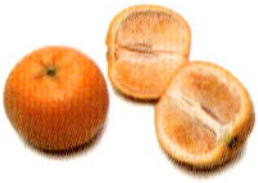

柿子

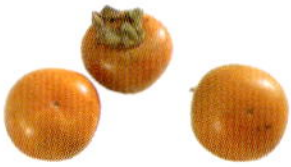

苹果

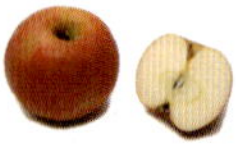

富含维生素C的蔬菜和水果

生活之宜

①进行适当体

②保证充足的

③选择阳光充

生活之忌

①与患传染病

②抽烟、饮酒

生活一点通

贫血患者的自

①经常感觉头
　金星”。

②精神不振

③月经不规

④指甲条纹

⑤面色灰暗

⑥轻微体力

Good Food

相宜食物搭配及功效

葡萄

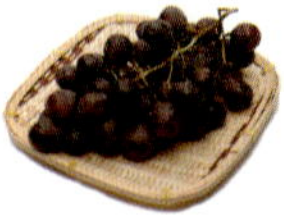

桃子

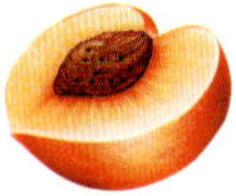

梨

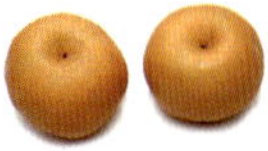

富含维生素C的绿色蔬菜和水果

动物肝脏

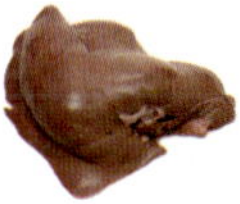

瘦肉

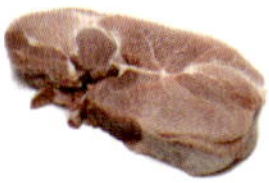

蛋黄

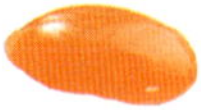

黑豆

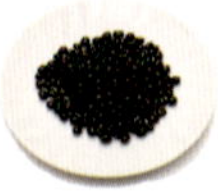

黄豆

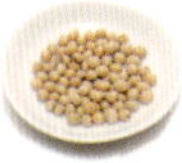

黑芝麻

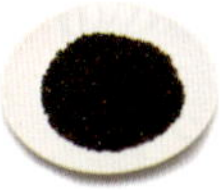

黑木耳

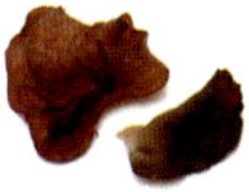

紫菜

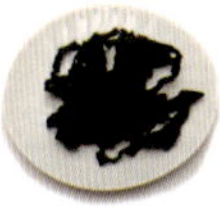

胡萝卜

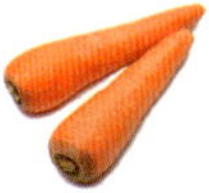

菠菜

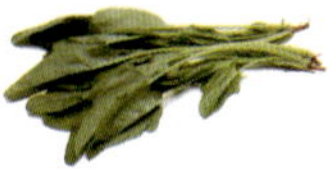

龙眼

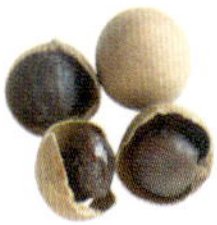

具有补血作用的高铁、高蛋白、高维生素的食物

Bad Food
相克食

荸荠

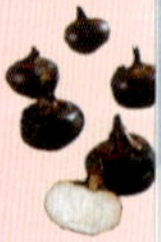

荷叶

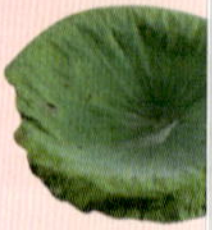

槟榔

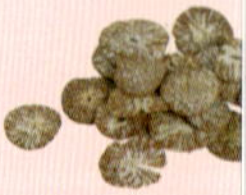

辣椒

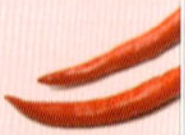

白萝卜

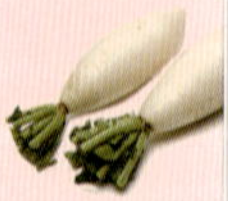

Good Food
相宜食物搭配及功效

苦瓜	玉米	麦麸
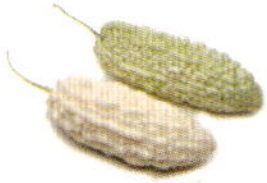	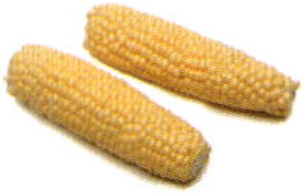	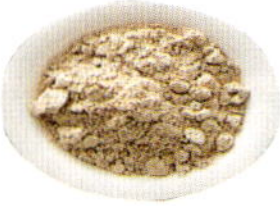
木耳	银耳	
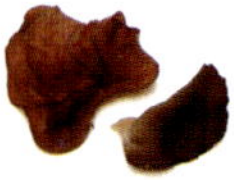	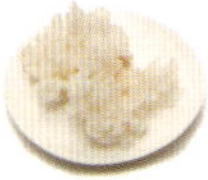	

可降低血糖的食物

Bad Food
相克食物搭配及后果

蜂蜜	水果干	果酱	马铃薯
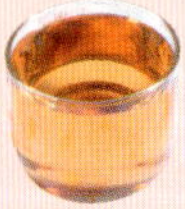	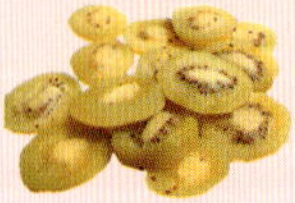	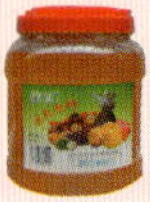	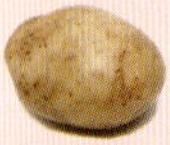
红薯	白糖	栗子	热茶
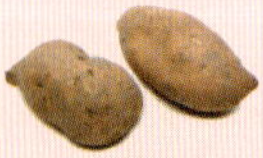	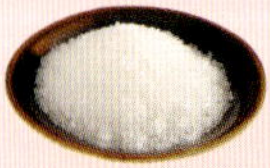	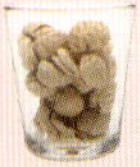	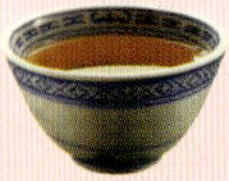

容易使血糖升高的糖类

奶油	肥肉	酒	油炸食品
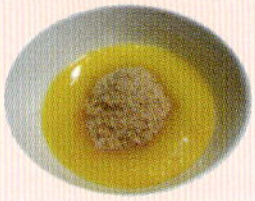	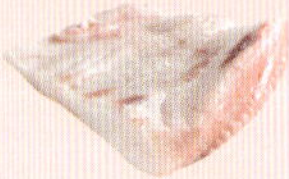	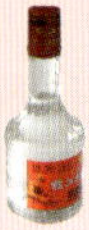	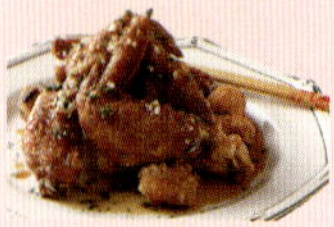

辛辣、刺激、肥腻的食物

Bad Food
相克食物搭配及后果

乌骨鸡 牛奶 牛肉

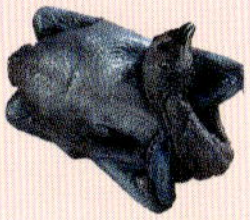

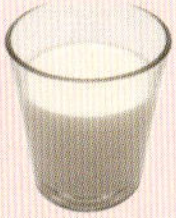

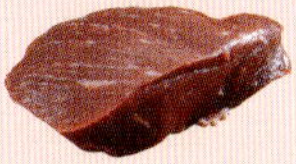

产生酮体，容易引发中毒的食物

生活之宜

①保持良好的作息习惯，避免熬夜、日夜颠倒。
②保持良好的卫生习惯，预防各种疾病，万一生病，要选择副作用小的药物进行治疗。
③加强体育活动，进行适当的有氧运动。

生活之忌

①饮食不规律，偏食，暴饮暴食。
②情绪不稳定，大悲大喜。
③饮食种类有宜忌，分量更应控制，以免血糖升高。

生活一点通

糖尿病人跌倒后的急救步骤

①首先，要判断是猝死还是昏迷，是短暂性脑缺血发作还是脑卒中，有无骨折。
②让患者平卧，头侧向一边，保持呼吸道通畅，清除呕吐物，以防止误吸引起窒息。
③仔细观察患者的变化，如发现呼吸停止，立即进行人工呼吸。

Bad Food 相克食物搭配及后果

猪肉

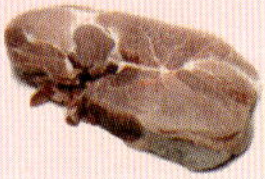

猪肝

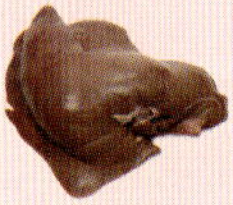

饼干点心

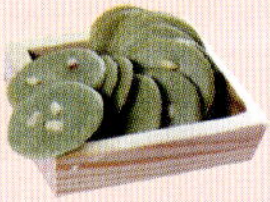

巧克力

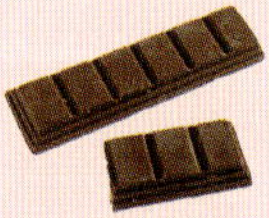

鸭蛋

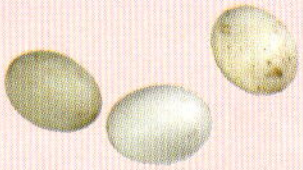

冰淇淋

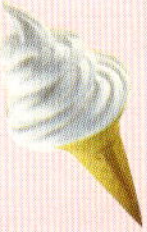

皮蛋

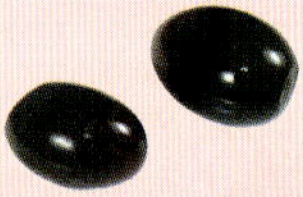

高脂肪和高胆固醇的食物

辣椒

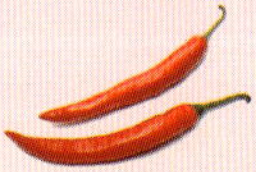

胡椒

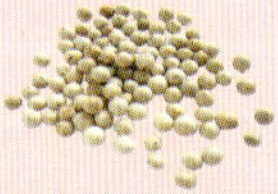

芥末

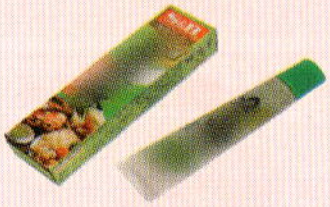

白酒

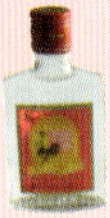

咖啡

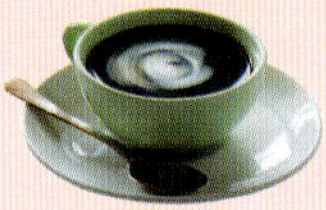

辛辣、刺激性强的食物

生活之宜

①按时进餐，避免胆汁在胆囊内滞留时间过长。
②注意饮食卫生，防止肠道内进入寄生虫。
③多进行体育活动，尤其是进入40岁后的女性，在减少脂肪摄取的同时应促进脂肪的分解。
④有胆囊炎、糖尿病、肾炎、甲状腺功能低下的患者要积极治疗，防止诱发胆结石。
⑤每年定期体检，包括肝胆超音波检查。

生活之忌

①节假日时，亲朋好友聚会大吃大喝。
②不吃早餐，空腹时间太长。
③喝生水。

生活一点通

随着生活条件的不断提高，亲朋好友间的聚会也逐渐增多，节日期间更是大餐一顿连着一顿，吃大鱼大肉的频率愈来愈高，暴饮暴食与饮食肥腻成了胆结石等结石病的主要诱因。一些经常忙于应酬、过夜生活、长期出差的男性甚至还会发生肾结石。要想预防胆结石的发生，就一定要注意合理饮食，改变不良生活习惯。胆结石有以下九大诱发因素：经常喜欢吃高糖、高胆固醇、高脂肪饮食；患胆道寄生虫病者；女性激素增高者；肥胖及体力活动减少者；胆囊及胆道感染者；身患某些疾病；长期服降血脂药物；长期精神紧张、抑郁；遗传。

脂肪肝

病症类型

肥胖性脂肪肝
酒精性脂肪肝
营养不良性脂肪肝
糖尿病脂肪肝

病症简介 脂肪肝是指由于各种原因，引起肝细胞内脂肪堆积过多的病变。一般而言，脂肪肝属可逆性疾病，早期诊断并及时治疗，常可恢复正常。

临床表现 脂肪肝的临床表现多样，轻度脂肪肝患者通常仅有疲乏感，而多数脂肪肝患者较胖，故更难发现轻微的自觉症状。中重度脂肪肝有类似慢性肝炎的表现，会有食欲不振、疲倦乏力、恶心、呕吐、体重减轻、肝区或右上腹隐痛等。

致病原因 Reason

①长期饮酒，致使肝内脂肪氧化减少。②长期摄取高脂饮食或长期大量吃糖、淀粉等碳水化合物，使肝脏脂肪合成过多。③肥胖、缺乏运动，使肝内脂肪输入过多。④糖尿病。⑤肝炎。⑥某些药物引起的急性或慢性肝损害。

Good Food 相宜食物搭配及功效

玉米

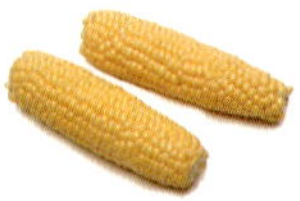

燕麦

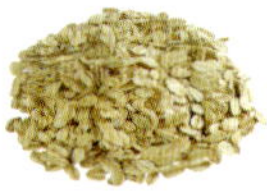

海带

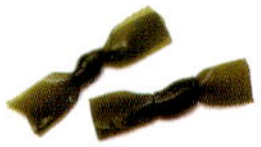

苹果

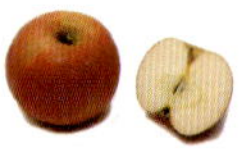

红薯

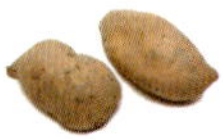

黑芝麻

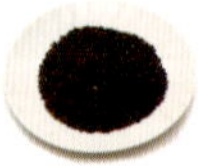

黑木耳

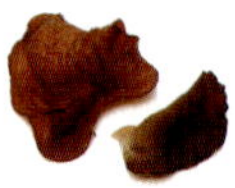

具有降低血清胆固醇作用的食物

Good Food 相宜食物搭配及功效

山楂

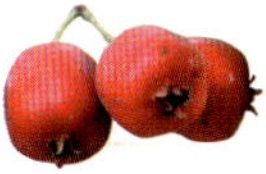

何首乌

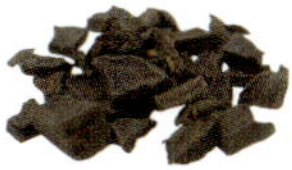

无花果

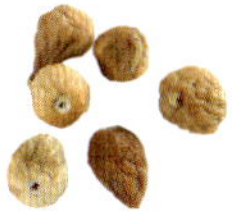

对肝脏没有毒性的药食兼用食品

Bad Food 相克食物搭配及后果

蒜

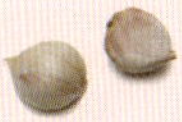

辣椒

辛辣、刺激性强的食物

肥肉

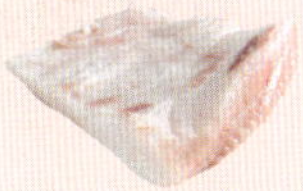

动物内脏

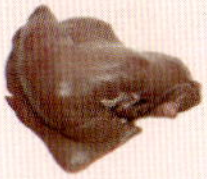

巧克力

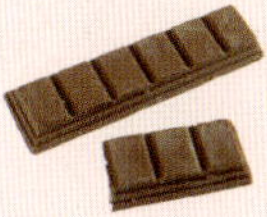

肥腻、胆固醇含量高的食物

生活一点通

如何改善脂肪肝?

①绝对不能再喝酒，酒精是损害肝脏的第一杀手。

②减肥，避免营养过剩，以及长期摄取过多的动物性脂肪、植物油、蛋白质和碳水化合物，减少体内的脂肪也很重要。

③尽量避免各种药物，有数十种药物与脂肪肝相关，如四环素、类固醇、合成雌激素、某些抗肿瘤药物及降脂药等，都可以导致脂肪在肝内积聚。

胃炎

病症类型

急性胃炎
慢性胃炎

病症简介 胃炎是胃黏膜炎症的统称，是一种常见疾病，可分为急性和慢性两类。发病者通常存在饮食上的不良习惯。

临床表现 急性胃炎一般为上腹部不适或疼痛、肠绞痛、食欲减退、恶心和呕吐，严重可导致发热、畏寒、头痛、脱水、酸中毒、肌肉痉挛和休克等。慢性胃炎主要分为浅表性胃炎、慢性萎缩性胃炎和厚性胃炎三类。需要注意的是，有些患者虽病情严重，但无临床表现。

致病原因 Reason

急性胃炎为病毒感染、大量饮酒、食物过敏、过量服用水杨酸类药物等所致。慢性胃炎多由饮食不节制、喜食酒辣生冷、精神状态不佳等不良生活习惯引起。

Good Food 相宜食物搭配及功效

米汤

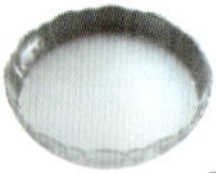

藕粉

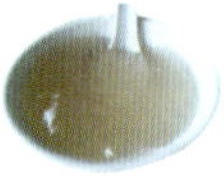

果汁

有助于减轻胃部刺激的汤汁类食物

Bad Food 相克食物搭配及后果

蔗糖

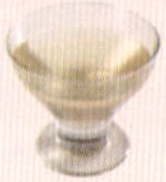

牛奶

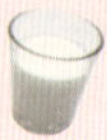

豆制品

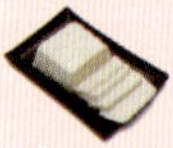

肥肉

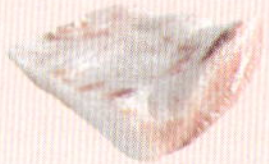

易产气、肥腻、辛辣的食物

Bad Food

相克食物搭配及后果

奶油

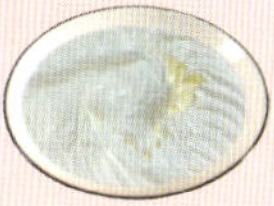

油炸食品

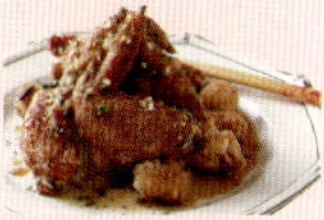

辣椒

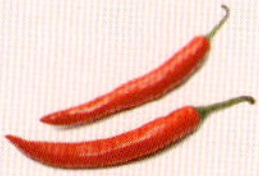

洋葱

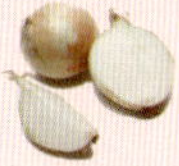

胡椒

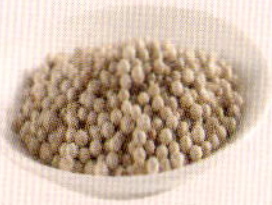

芥末

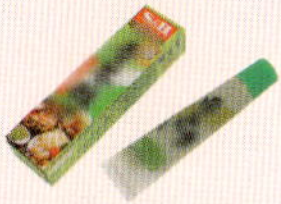

茶

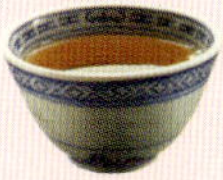

咖啡

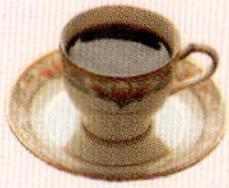

易产气、肥腻、辛辣的食物

生活之宜

①注意适当的休息、运动，保持生活规律。
②保持精神愉快、乐观。

生活之忌

①生活不规律，工作过于劳累，精神高度紧张，睡眠不足。
②暴饮暴食，饮食不卫生。
③抽烟、饮酒。

生活一点通

练气功可防治胃病

气功是防治胃病的一种有效方法。气功有轻松、镇静的作用，可调节大脑皮层的功能状态，抑制兴奋病灶，对精神因素引起的胃炎效果最好。慢性胃炎病人可练内养功，通过入静、放松和调息增强机体的主动调节作用，加强肠胃消化功能。

胃、十二指肠溃疡

病症简介

胃、十二指肠溃疡是极为常见的疾病。它的局部表现是位于胃十二指肠壁的局限性圆形或椭圆形的缺损。患者有周期性上腹部疼痛、反酸、嗳气等症状。本病易反复发作，呈慢性病程。

临床表现

上腹部疼痛，可为钝痛、灼痛、胀痛或剧痛，也可表现为仅在饥饿时隐痛不适。典型者表现为轻度或中度剑突下持续性疼痛，可被制酸剂或进食缓解。临床上约有2/3的疼痛呈节律性。节律性疼痛大多持续几周，随着缓解数月，可反复发生。

致病原因 Reason

感受外邪，内伤饮食，情志失调，劳倦过度，伤及于胃则胃气失和、气机郁滞（气滞血瘀、宿食停滞、胃气郁滞），则为胃络失于温养，胃阴不足。如果胃失濡养，则脉络拘急，气血运行不畅。

Good Food 相宜食物搭配及功效

馒头

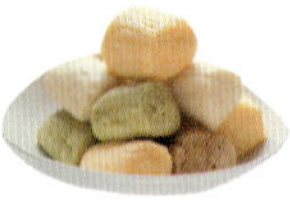

米饭

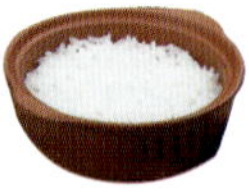

米粥

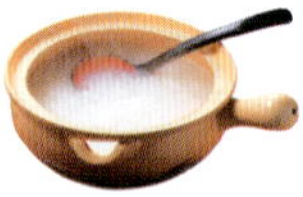

蛋花汤

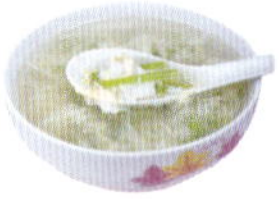

牛、羊肉

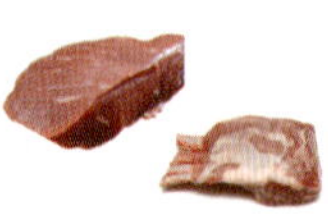

豆制品

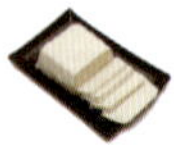

莲子

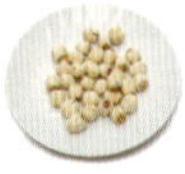

青枣

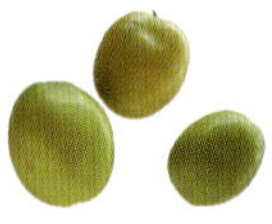

具有理气和胃、止痛作用的食物

Good Food 相宜食物搭配及功效

胡萝卜

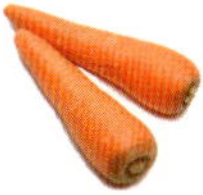

扁豆

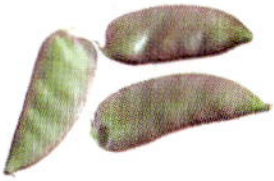

鲫鱼

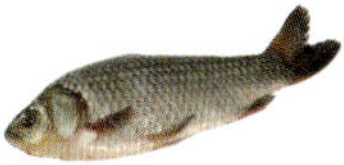

墨鱼

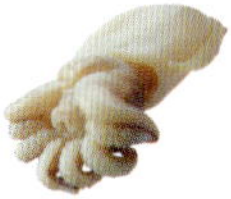

具有理气和胃、止痛作用的食物

Bad Food 相克食物搭配及后果

酒

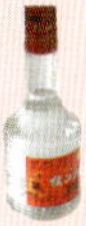

咖啡

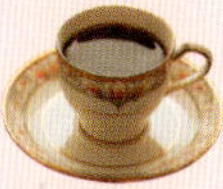

酸菜

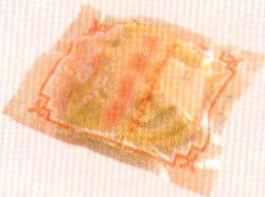

浓醋

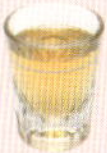

辣椒

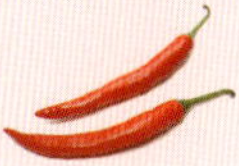

胡椒

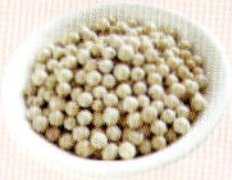

浓茶

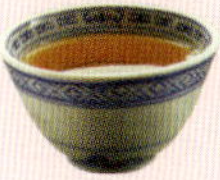

竹笋

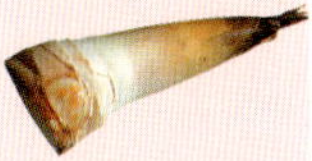

芥菜

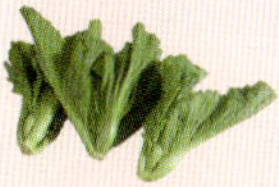

芹菜

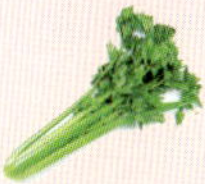

韭菜

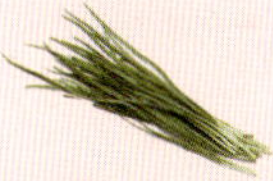

辛辣刺激、煎炸、生冷的食物

生活一点通

溃疡虽然容易治疗，但是容易复发，保持充足的睡眠、适度的运动及消除过度的紧张是基本的方法。

老年痴呆症

病症类型

老年原发性退行性痴呆
脑血管性痴呆
混合性痴呆

病症简介 老年痴呆症是一种进行性发展的致死性神经退行性疾病，日常生活能力进行性减退，并有各种神经精神症状和行为障碍。

临床表现 ①遗忘期：表现为特别健忘，并在记忆障碍的同时，渐渐出现认识能力和定向力障碍。②精神错乱期此期痴呆持续加重，认识功能进一步减退，思维情感障碍及个人人格改变明显。③痴呆期：患者严重痴呆，处于完全缄默、完全卧床、完全丧失生活自理能力的状态。

致病原因 Reason

①脑变性疾病：最为多见的是阿兹海默病性痴呆，在老年前期发病的又叫做早老性痴呆。②脑血管病：最常见的有多发性脑梗塞性痴呆。③遗传因素。④内分泌疾患。⑤营养及代谢障碍。⑥肿瘤：恶性肿瘤引起代谢失调可导致痴呆。

Good Food 相宜食物搭配及功效

蛋黄

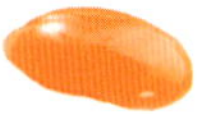

芝麻

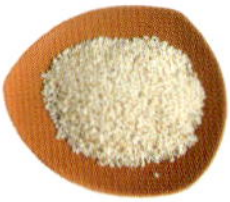

花生

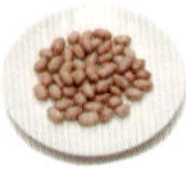

黄豆

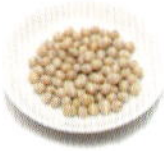

银耳

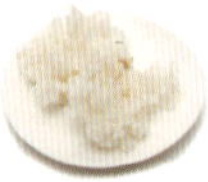

骨头汤

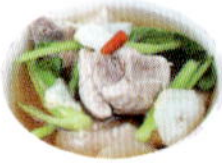

瘦肉

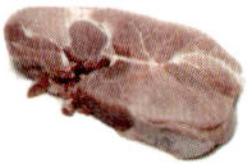

鱼

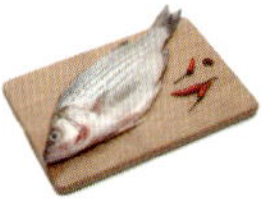

富含卵磷脂、增强记忆力、延缓衰老的食物

Good Food 相宜食物搭配及功效

核桃

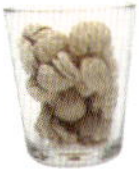

鸡蛋

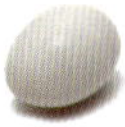

包菜

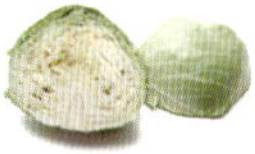

富含胆碱、维生素B_{12}的食物

芹菜

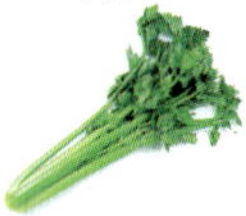

黄瓜

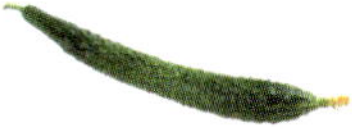

香蕉

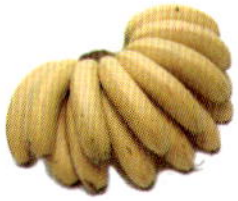

记忆力不佳者宜多食新鲜蔬菜、水果

Bad Food 相克食物搭配及后果

动物内脏

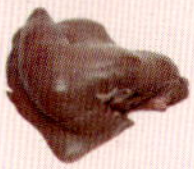

香肠

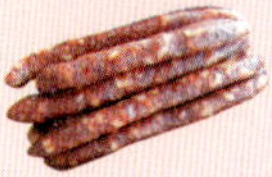

肥肉

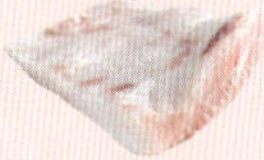

鸭肉

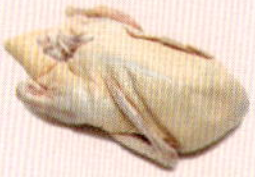

油腻肥厚的食物

酒

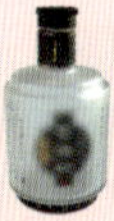

辣椒

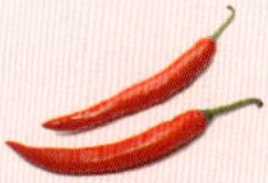

大蒜

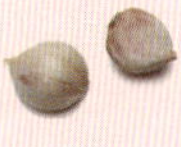

芥末

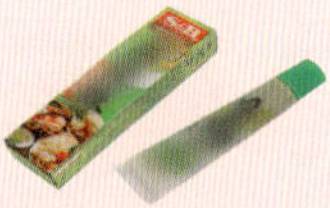

辛辣、刺激的食物

盐

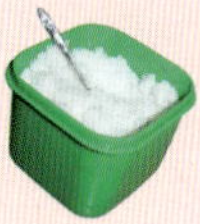

雪里红

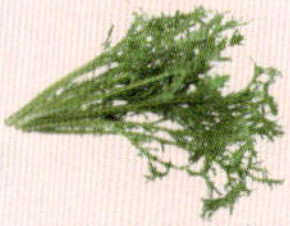

黄豆

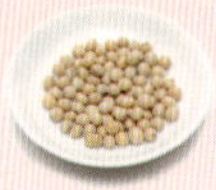

钠含量高的食物

咽炎

病症简介 咽炎是一种常见的上呼吸道炎症，急性期若未及时治疗，往往转为慢性。患者出现咽痛、咽痒、声嘶、咽异物感、频繁干咳。

临床表现 起病急，初起时咽部干燥、灼热，继而疼痛，吞咽唾液时咽痛往往比进食时更为明显；可伴发热、头痛、食欲不振和四肢酸痛；侵及咽部，可伴声嘶和咳嗽。口咽及鼻咽黏膜呈急性充血，咽后壁淋巴滤泡和咽侧索也见红肿，间或在淋巴滤泡中央出现黄白色点状渗出物；颌下淋巴结肿大并有压痛，重者可累及会厌及杓状会厌襞，发生水肿。

✚病症类型

急性咽炎
慢性咽炎

致病原因 Reason

①病原微生物，包括细菌、病毒、螺旋体、立克次体等。②物理或化学性刺激。③气候、季节因素，寒冷可直接对咽部黏膜造成刺激和损害。

Good Food 相宜食物搭配及功效

柑橘

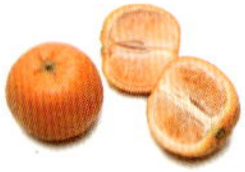

甘蔗

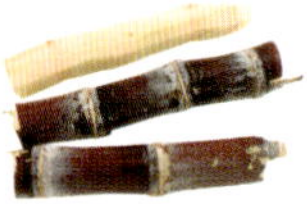

橄榄

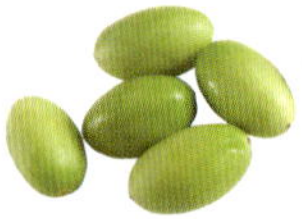

梨

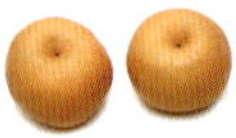

苹果

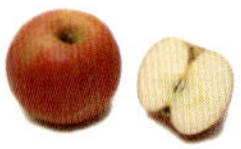

尽量多食用含维生素C较多的水果和蔬菜

Bad Food 相克食物搭配及后果

辣椒

葱

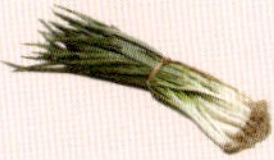

姜

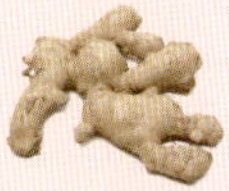

蒜

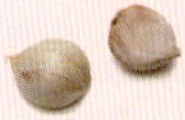

辛辣、刺激性食物

炒花生

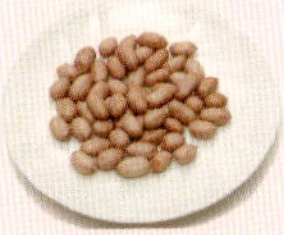

腊肉

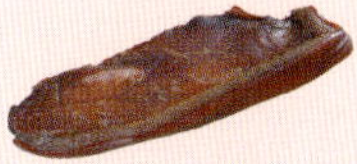

冰镇饮料

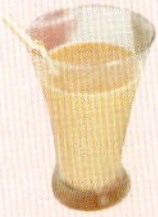

冰淇淋

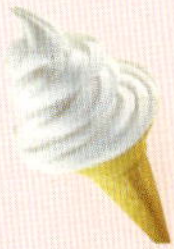

烟熏、腊制及过冷、过热的食物

炒瓜子

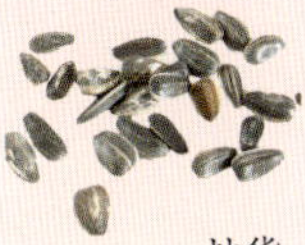

薯片

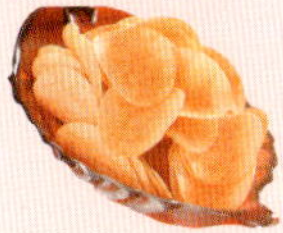

炒货、零食类食物

生活之宜

①平时多饮水，帮助排出体内毒素，让身体各部位运行顺畅。

②改善生活环境，远离粉尘环境，加强个人卫生防护。

③保持室内适宜温度和湿度，经常通风换气。

生活之忌

①抽烟、饮酒。

②因感冒等其他疾病引起发炎和感染，加重病情。

③日夜颠倒，生活作息时间不规律。

痛风

病症简介

痛风是由于嘌呤代谢失调导致血液中尿酸增加而引起组织损伤的疾病。多发人体最低部位的关节剧烈疼痛，一般1～7天后痛像“风”一样吹过去了，所以叫“痛风”。

临床表现

无症状期表现为有高尿酸血症而无临床症状。发病时主要表现为痛风性关节炎、痛风结节（常见于耳轮和关节周围，呈大小不一的凸起赘生物，可向皮肤破溃，排出白色的尿酸盐结晶）、肾脏病变、发热和头痛等全身症状。

病症类型

原发性痛风

继发性痛风

致病原因 Reason

痛风发病的关键原因是血液中尿酸含量长期增高。由于各种原因导致形成尿酸的酶素活性异常，进而导致尿酸生成过多，或者各种因素导致肾脏排泄尿酸发生障碍，使尿酸在血液中聚积，产生高尿酸血症，最终引发痛风。

Good Food 相宜食物搭配及功效

茄子

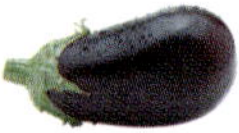

黄瓜

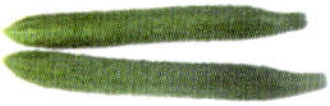

马铃薯

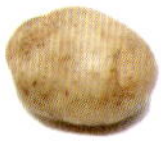

白菜

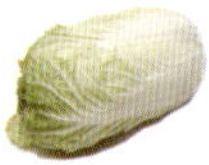

海带

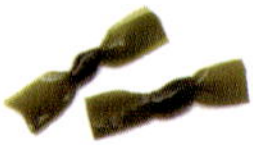

莴笋

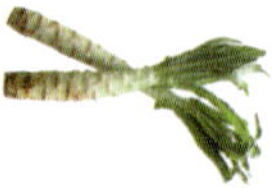

碱性蔬菜和水果，可以中和过量的尿酸

Good Food 相宜食物搭配及功效

芹菜

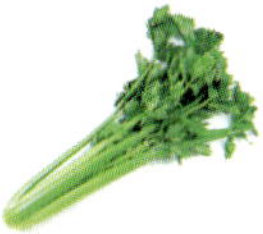

花菜

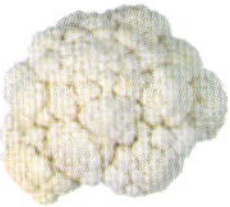

冬瓜

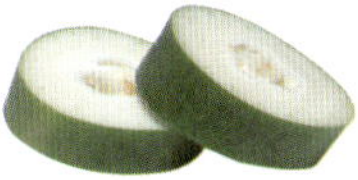

西瓜

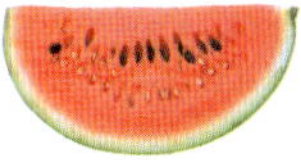

多食用含维生素B群和维生素C的食物

Bad Food 相克食物搭配及后果

豆腐

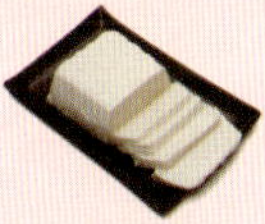

鸡汤

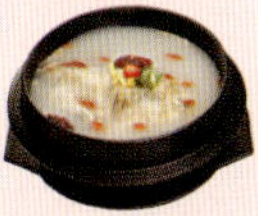

鹅肉

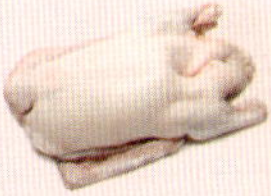

香菇

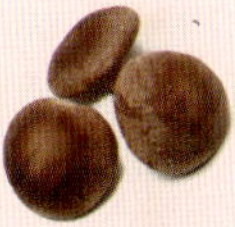

含有嘌呤类物质的食物

螃蟹

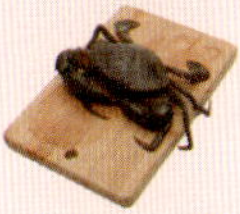

虾

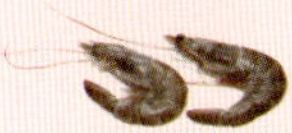

杏

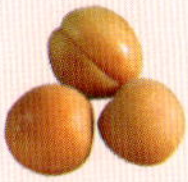

龙眼

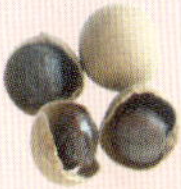

诱气发病的食物

胡椒

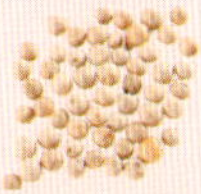

酒

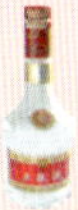

辣椒

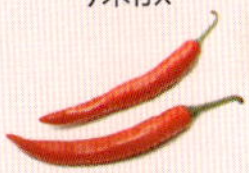

羊肉

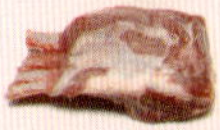

辛辣助火的食物

生活一点通

任何年龄的人都有可能患痛风，其中以 40 岁以上的中年男性最为常见。研究表明，女性体内雌激素能促进尿酸排泄，并有抑制关节炎的作用，而男性多喜欢饮酒，喜欢吃富含嘌呤和蛋白质的食物，导致体内尿酸增加，排出量减少，所以患痛风的比例较高。平时应多补充水分，避免剧烈运动。

失眠

病症简介 失眠是指无法入睡或无法保持睡眠状态，导致睡眠不足，为各种原因引起入睡困难、早醒及睡眠时间不足或品质差等。

临床表现 ①入睡困难，不能熟睡，睡眠时间减少。②早醒、醒后无法再入睡。③睡过之后精力没有恢复。④容易被惊醒，有的对声音敏感，有的对灯光敏感。⑤很多失眠的人喜欢胡思乱想。⑥长时间的失眠会导致神经衰弱和抑郁症，而神经衰弱患者的病症又会加重失眠。

✚病症类型

轻度失眠
中度失眠
重度失眠

致病原因 Reason

环境方面，常见的有睡眠环境的突然改变；个体因素方面，不良的生活习惯，如睡前饮茶、饮咖啡、抽烟等；精神因素，包括因某个特别事件引起兴奋、忧虑所致的暂时性失眠。情绪失控所引起的心境上的改变而导致失眠。

Good Food 相宜食物搭配及功效

小米

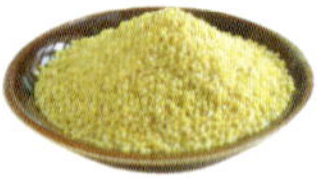

红枣

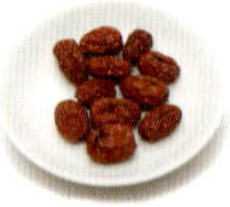

核桃

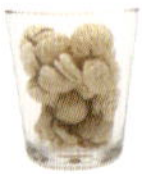

百合

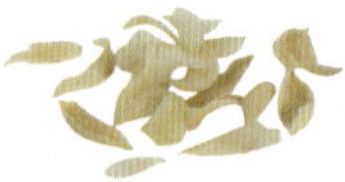

莲子

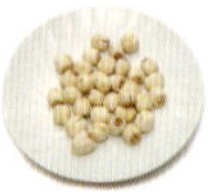

龙眼

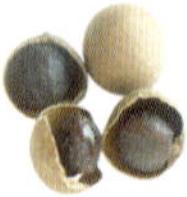

葵花子

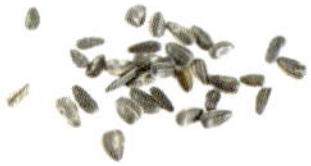

牛奶

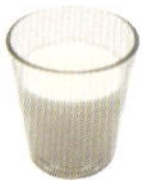

补脑安神的食物

Good Food 相宜食物搭配及功效

牡蛎

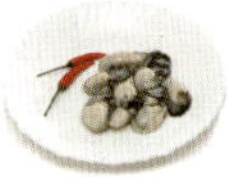

豌豆

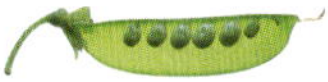

鱼类

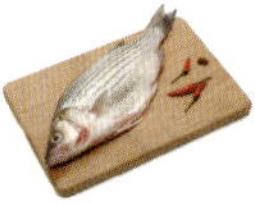

瘦肉

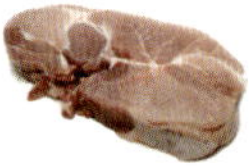

香蕉

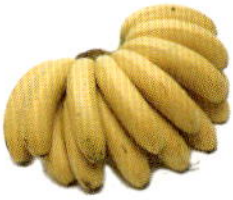

无花果

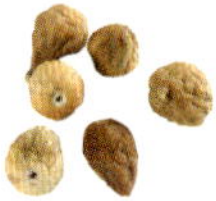

葡萄

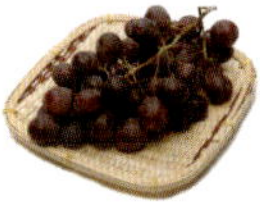

富含铜、铁、色氨酸等物质，有助于睡眠的食物

Bad Food 相克食物搭配及后果

肥肉

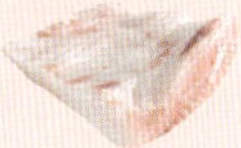

奶油

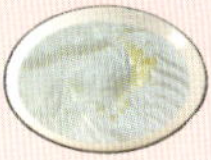

动物脑

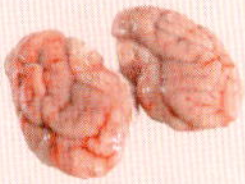

火腿

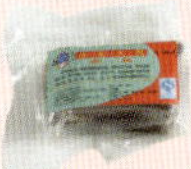

肥腻、不易消化的食物

白萝卜

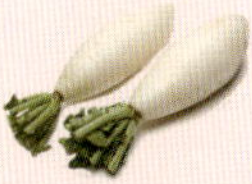

大豆

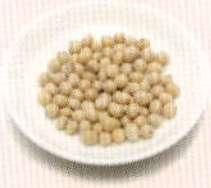

引起消化系统胀气和不利于睡眠的食物

酒

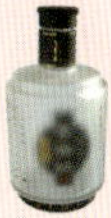

咖啡

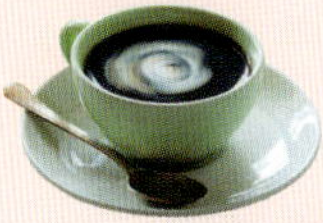

浓茶

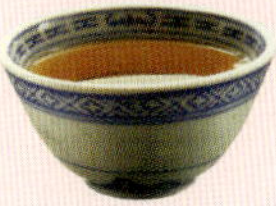

巧克力

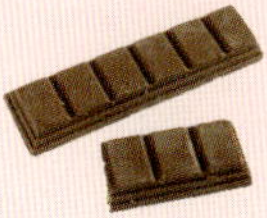

辛辣与刺激神经的食物

心悸

病症简介 心悸指患者自觉心中悸动，甚至不能自主的一类症状。发生时，患者自觉心跳快而强，并伴有心前区不适感。该病虽没有生命之虞，但病情时好时坏，迁延不愈，严重者甚至不能正常生活和工作，使患者饱受痛苦。

临床表现 心悸是一种自觉心脏跳动的不适感或心慌感。当心跳加快时，感到心脏跳动不适、心率缓慢时，感到搏动有力。心悸时，心率可快可慢，也可有心率失常；心率和心律正常者也可能有心悸。

致病原因 Reason

心血管疾病常见于各种类型的心脏病，如心肌炎、心肌病、心包炎、心律失常及高血压等。非心血管疾病常见于贫血、低血糖、大量失血、高热、甲状腺功能亢进等疾病。神经因素方面，自主神经（植物神经）功能失调最为常见，神经衰弱、更年期症候群、惊恐或过度兴奋、剧烈运动后均会出现心悸。

Good Food 相宜食物搭配及功效

龙眼

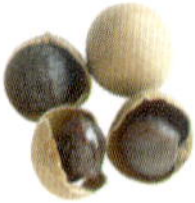

葡萄

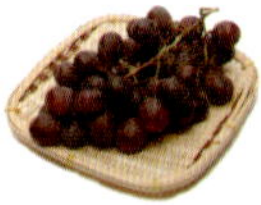

蜂蜜

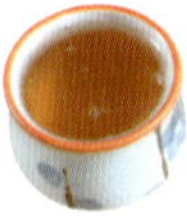

猪心

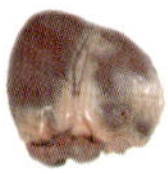

红枣

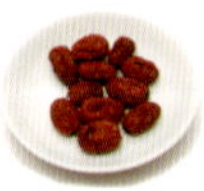

紫米

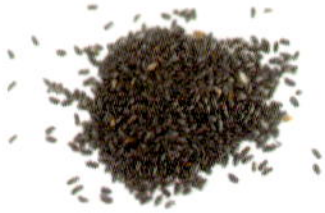

牛奶

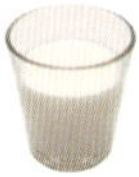

阿胶

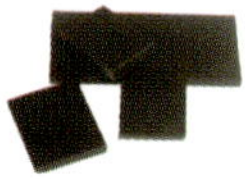

具有补血安神、益心脾作用的食物

Bad Food 相克食物搭配及后果

胡椒

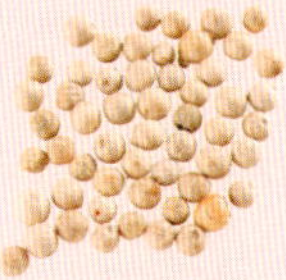

白萝卜

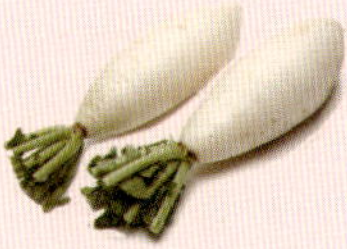

柿子

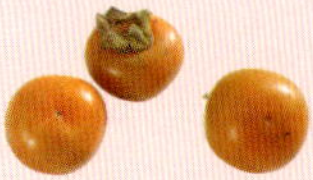

咖啡

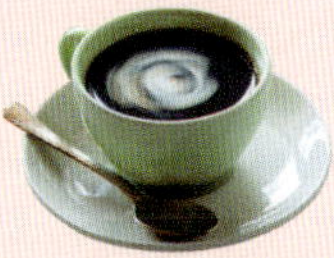

辣椒

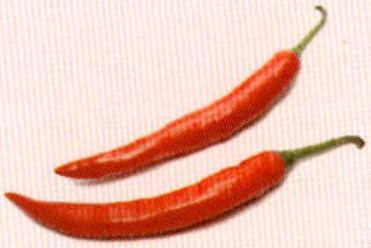

浓茶

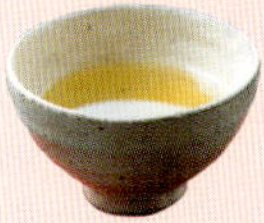

酒

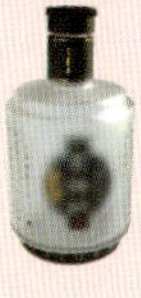

温补、耗气，导致气滞血瘀的食物

生活一点通

心悸患者应保持精神乐观、情绪稳定，持续治疗，保持信心。应避免惊恐刺激及忧思恼怒等，生活作息要有规律。饮食有节，宜进食营养丰富而易消化吸收的食物，宜低脂、低盐饮食，忌烟酒、浓茶。轻症可从事适当体力活动，以不觉劳累、不加重症状为度，避免剧烈活动；重症心悸应卧床休息，还应及早发现变症、坏病先兆症状，做好急救准备。

眩晕

病症简介

眩晕的主观症状是一种运动自觉或运动错觉，是患者对于空间关系的定向感觉障碍或平衡感觉障碍。患者感到外界环境或自身在旋转移动或摇晃，是由前庭神经系统病变所引起的。

病症类型

中枢性眩晕

周围性眩晕

临床表现

①真性眩晕呈阵发性的外物或本身的旋转感、倾倒感、堕落感，症状重者多伴有明显的恶心、呕吐等植物神经症状，持续时间短，数十秒至数小时，很少超过数天或数周。②假性眩晕为外物或自身的摇晃不稳感，或左右或前后晃动，注视活动物体时，或嘈杂环境下症状加重。

致病原因 Reason

引起眩晕的疾病种类很多，不同的疾病其原因也是不一样的。贫血、高血脂、动脉硬化、颈椎病、高血压、心脏病、美尼尔症候群及白血病等血液疾病都可能会引起眩晕。

Good Food 相宜食物搭配及功效

牛肉

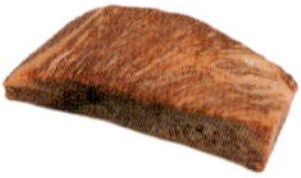

核桃

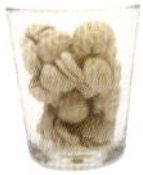

黑豆

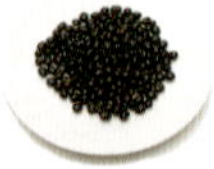

何首乌

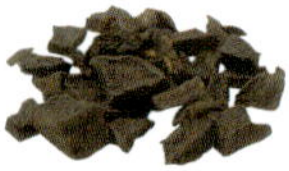

益气养血、补益心脾的食物

冬瓜

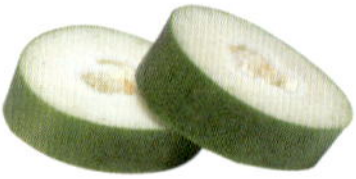

小米

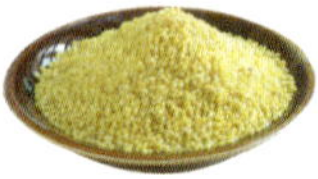

西红柿

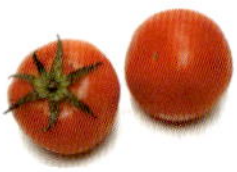

多吃清淡利湿之品

Good Food
相宜食物搭配及功效

猕猴桃 菠菜 橙子

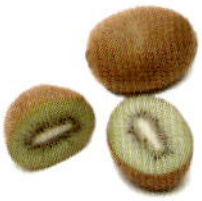
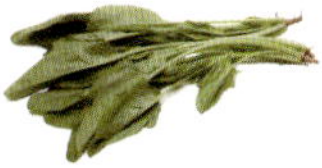
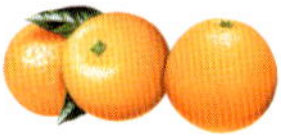

枸杞 柿饼 人参

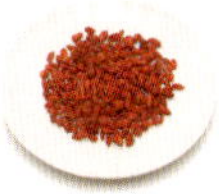
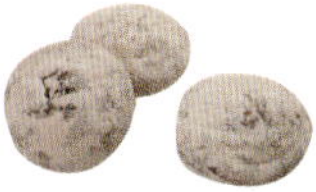
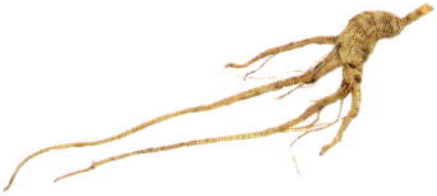

益气养血、补益心脾的食物

牛奶 银耳 山药

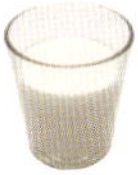
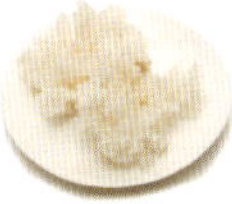
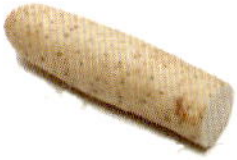

荠菜 牡蛎

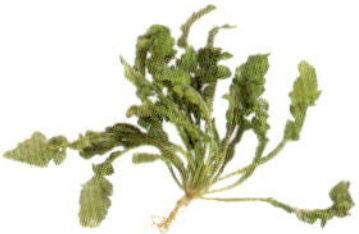
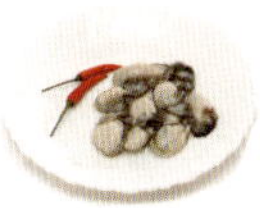

虚症眩晕者宜选食

小瓜 莴笋

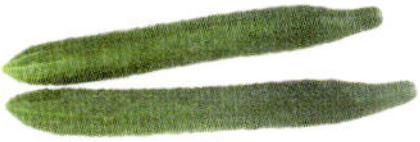
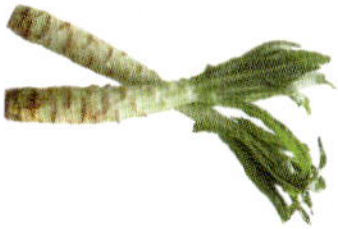

实症眩晕者宜选食

肥胖症

病症简介 肥胖症属于非病理性肥胖，是指无明显内分泌及代谢性疾病引起的肥胖。

临床表现 肥胖多发于40岁以上的中年人，本症多见于女性。显著的肥胖常造成身体的额外负担，患者畏热、多汗，动辄大汗淋漓，呼吸短促，容易疲乏，并常有头晕、头痛、心悸、腹胀等症状，严重时可产生肺泡换气不足，出现二氧化碳滞留、嗜睡，甚至导致心肺功能衰竭。

✚病症类型

体质性肥胖
营养性肥胖

致病原因 Reason

肥胖不是由某些特殊的疾病所引起，而主要是由于摄取能量过多，消耗热量减少，而使过多的热量转化为脂肪在体内贮存而引起的肥胖，平常我们所见的肥胖者，大多属于这类肥胖。

Good Food 相宜食物搭配及功效

胡萝卜

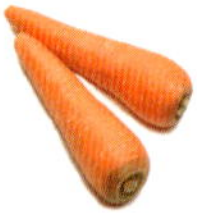

莴笋

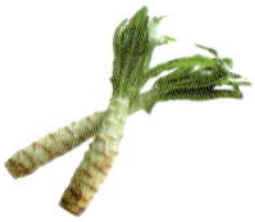

蒟蒻

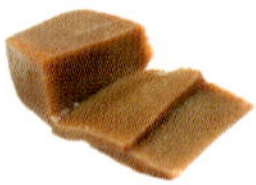

冬瓜

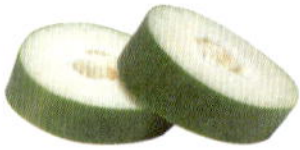

芦笋

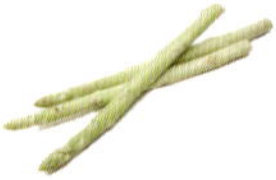

木瓜

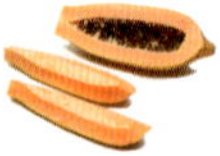

红薯

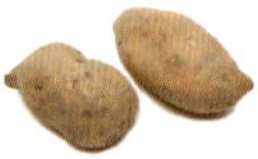

草莓

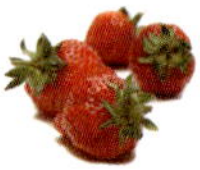

低热量蔬菜和水果

Good Food 相宜食物搭配及功效

鱼肉

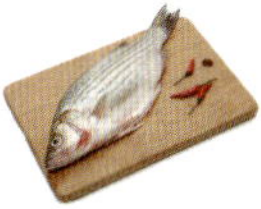

鸡肉

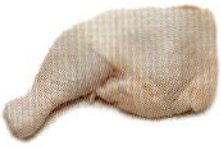

鸭肉

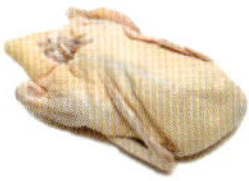

虾

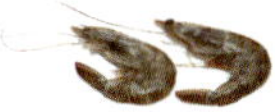

低热量肉类

话梅

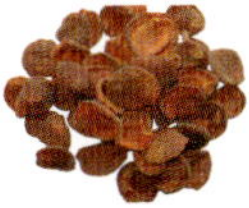

山楂

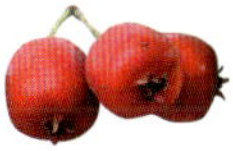

普洱茶

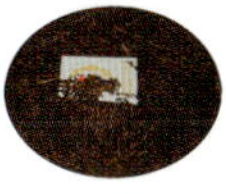

乌龙茶

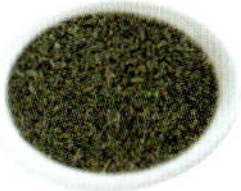

饭后可吃些助于消食减肥的食物

Bad Food 相克食物搭配及后果

肥肉

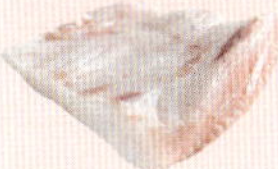

猪油

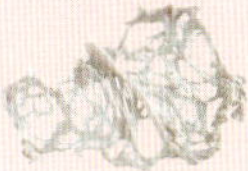

炸鸡

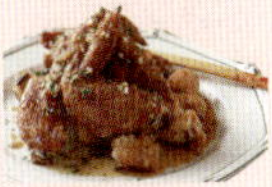

动物内脏

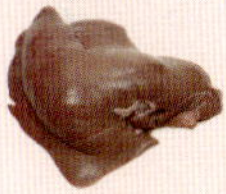

脂肪含量高的食物

薯片

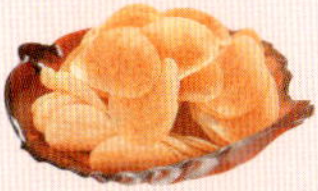

罐头

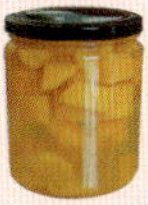

巧克力

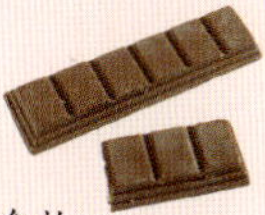

奶油

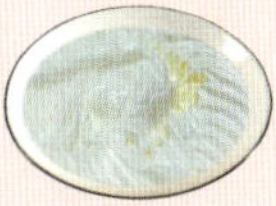

高热量食物

生活一点通

肥胖患者的身体免疫能力差，极易感染病毒，患感冒等疾病，并且可能引发冠心病、高血压、糖尿病等症。女性肥胖患者还可能出现月经减少、闭经甚至不孕等症。因此，患者应正视此病，及时就诊治疗。

过敏症

病症简介

过敏症是临床免疫学方面最紧急的医疗事件，包括免疫或非免疫机制，常常是突发的，涉及多个器官的严重临床症状，是一个具有多种诱食物、致病机制不尽相同的临床症候群。在小儿时期本症极常见，正常对象中过敏症的总患病率由10%～60%不等。

临床表现

有些患者在症状出现之前有先兆，但这些早期症状，如焦虑、头晕，患者往往说不清楚。症状呈全身性，轻重不等。胃肠道症状有恶心、呕吐、腹绞痛、腹泻，其中腹痛常是本病的早期表现，胃肠道症状不常见，而且绝不会单独出现。在泌尿生殖系统的表现有尿失禁、子宫收缩。

致病原因 Reason

①任何食物都可能诱发过敏症，但最常引起过敏的是牛奶、蛋白、花生和其他豆科植物、坚果等。②与禽类有关的疫苗引起不良反应。③膜翅目昆虫，如蜂类，可引起致敏者发生局部或全身过敏症。④寒冷亦可诱发过敏症。

Good Food 相宜食物搭配及功效

小白菜

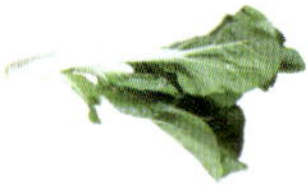

西红柿

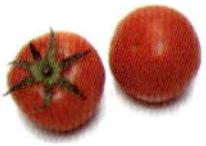

柑橘

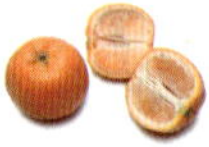

柠檬

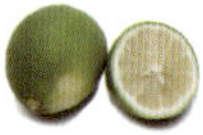

具有抗病毒能力的富含维生素D的食物

包菜

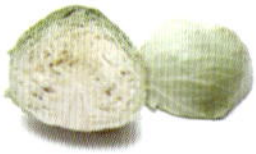

芝麻

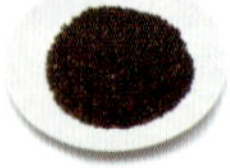

黑木耳

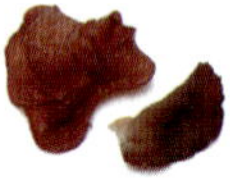

富含维生素E的食物，可提高人体免疫力

Good Food 相宜食物搭配及功效

洋葱

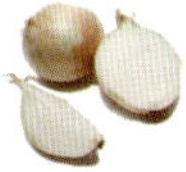

菠萝

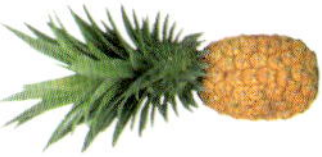

鹌鹑蛋

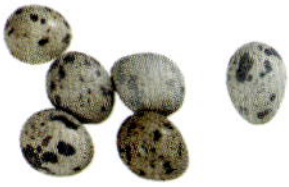

可预防和减轻过敏症状的食物

黄豆

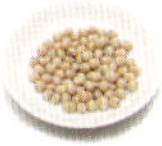

花菜

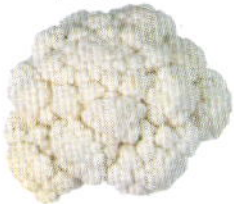

红薯

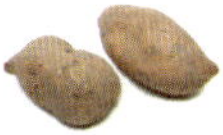

富含锰元素的食物，可减少有毒物质对皮肤的伤害

Bad Food 相克食物搭配及后果

海鲜

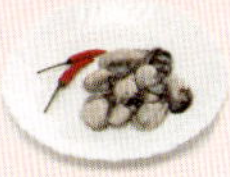

鸡蛋

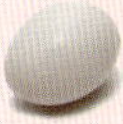

花生

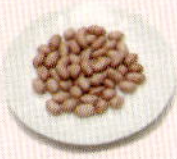

牛奶

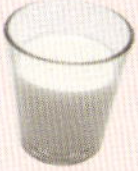

易引发过敏反应的食物

茶

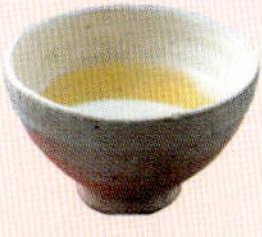

酒

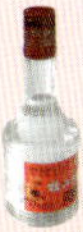

辣椒

草莓

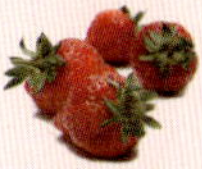

使皮肤、血管扩张，加重过敏反应的食物

生活一点通

一般说来，在抗原刺激后症状开始得愈晚，严重程度愈轻，恢复也愈快，可在几小时内恢复，有时症状持续数天，通常可完全恢复。如曾发生心肌梗塞，则需严密监护，不过在小儿幼时治疗开始愈早愈好。因此，预防和早期的及时处理极为重要。

频尿

病症简介 正常成人白天排尿4～6次，夜间0～2次，次数明显增多称频尿。由于多种原因可引起小便次数增多，但无疼痛，又称小便频数。

临床表现 排尿次数增多而每次尿量正常，因而全日总尿量增多，见于糖尿病、尿崩症、急性肾功能衰竭多尿期等，排尿次数增多而每次尿量减少，或仅有尿意并无尿液排出。

病症类型

昼夜频尿型频尿
觉醒障碍型频尿
夜间多尿型频尿
混合型频尿

致病原因 Reason

①正常生理情况下，大量饮水、喝酒或吃西瓜等，进食的水量增加，经过肾脏调节和过滤，尿量会增加。糖尿病及尿崩症患者如果饮水量增加，尿量也会随之增加。②炎症刺激，如果膀胱内有炎症，神经感受阈值降低，尿意中枢会处于兴奋状态，因此而产生频尿，并且尿量减少。③非炎症刺激，如尿路结石和异物，通常都表现为频尿。

Good Food 相宜食物搭配及功效

糯米
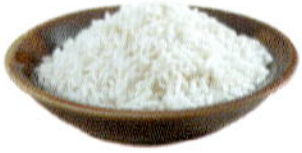

韭菜
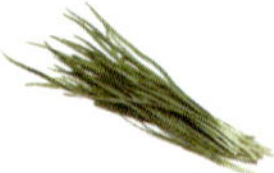

黑芝麻
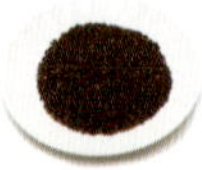

鸡内金
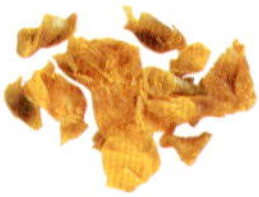

山药
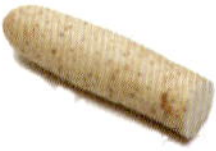

莲子
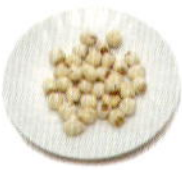

龙眼
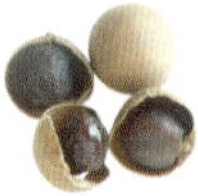

乌梅

肾气不足者宜食温补固涩食物

Good Food 相宜食物搭配及功效

银耳

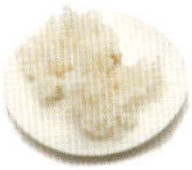

红豆

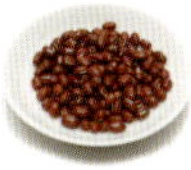

绿豆

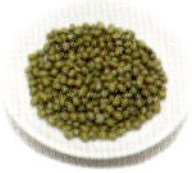

粳米

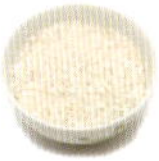

豆腐

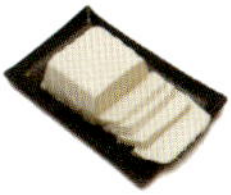

鸡肉

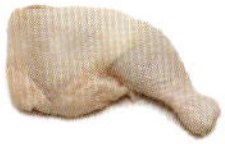

肝胆火旺者宜食清补食物

猪肾

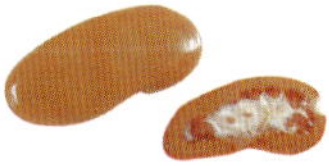

猪肝

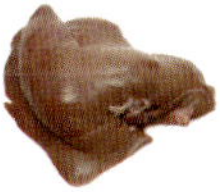

猪肉

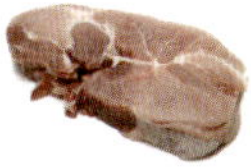

鸭肉

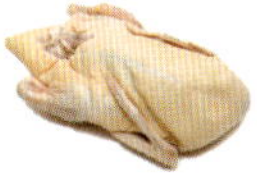

动物性食物

Bad Food 相克食物搭配及后果

西瓜

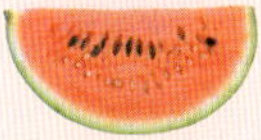

田螺

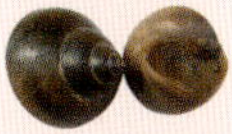

蚌

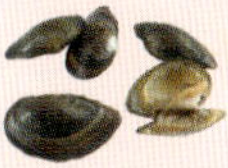

性味寒凉、有利尿作用的食物

生活一点通

频尿是膀胱炎的一个重要症状，尤其是急性膀胱炎、结核性膀胱炎更为明显。其他如前列腺炎、尿道炎、肾盂肾炎、小儿慢性阴茎头包皮炎、外阴炎等都可出现频尿。在炎症刺激下，往往频尿、尿急、尿痛同时出现，被称为尿路刺激征，俗称“三尿征”。

便秘

病症简介

便秘是指排便次数减少，每2～3天或更长时间一次，无规律性，便质干硬，常伴有排便困难感，是一种临床常见的症状。

临床表现

急性便秘多由肠梗阻塞、肠麻痹、急性腹膜炎、脑血管意外、急性心肌梗塞、肛周疼痛等急性疾病引起，主要表现为原发病的临床表现。慢性便秘多无明显症状，但神经过敏者可见食欲减退、口苦、腹胀、嗳气、发作性下腹痛、排气多等胃肠症状。

病症类型

急性便秘
慢性便秘

致病原因 Reason

引起便秘的原因有肠道病变、全身性病变和神经系统病变，其中肠激躁症候群是很常见的便秘原因。经常服用某些药物易引起便秘，如止痛剂、肌肉松弛剂、抗惊厥剂、抗抑郁剂、抗帕金森病药、抗胆碱药、某些降压药、利尿剂等。

Good Food 相宜食物搭配及功效

芹菜

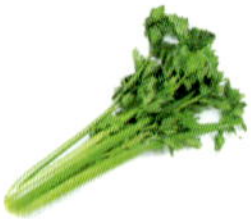

韭菜

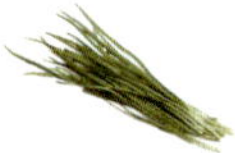

空心菜

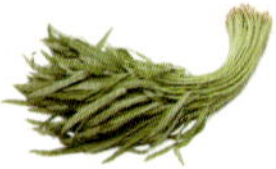

马铃薯

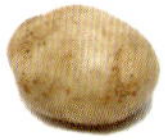

胡萝卜

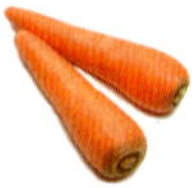

菠菜

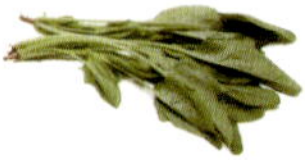

柑橘

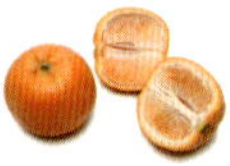

香蕉

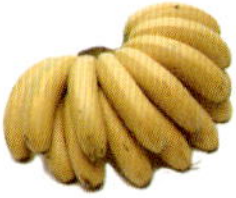

富含膳食纤维的蔬菜和水果

Good Food 相宜食物搭配及功效

洋葱

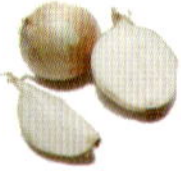

白萝卜

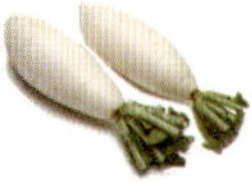

花生

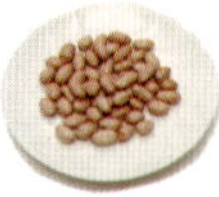

芝麻

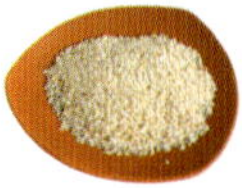

润肠通便的食物

西瓜

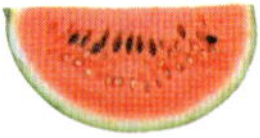

菠萝

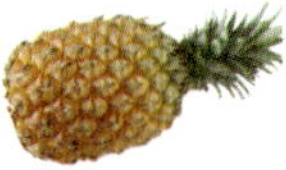

牛蒡

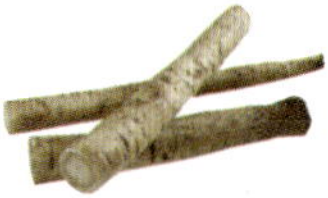

富含膳食纤维的蔬菜和水果

粗粮

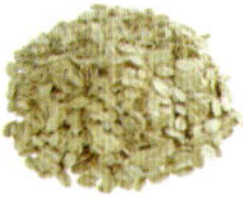

豆制品

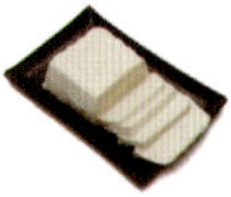

富含维生素B群的食物，有利于消化液的分泌

Bad Food 相克食物搭配及后果

茶

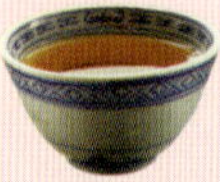

酒

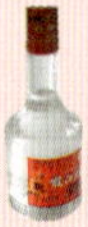

咖啡

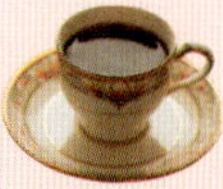

辣椒

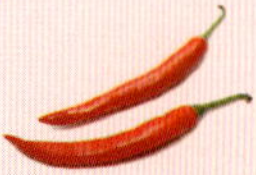

胡椒

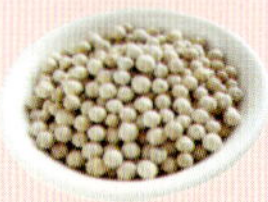

花椒

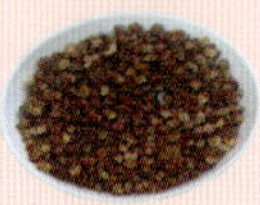

大蒜

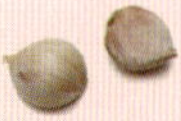

刺激性强的食物

痢疾

病症简介

痢疾，古称肠辟、滞下，为急性肠道传染病之一。若感染疫毒，发病急剧，伴突然高热，神昏、惊厥者，为疫毒痢。

临床表现

①湿热型痢疾表现为腹痛、腹泻、里急后重、下痢脓血、肛门灼痛、小便短赤等。②疫毒痢表现为发热急骤、高热口渴、腹痛烦躁、里急后重等。③寒湿痢疾表现为腹痛、里急后重等。④休息痢疾表现为痢疾时止时作，临厕腹痛、里急后重、大便夹有黏液、精神倦怠、食少畏寒等。

病症类型

湿热性痢疾

中毒性痢疾（疫毒痢）

寒湿痢疾

休息痢

致病原因 Reason

痢疾主要是由饮食不节或误食不洁之物，伤及脾胃，湿热疫毒趁机入侵、壅滞肠胃、熏灼脉络，致使气血凝滞化脓而发病。

Good Food 相宜食物搭配及功效

豆浆

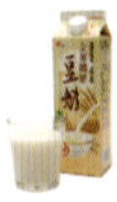

温水

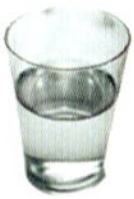

豆花

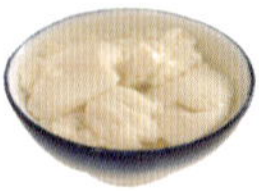

豆腐

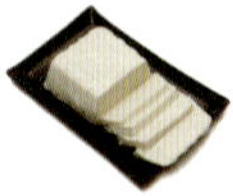

发病初期要严格控制饮食，以流食为主

稀饭

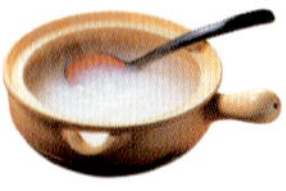

面

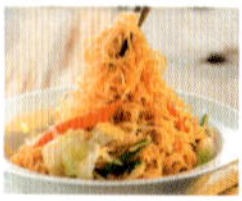

蛋花汤

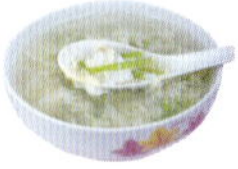

马铃薯

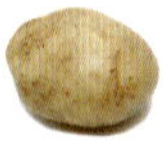

病情稳定后，可食营养丰富、易于消化的半流质食物，并补充各种营养

Good Food 相宜食物搭配及功效

菠菜

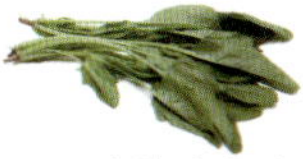

油菜

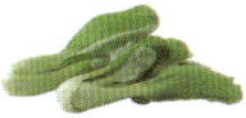

苋菜

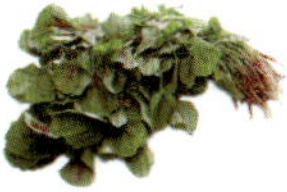

病情稳定后可食用营养丰富、易于消化的食物

Bad Food 相克食物搭配及后果

羊肉

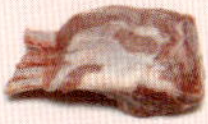

鳖

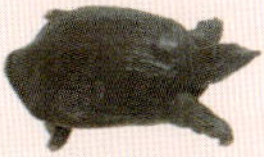

花生

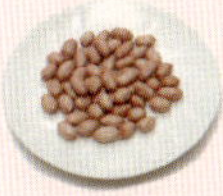

杏

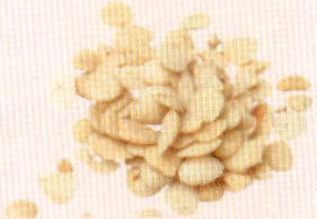

辣椒

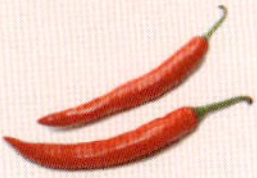

姜

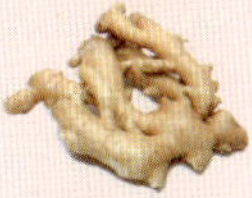

酒

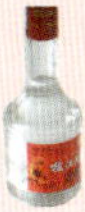

燕麦

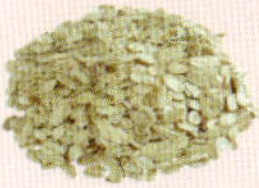

玉米

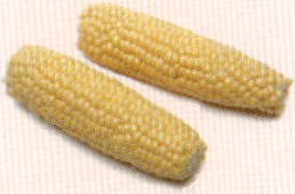

荞麦

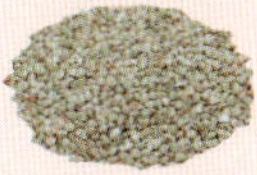

油腻、辛辣、不易消化的食物

生活一点通

痢疾与泄泻的区别

泄泻病机关键为清浊不分，水谷混杂而下，大便清稀呈水样，无里急后重，一般少有腹痛或发热。痢疾病的关键为气血邪毒凝滞于肠道，脂膜血络，化为脓血，大便次数增多而量少，下痢赤白脓血便，有里急后重，伴腹痛、发热，并未涉及脾、胃、肝、肾。

继发性骨质疏松

病症简介

继发性骨质疏松症是以骨组织显微结构受损，骨矿成分和骨基质等比例减少，骨质变薄，骨小梁数量减少，骨脆性增加和骨折危险度升高的一种全身性骨病。继发性骨质疏松症又可分为绝经后骨质疏松症和老年性骨质疏松症。

临床表现

以疼痛最为常见，多为腰背酸疼，其次为肩背、颈部或腕踝部，可因坐位、立位、卧位或翻身时疼痛，时好时坏；还可导致脊柱变形、弯腰、驼背、身材变矮；易骨折，常见骨折部位是脊椎骨（压缩性、楔形）、腕部（桡骨头）和髋骨（股骨颈）。

致病原因 Reason

继发性骨质疏松症是由其他疾病或药物等因素所诱发的疾病。随着年龄的增长，钙调节激素的分泌失调致使骨代谢失调，也容易导致继发性骨质疏松；老年人由于牙齿脱落及消化功能降低，进食少，多有营养缺乏，使蛋白质、钙、磷、维生素及微量元素摄取不足。

Good Food 相宜食物搭配及功效

小米

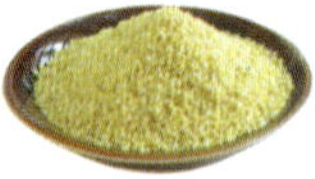

排骨汤

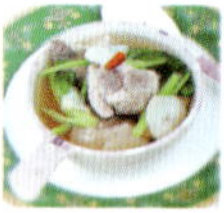

鱼

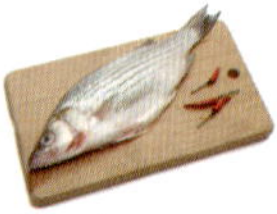

豆制品

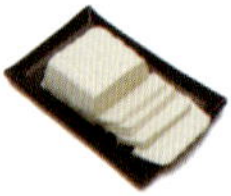

多食用含钙丰富的食物

牛奶

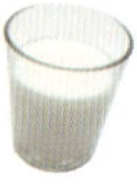

蛋黄

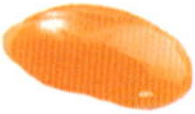

含维生素D丰富的食物

Bad Food
相克食物搭配及后果

虾 蟹 蚌

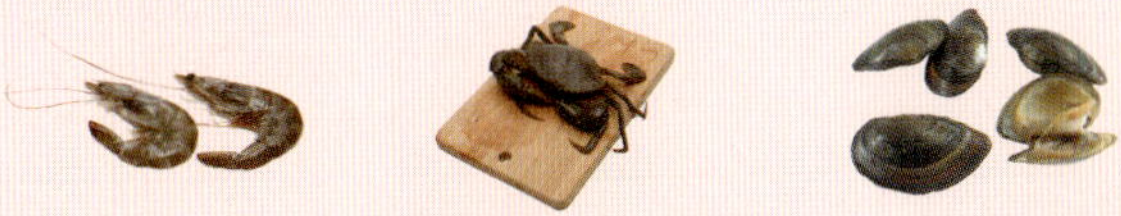

少吃含磷较多的食物

咖啡 碳酸饮料 巧克力 茶

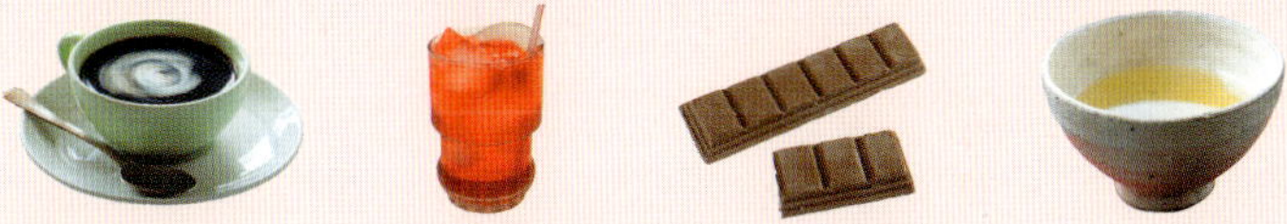

咖啡或含咖啡因较多的饮料和食物

生活之宜

①多做户外运动，加强身体新陈代谢。
②保持良好心情，缓解心理压力。

生活之忌

①作息无规律，晚睡或夜不归宿。
②抽烟和过量饮酒。

生活一点通

治疗骨质疏松症的误区

补钙就能治好骨质疏松？人体在 30 ~ 35 岁之间达到一生中获得的最高骨量，之后骨量开始慢慢流失。所以，要想老年的时候骨头硬朗，就得年轻的时候打好基础。

补钙愈多愈好？其实 60 岁以上的老年人，每天只要摄取 800 毫克的钙就足够，过量补钙反而会引起血管钙化、肾结石等其他疾病。

痤疮

病症简介

痤疮是美容皮肤科最常见的病种之一，又叫青春痘、粉刺、毛囊炎，除儿童外，多发于面部。

临床表现

初起皮损多为位于毛囊口的粉刺，分白头粉刺和黑头粉刺两种，在发展过程中可产生红色丘疹、脓疱、结节、脓肿、囊肿及疤痕；皮损好发于颜面部，尤其是前额、颊部、颏部，其次为胸背部、肩部皮脂腺丰富区，对称性分布，偶尔也发生在其他部位。

病症类型

寻常型痤疮

聚合性痤疮

暴发性痤疮

致病原因 Reason

痤疮的发生原因较复杂，与多种因素有关，如饮食习惯不正常、精神紧张、内脏功能失调、生活或工作环境不佳、某些微量元素缺乏、遗传因素、大便秘结等。但主要诱因是青春期发育成熟，体内雄性激素升高，聚集成黄白色物质栓塞在毛孔内，即形成粉刺。

Good Food 相宜食物搭配及功效

绿豆

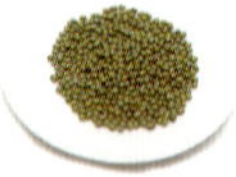

冬瓜

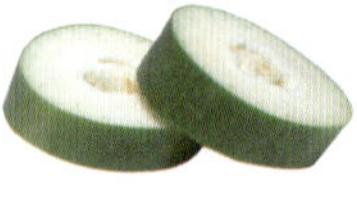

莲子

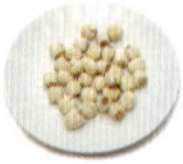

苹果

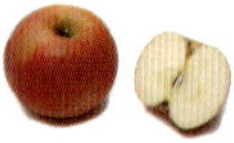

清热、利湿、排毒的食物

胡萝卜

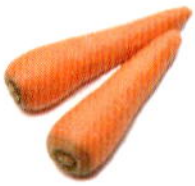

豆制品

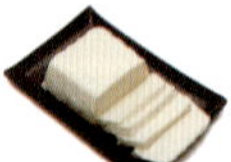

鸡蛋

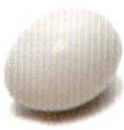

牛奶

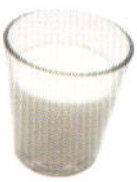

含有丰富维生素的清淡饮食

Good Food 相宜食物搭配及功效

坚果

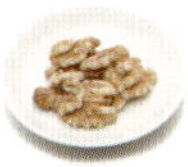

鱼

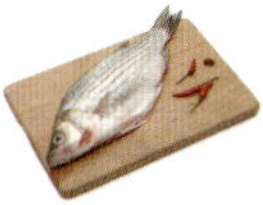

猪瘦肉

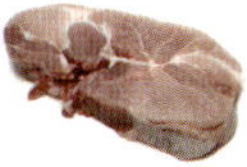

富含锌的食物

Bad Food 相克食物搭配及后果

白酒

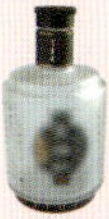

咖啡

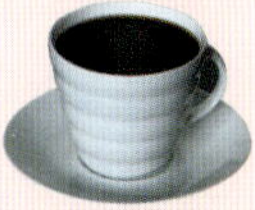

浓茶

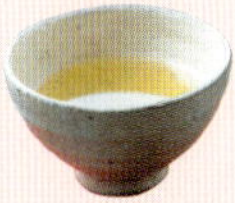

辣椒

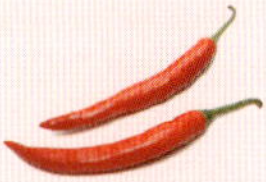

胡椒

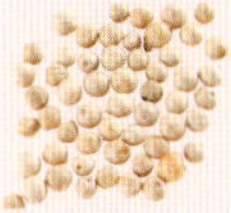

桂皮

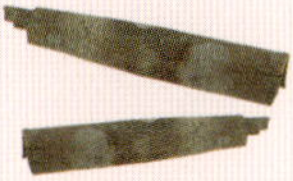

八角

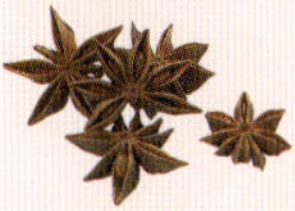

肥肉

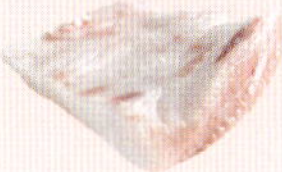

辛辣、油腻、刺激性的食物

榴莲

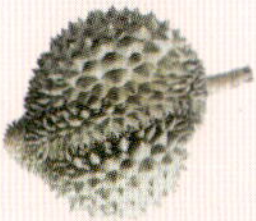

芒果

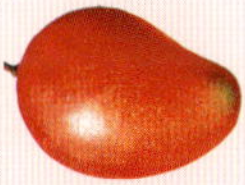

龙眼

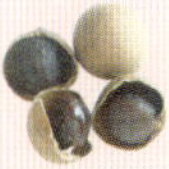

热性水果会“火上浇油”

羊肉

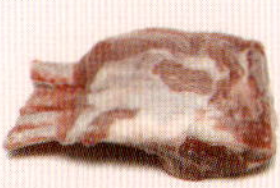

虾

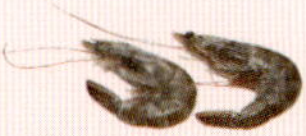

螃蟹

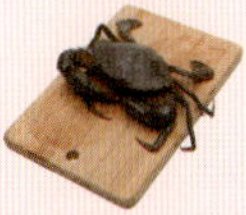

会造成体内代谢失调的食物

痔疮

病症简介

痔疮是一种最常见的肛门慢性疾病，包括内痔、外痔、混合痔，是肛门直肠底部及肛门黏膜的静脉丛发生曲张而形成一个或多个柔软的静脉团。

临床表现

外痔的症状以疼痛瘙痒为主，而内痔则以流血及便后痔疮脱出为主，内痔依严重程度再分为四期：仅有便血情形的为第Ⅰ期；无论有无出血，便后有脱垂情形，但能自行回纳者为第Ⅱ期；脱垂严重，必须用手推回肛门的为第Ⅲ期；最严重的第Ⅳ期为痔疮平时也脱垂于肛门外。

病症类型

内痔
外痔
混合痔

致病原因 Reason

当排便时持续用力，造成肛门静脉内压力反复升高，静脉就会肿大。妇女在妊娠期，由于盆腔静脉受压迫，妨碍血液循环而常会发生痔疮。无论内痔还是外痔，都可能发生血栓。在发生血栓时，痔中的血液凝结成块，进而引起疼痛。

Good Food 相宜食物搭配及功效

海带

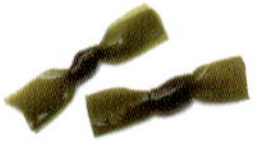

韭菜

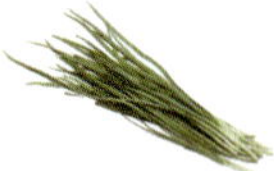

玉米

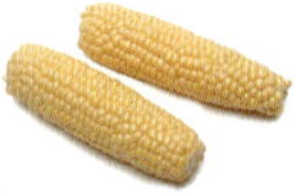

薯类

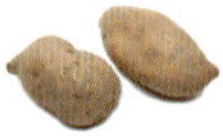

富含纤维素的食物

香蕉

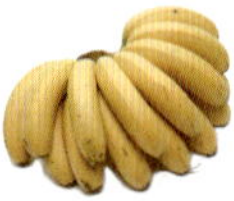

梨

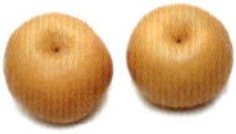

蜂蜜

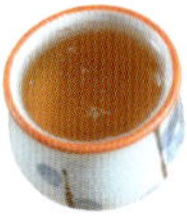

黑木耳

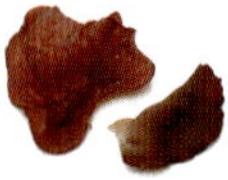

有润肠通便作用的食物

Good Food 相宜食物搭配及功效

黄瓜

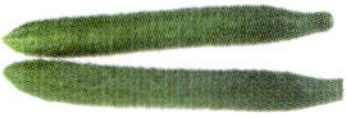

苦瓜

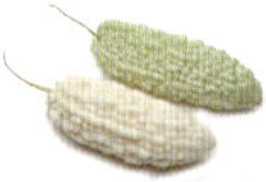

西瓜

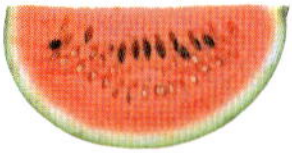

银耳

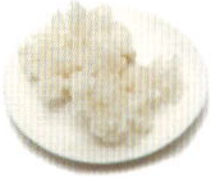

性味偏凉的食物

Bad Food 相克食物搭配及后果

辣椒

大蒜

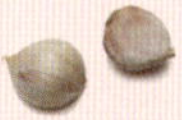

生姜

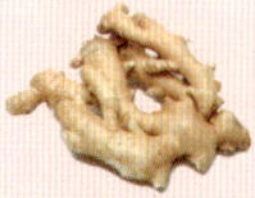

芥蓝

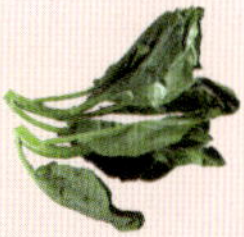

辛辣、刺激的食物

咖啡

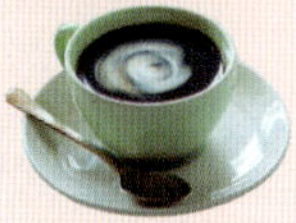

巧克力

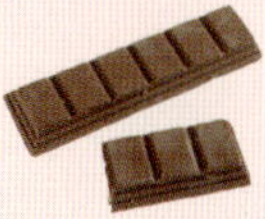

碳酸饮料

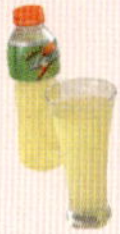

含咖啡因或甜腻的饮料、食物

羊肉

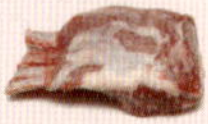

榴莲

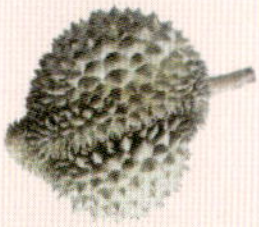

热性食物

生活一点通

预防痔疮的妙方

生活要有规律；多进行体育锻炼；防治大便秘结，养成定时大便的习惯；保持肛周清洁；注意下身保暖；避免长时间久坐立；注意孕产期保健；常做提肛运动；自我按摩；尽早用药。

类风湿性关节炎

病症简介

类风湿性关节炎是全身性结缔组织疾病的局部表现。如果经久不治，可能导致关节内软骨的破坏甚至残废。

临床表现

①全身表现：最初只有低热、乏力、食欲不振、体重减轻及手足麻木、指端动脉痉挛等现象。②皮肤表现：出现皮下结节，常见于肘的伸肌腱，手和足的伸、屈肌腱，跟腱。③关节表现：开始只有关节僵硬，以早晨起床后最为明显，称为晨僵，活动后减轻。

✚病症类型

急性起病类风湿性关节炎
隐匿起病类风湿性关节炎
中间型起病类风湿性关节炎

致病原因 Reason

一般认为，类风湿性关节炎起因于身体内免疫系统发生问题，产生许多不必要的抗体，不仅会杀死病菌，同时也破坏身体正常的结构。最常侵犯的部位是四肢小关节，其次是肌肉、肺、皮肤、血管、神经、眼睛等。

Good Food 相宜食物搭配及功效

黄豆

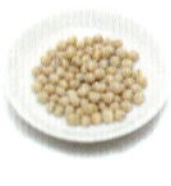

蛋

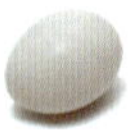

鱼

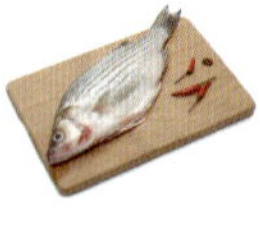

猪肝

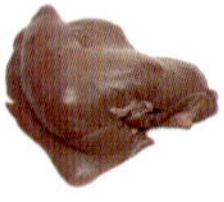

虾

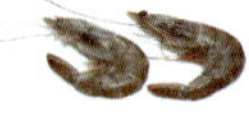

饮食中应增加蛋白质和维生素的摄取

Good Food 相宜食物搭配及功效

鸡肉

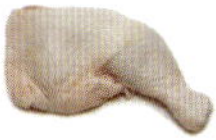

富含组氨酸、精氨酸、核酸和胶原的食物

Bad Food 相克食物搭配及后果

肥肉

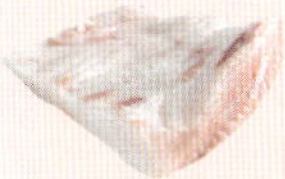

火腿

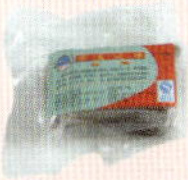

炸鸡

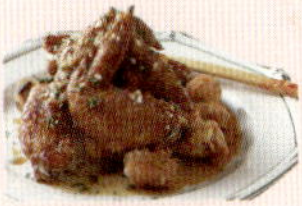

脂肪含量高的肥腻食物

牛奶

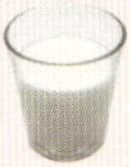

羊奶

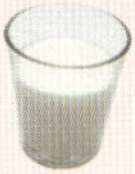

奶糖

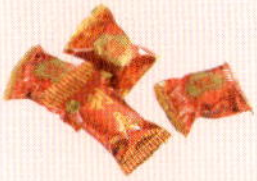

海鲜

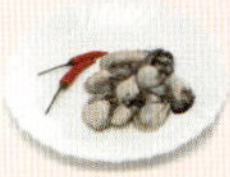

花生

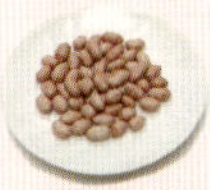

巧克力

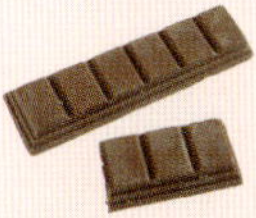

小米

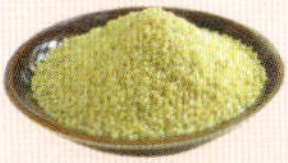

含酪氨酸、苯丙氨酸和色氨酸及尿酸的食物

酒

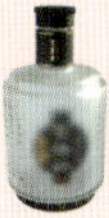

咖啡

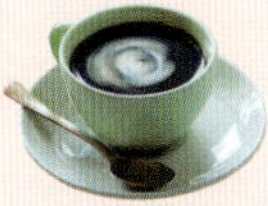

茶

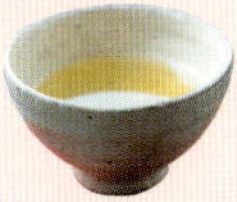

含有咖啡因等刺激性的食物

骨折

病症简介

所谓骨折，顾名思义，就是指骨头或骨头的结构完全或部分断裂。多见于儿童及老年人，中青年有时也会发生。病人常是一个部位骨折，少数为多发性骨折。

临床表现

骨折发生后，病人表情痛苦，局部疼痛；小儿哭闹不止；骨折局部可出现肿胀、瘀血、变形和功能障碍；触摸局部可感觉骨头变形，压痛明显，有异常活动及骨折处磨擦音。

病症类型

开放性骨折
闭合性骨折

致病原因 Reason

发生骨折的主要原因是外伤，如打伤、撞伤、挤压、跌伤；其次是由全身性疾病及骨头本身的疾病所引起，如软骨瘤、坏血病、骨软化症、骨肿瘤、骨囊肿、急慢性骨髓炎等；部分骨折与疲劳及职业有关，如过于劳累可导致足部骨折、车床工作者多出现手部骨折等。

Good Food 相宜食物搭配及功效

动物肝脏

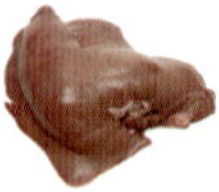

排骨

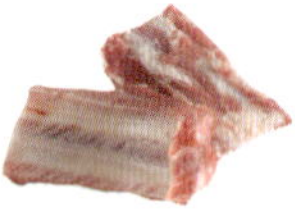

鸡肉

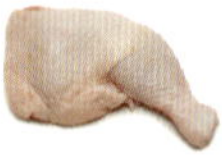

牛奶

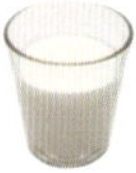

高钙、高维生素的食物

山楂

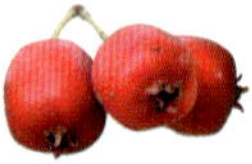

豆制品

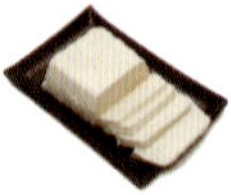

蔬菜

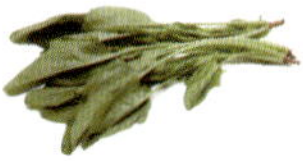

水果

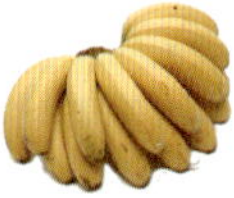

高蛋白、容易消化的清淡饮食

Good Food 相宜食物搭配及功效

枸杞

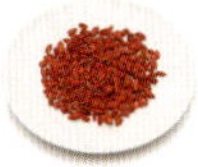

黑豆

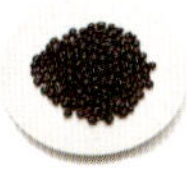

龙眼

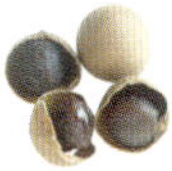

益气补血、滋补肝肾有利于骨折愈合的食物

Bad Food 相克食物搭配及后果

芋头

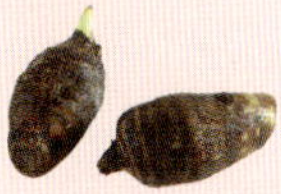

红薯

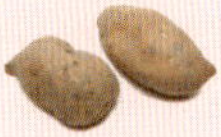

糯米

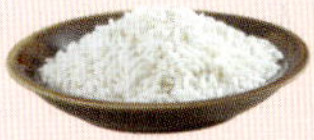

花生

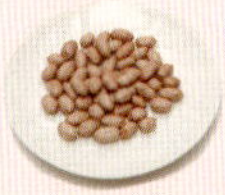

胀气、不易消化的食物

肥肉

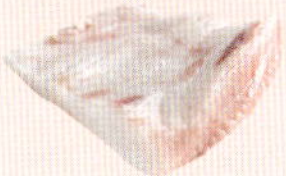

烤鸭

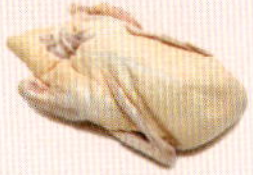

糖类

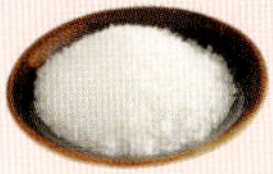

甜腻、煎炸食物

生活一点通

在骨折治疗中，复位、固定、功能活动这三个基本原则十分重要。

第一步：复位。将骨折后发生移位的骨折断端重新恢复正常或接近原有正常位置，以重新恢复骨骼的支架作用。

第二步：固定。骨折复位后，因为其不稳定，容易发生再移位，因此要采用不同的方法将其固定在原有正常的位置上，使其逐渐愈合。

第三步：功能锻炼。通过受伤机体肌肉收缩，增加骨折周围组织的血液循环，促进骨折愈合，防止肌肉萎缩。

缺乳

病症简介 产后乳汁很少或全无，称为“缺乳”，亦称“乳汁不足”。不哺乳不但影响婴儿的健康成长，也不利于产妇的康复，甚至会增加乳腺病的机会。

临床表现 缺乳的程度和情况各不相同：有的开始哺乳时缺乏，以后稍多但仍不充足；有的全无乳汁，完全不能喂乳；有的正常哺乳，突然高热或七情过极后，乳汁骤少，不足以喂养婴儿。乳汁缺少，证有虚实。如乳房柔软，不胀不痛，多为气血俱虚；若胀硬而痛，或伴有发热者，多为肝郁气滞。

病症类型

气血虚弱型缺乳
肝郁气滞型缺乳

致病原因 Reason

缺乳的发生主要与精神抑郁、睡眠不足、营养不良、哺乳方法不当有关。中医认为，缺乳多因素体脾胃虚弱，产时失血耗气，产生气血津液生化不足，气机不畅，经脉滞涩，阻碍乳汁运行等引起。

Good Food 相宜食物搭配及功效

蛋花汤

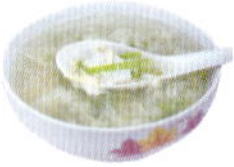

鲜鱼汤

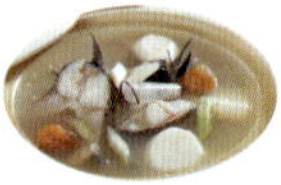

白萝卜

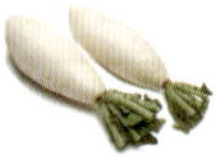

猪脚

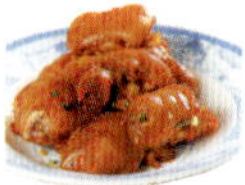

应摄取充足的热量和水以及疏肝解郁、通络下乳的食物

Bad Food 相克食物搭配及后果

辣椒

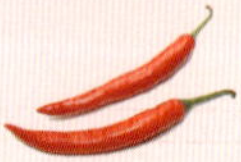

大蒜

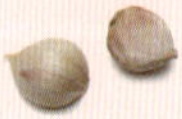

咖哩

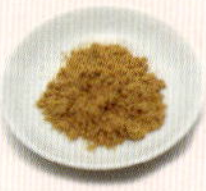

酒

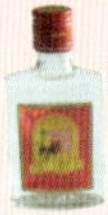

影响乳汁分泌的寒凉或辛辣刺激性食物

带下病

病症简介

带下病是指带下绵绵不断，量多腥臭，色泽异常，并伴有全身症状。带下病为“白带”，还有“黄带”、“黑带”、“赤带”、“青带”等。

临床表现

带下病的辨证有虚实之分。临床以实证较多，尤其合并阴痒者更为多见。一般带下量多、色白、质清无臭者，属虚；带下量多，色、质异常有臭者，属实。如带下五色夹杂，如脓似血，奇臭难闻，当警惕癌变，应结合必要的检查以明确诊断。

病症类型

肝火型白带
脾虚型白带
湿热型白带

致病原因 Reason

带下病的病因病机主要是脏腑功能失调，湿从内生，或下阴直接感染湿毒虫邪，致使湿邪损伤任带，使任脉不固，带脉失约，带浊下注胞中，流溢于阴窍，发为带下病。

Good Food 相宜食物搭配及功效

山药

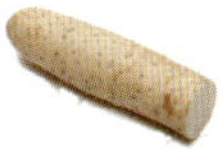

扁豆

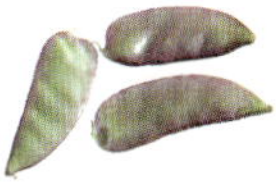

莲子

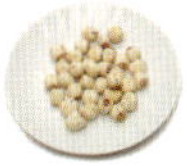

白果

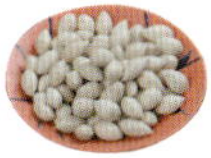

应多吃些具有补脾、温肾、固下作用的食物

Bad Food 相克食物搭配及后果

蛤蜊

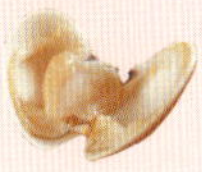

蚌

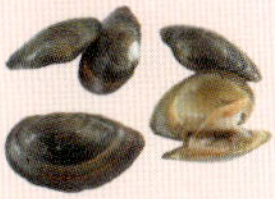

螺

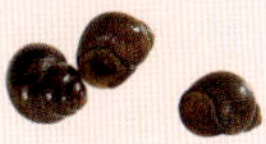

容易加重带下症状的生冷寒凉食物

闭经

病症简介 以女子年逾18周岁，月经尚未来潮，或已来潮、非怀孕而又中断3个月以上为主要表现的月经病称为闭经。

临床表现 年过16岁，第二性征已经发育但尚未来经者，或者年龄超过14岁第二性征没有发育者为原发性闭经；月经已来潮又停止6个月或3个周期者为继发性闭经。

病症类型

原发性闭经
继发性闭经

致病原因 Reason

①处女膜闭锁：由于泌尿生殖窦上皮未向外阴、前庭贯穿所致。常在青春期发现有周期性腹痛，亦有因阴道宫腔积血而形成下腹包块，严重可引起频尿、尿滞留及便秘等压迫症状。②先天性无阴道：副中肾管发育停滞未向下延伸所致。卵巢正常，如合并先天性无子宫或痕迹子宫为女性生殖道畸形症候群。③先天性无子宫：副中肾管中段及尾部未发育所致。

Good Food 相宜食物搭配及功效

瘦肉

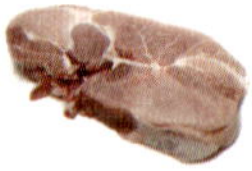

动物肝脏

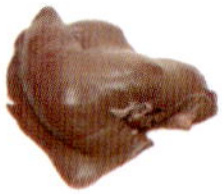

蛋类

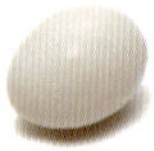

柑橘

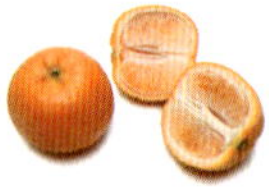

山楂

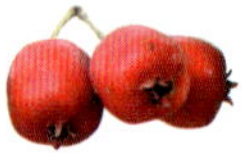

桃子

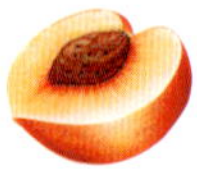

丝瓜

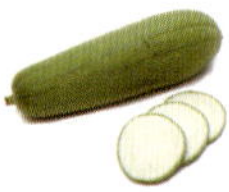

补血养血、调经的食物

Good Food 相宜食物搭配及功效

羊肉

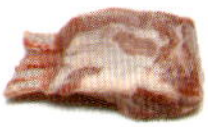

红枣

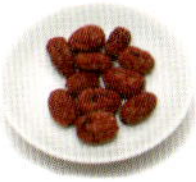

龙眼

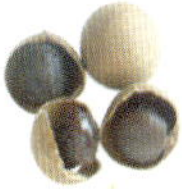

黄花菜

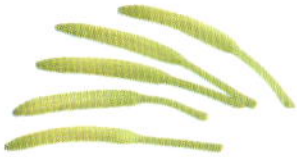

补血养血、调经的食物

Bad Food 相克食物搭配及后果

肥肉

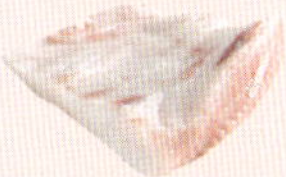

海鱼

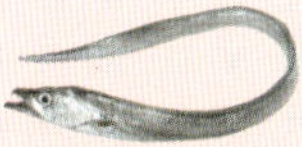

螺

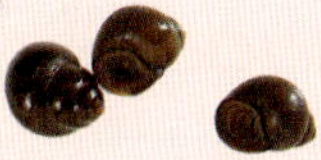

助湿生痰、影响气血运行的食物

梅

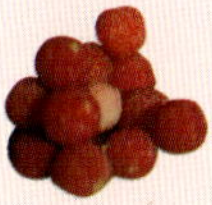

酸杏

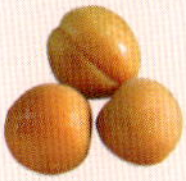

酸涩、收敛、导致气血运行不畅的食物

人参

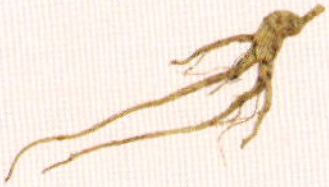

冰品类

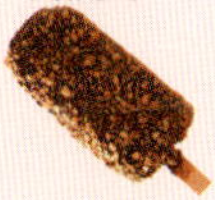

可能导致气血运行不畅的食物

生活一点通

尽量减少子宫腔手术，能有效预防闭经。闭经与七情内伤关系密切，宜调节情志。正确处理产程，防止产时、产后大出血。

妊娠高血压

病症简介 妊娠高血压简称妊高征，是妊娠期妇女特有的疾病，以高血压、水肿、蛋白尿、抽搐、昏迷、心肾功能衰竭，甚至母子死亡为特点。

临床表现 主要病变是全身性血管痉挛，而其中挛缩的结果会造成血液减少。临床常见之症状：全身水肿、恶心、呕吐、头痛、视力模糊、上腹部疼痛、血小板减少、凝血功能障碍、胎儿生长迟滞或胎死腹中。

病症类型

轻度妊娠高血压
中度妊娠高血压
重度妊娠高血压

致病原因 Reason

目前对妊娠高血压的致病原因仍不能十分确定，但年轻小于 20 岁，或超过 35 岁的初孕妇，营养不良、贫血、低蛋白血症者，患该病的机率要高于其他人。

Good Food 相宜食物搭配及功效

茼蒿

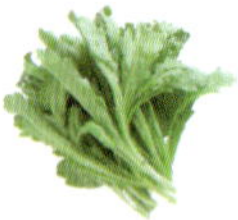

葡萄

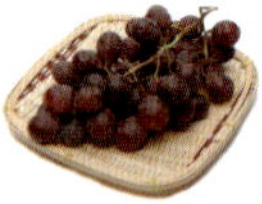

柠檬

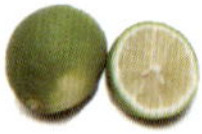

红枣

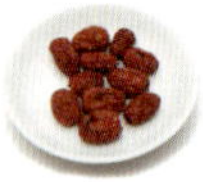

有利尿、降低血压作用的食物

鲫鱼

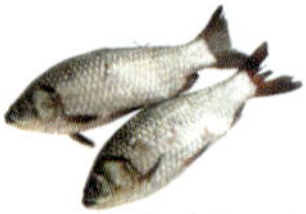

鳝鱼

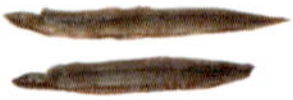

补中益气、利水消肿的食物

Bad Food 相克食物搭配及后果

盐

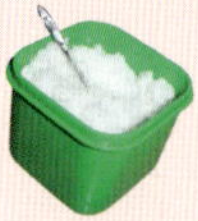

辣椒

胡椒

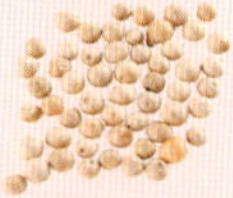

酒

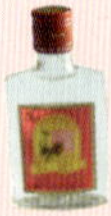

导致血压增高的食物

红薯

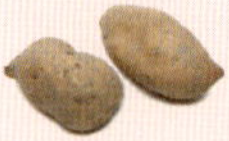

黄豆

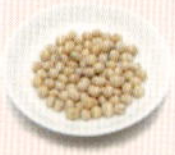

蚕豆

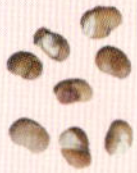

易产气、使腹腔气压增大的食物

生活一点通

预防妊娠高血压

①在妊娠早期进行定期检查，主要是测血压、检查尿蛋白和测体重。

②注意休息和营养。心情要舒畅，精神要放松，尽量每天卧床10小时以上，并以侧卧位为佳，以增进血液循环，改善肾脏供血条件。饮食不要过咸，多摄食蛋白质和维生素。

③及时改善异常情况。如果发现贫血，要及时补充铁质；若发现下肢浮肿，要增加卧床时间，把脚抬高休息；血压偏高时要按时服药。症状严重时要考虑终止妊娠。

④注意过往病史。曾患有肾炎、高血压等疾病，以及上次怀孕有过妊娠高血压症候群的孕妇，要在医生指导下进行重点照护。

⑤一旦孕妇患了妊娠高血压，如果是轻度，可在门诊进行治疗；如果到了中、重程度，则应住院治疗。该病的治疗原则是：镇静、解痉、降压、扩张血管或利尿，必要时抗凝，适时终止妊娠，防止子痫及严重并发症。

妊娠呕吐

病症简介

妊娠呕吐是指孕妇在早孕期间经常出现择食、食欲不振，一般于停经40天左右开始，怀孕12周以内反应消退，对生活、工作影响不大的不需特殊处理。而少数孕妇出现频繁呕吐，不能进食，导致体重下降，脱水，酸碱平衡失调，以及水、电解质代谢失调，严重者危及生命。

临床表现

妇女怀孕后出现呕吐、厌食、头晕乏力，或食入即吐。通常停经6周左右出现恶心、流涎和呕吐并随妊娠逐渐加重，至停经8周左右发展为频繁呕吐不能进食，呕吐物中有胆汁或咖啡样分泌物。患者消瘦明显，极度疲乏，口唇干裂，皮肤干燥，眼球凹陷，尿量减少，营养摄取不足使体重下降。

致病原因 Reason

此病为冲脉之气上逆，循经犯冒，胃失和降所致。

Good Food 相宜食物搭配及功效

生姜

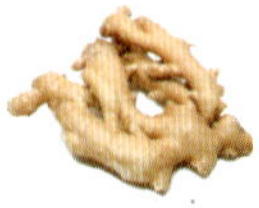

砂仁

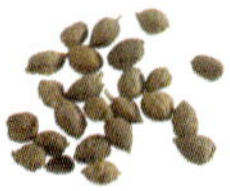

豆蔻

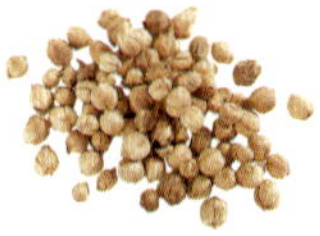

紫苏

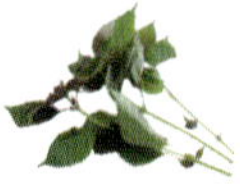

白萝卜

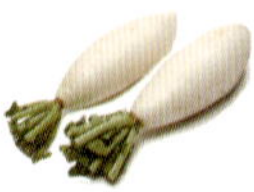

冬瓜

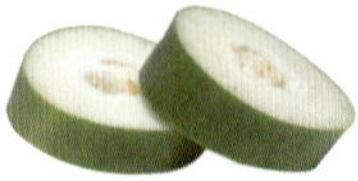

葡萄

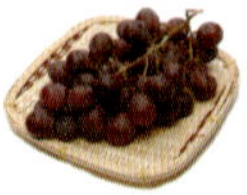

柠檬

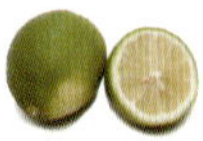

容易消化和吸收，也可以防吐的食物

Good Food 相宜食物搭配及功效

甘蔗

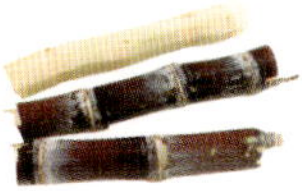

苹果

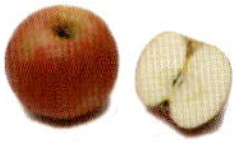

橘子

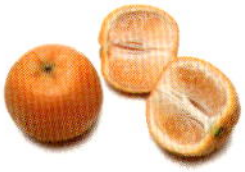

富含维生素的食物

Bad Food 相克食物搭配及后果

胡椒

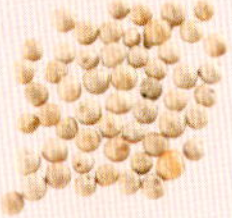

花椒

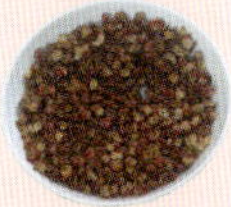

酒

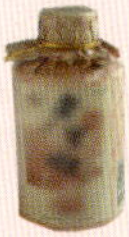

咖啡

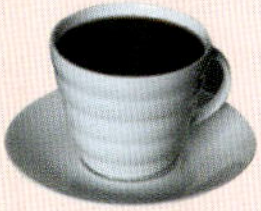

甜酒

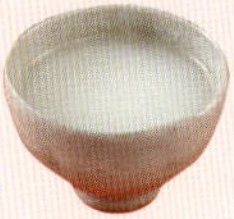

蜂蜜

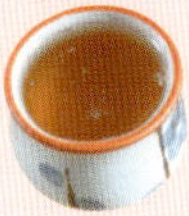

糖类

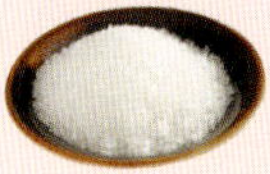

龙眼

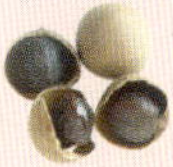

荔枝

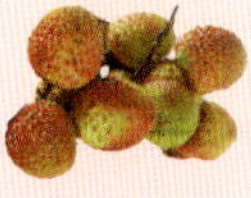

人参

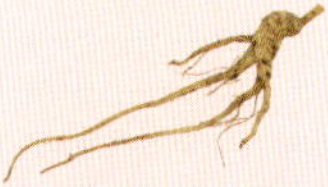

辛辣、温热、甜腻、刺激性强的食物

大麦芽

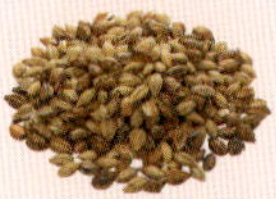

燕麦

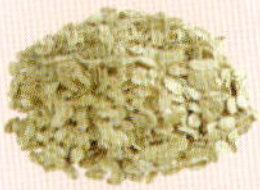

富含粗纤维的食物

女性更年期症候群

病症简介 更年期症候群是由雌激素水准下降而引起的一连串症状。更年期妇女，由于卵巢功能减退，垂体功能亢进，分泌过多的促性腺激素，引起植物神经失调。

临床表现 ①月经不顺。②阵热潮红。③心血管及血脂代谢障碍。④神经、精神障碍。⑤运动系统退化。

病症类型

肝肾阴亏型更年期症候群
心肾不交型更年期症候群

致病原因 Reason

更年期症候群虽然是由于性生理变化所致，但发病率高低与个人经历和心理负担有直接关系。妇女进入更年期后，家庭和社会环境的变化都可加重其身体和精神负担，使原来已有的某些症状加重。

Good Food 相宜食物搭配及功效

鸡蛋

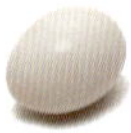

牛奶

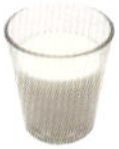

瘦肉

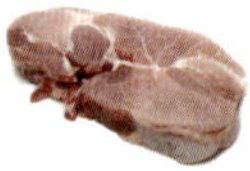

牛肉

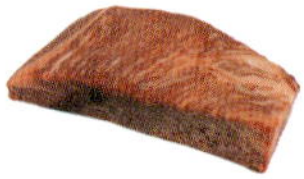

补充蛋白质，最好采用优质的动物性蛋白质

苹果

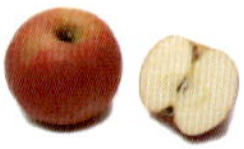

梨

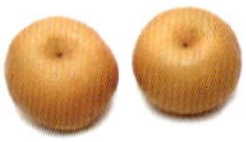

香蕉

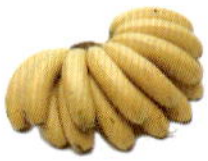

柑橘

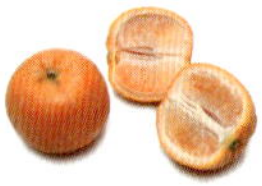

富含丰富的铁、铜、叶酸、抗坏血酸及维生素的新鲜水果和绿叶蔬菜

Good Food 相宜食物搭配及功效

山楂

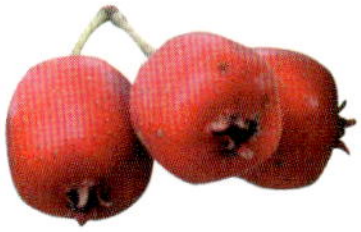

青枣

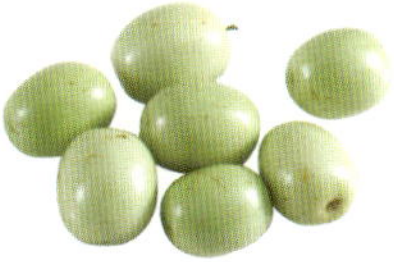

菠菜

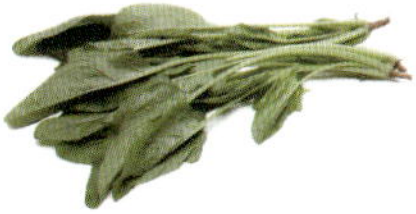

油菜

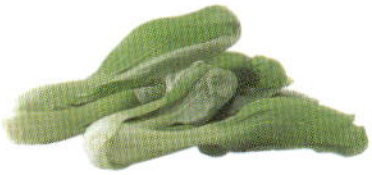

西红柿

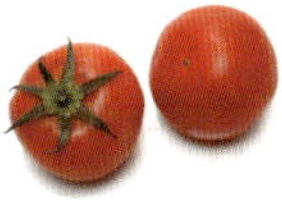

胡萝卜

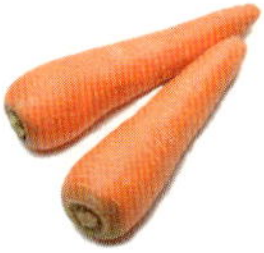

富含丰富的铁、铜、叶酸、抗坏血酸及维生素的新鲜水果和绿叶蔬菜

红枣桂圆汤

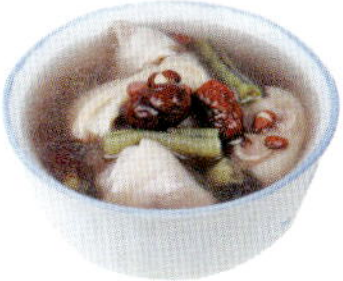

红枣乌骨鸡汤

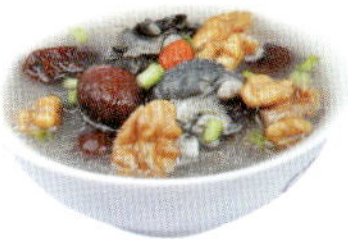

红枣莲子糯米粥

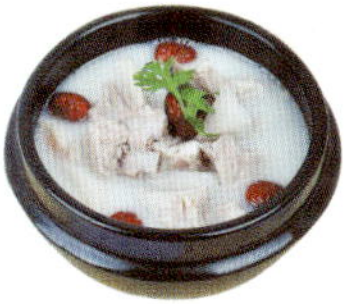

健脾、益气、补血作用的汤粥类食物

鱼

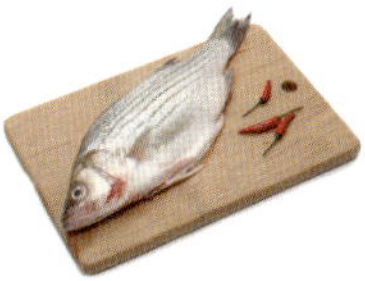

虾

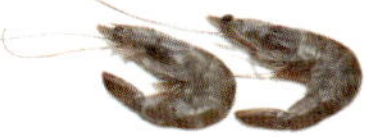

豆制品

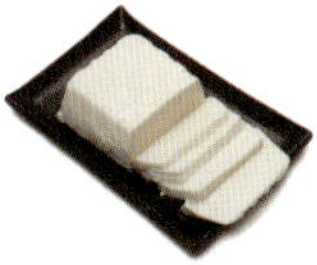

含有丰富蛋白质、无机盐和脂肪酸的食物

Bad Food 相克食物搭配及后果

酒

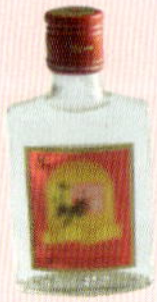

咖啡

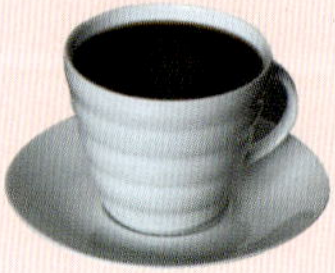

浓茶

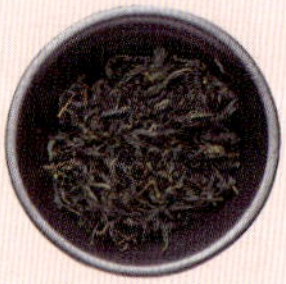

葱

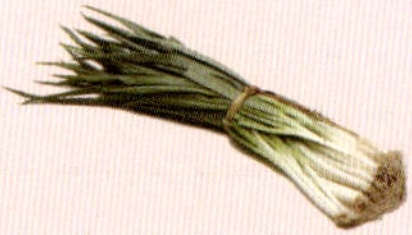

胡椒

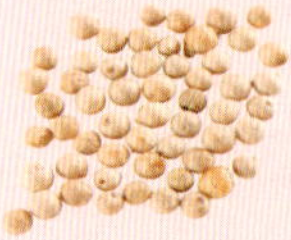

蒜

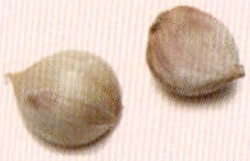

辣椒

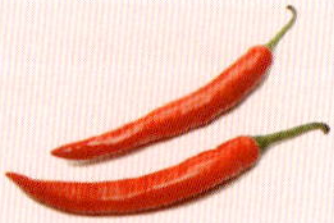

破坏神经系统的辛辣调味品及刺激性食物

肥肉

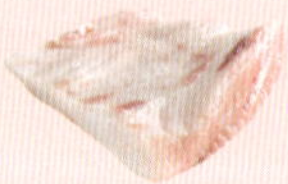

动物内脏

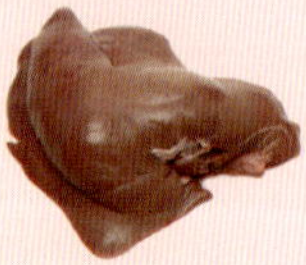

胆固醇高的食物

前列腺肥大

病症简介 前列腺肥大是一种退行性病变，一般成年男性30～40岁时，前列腺就开始有不同程度的增生，50岁以后就出现症状。

临床表现 ①频尿、尿急，是一种早期症状。日间及夜间排尿次数增多，且逐步加重。②排尿困难。开始表现排尿踌躇，要等待好久才能排出。③尿失禁。多为晚期症状，特别是夜间患者熟睡时，盆底肌肉松弛，更易使尿液自行流出。④血尿。膀胱颈部的充血或膀胱伴发炎症、结石肿瘤。

病症类型

侧叶增生
后联合或中叶增生
侧叶、中叶增生
颈叶及颈下叶增生

致病原因 Reason

这是由于前列腺组织增生，使前列腺功能失调，反馈性引起睾丸功能一时性增强所致。性生活本身会使前列腺长时间处于充血状态，引起和加重前列腺肥大。

Good Food 相宜食物搭配及功效

南瓜子

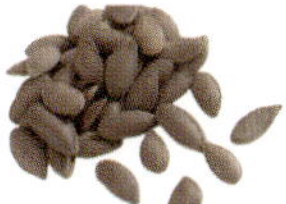

葵花子

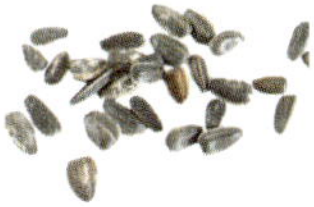

服食种子类食物

西兰花

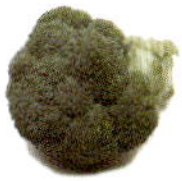

菠菜

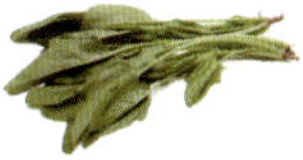

新鲜水果、蔬菜、粗粮及大豆制品

胡萝卜

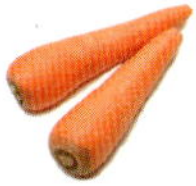

青椒

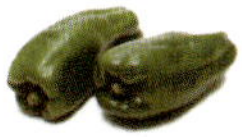

梨

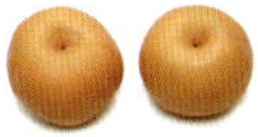

苹果

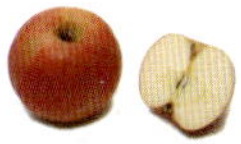

新鲜水果、蔬菜、粗粮及大豆制品

Good Food 相宜食物搭配及功效

西瓜

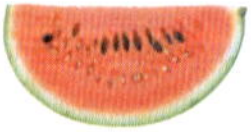

荸荠

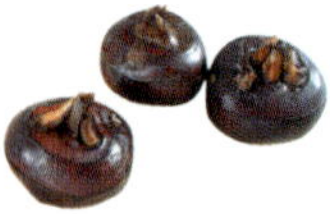

柚子

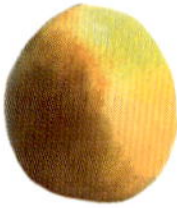

糙米

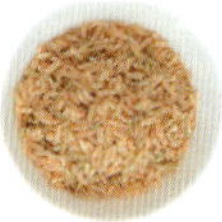

小麦

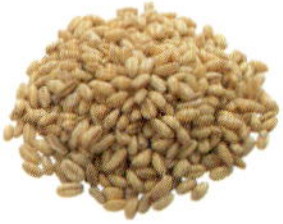

新鲜水果、蔬菜、粗粮及大豆制品

蜂蜜

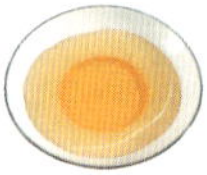

绿豆

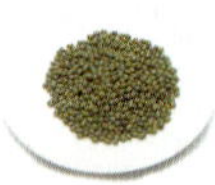

利尿通便作用的食物

Bad Food 相克食物搭配及后果

酒

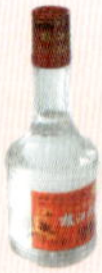

咖啡

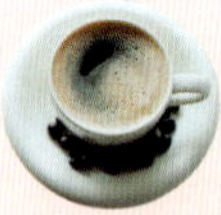

柑橘

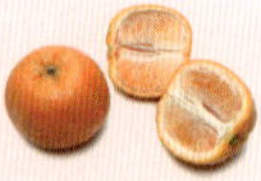

饮烈酒及食酸性强的食物

辣椒

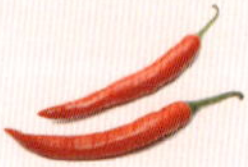

葱

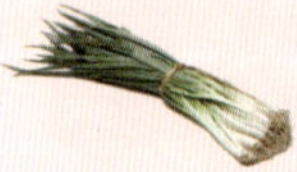

姜

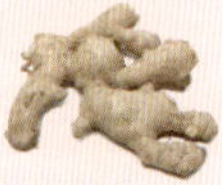

蒜

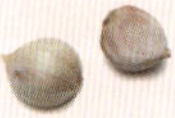

辛辣、刺激性强的调味品

胡椒

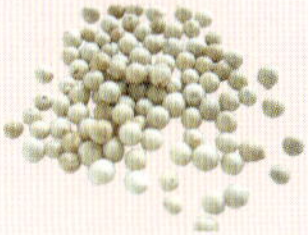

茴香

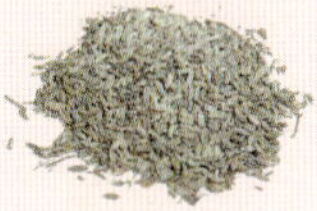

白糖

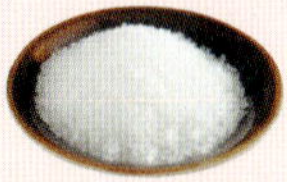

精制面粉

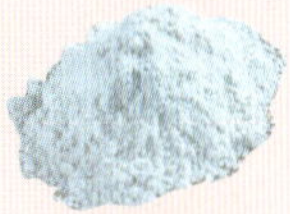

辛辣、刺激性强的调味品

应少食加工过于精致的食品

生活之宜

①放松心情，减轻生活压力。
②适当控制性生活，做到适度，既不纵欲也不控欲。
③保持会阴部清洁，经常洗温水澡。

生活之忌

①憋尿。
②受寒。
③无节制行房事。

小提醒 Point

黄豆对改善男性的骨质流失十分有效。男性过了 60 岁，骨质会开始流失，情况和更年期妇女一样严重。多吃黄豆可以补充卵磷脂。

生活一点通

男性阴部通风差，容易藏污纳垢，局部细菌常会乘虚而入，这样就会导致前列腺炎、前列腺增生症、性功能下降等，因此，清洗会阴部是前列腺增生症一个重要的护理环节。清洗要习惯用温水洗，经常洗温水澡可以纾解肌肉与前列腺的紧张，对前列腺增生症患者十分有好处。本症发展缓慢，病程长，若能从中年开始预防效果更好。除采取上述措施外，还应防止性生活过度，尤其要警惕性交中断行为。据临床观察，多数患者只要能落实自我保健措施和注意及时治疗，效果均很好。反之，如果没有长期维持，通常效果就不理想。

痛经

病症简介 痛经是指妇女在经期前后，出现小腹或腰部疼痛，甚至痛及腰骶。每随月经周期而发，严重者可伴恶心呕吐、冷汗淋漓、手足厥冷，甚至昏厥，给工作及生活带来影响。

病症类型

原发性痛经
继发性痛经

临床表现 妇女经期或行经前后。疼痛部位多在下腹部，重者可放射至腰骶部或股内前侧。约有50%以上病人伴有全身症状：乳房胀痛、肛门坠胀、胸闷烦躁、悲伤易怒、心惊失眠、头痛头晕、恶心呕吐、胃痛腹泻、倦怠乏力、面色苍白、四肢冰冷、冷汗淋漓、虚脱昏厥等。

致病原因 Reason

子宫异常、精神因素、遗传因素、妇科病、少女初潮、心理压力大、久坐导致气血循环变差、经血运行不畅、爱吃冷饮等皆可能造成痛经；经期剧烈运动、受风寒湿冷侵袭等均易引发痛经；受某些工业或化学性质气味刺激等亦可能造成痛经。

Good Food 相宜食物搭配及功效

蛋黄

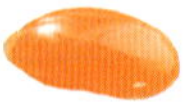

黄豆

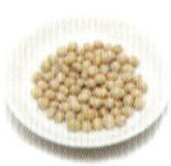

芝麻

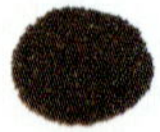

坚果

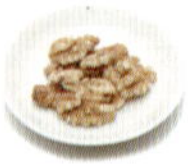

补充富含维生素E的食物

板栗

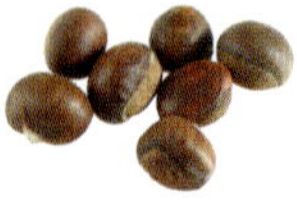

荔枝

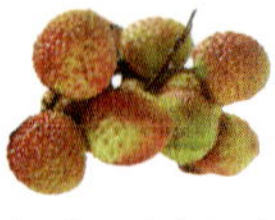

红糖

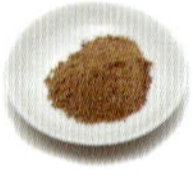

生姜

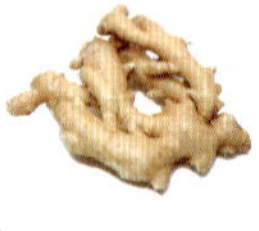

寒凝气滞、性寒怕冷者，应吃温经散寒的食物

Good Food
相宜食物搭配及功效

茴香

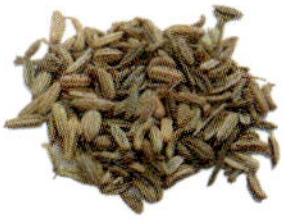

花椒

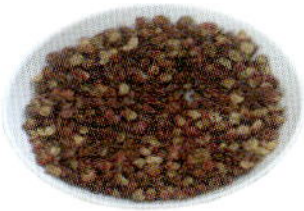

胡椒

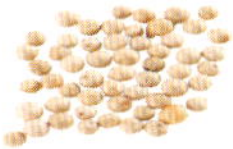

寒凝气滞、性寒怕冷者，应吃温经散寒的食物

芹菜

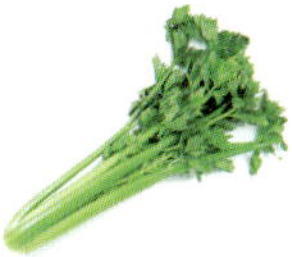

荠菜

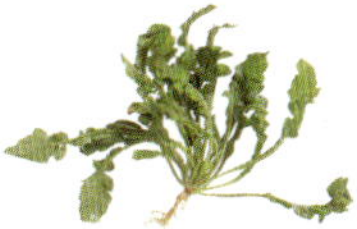

菠菜

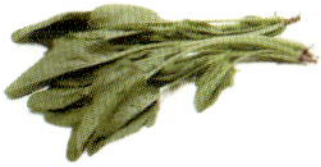

香菜

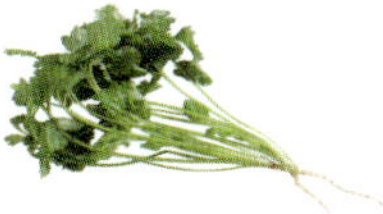

空心菜

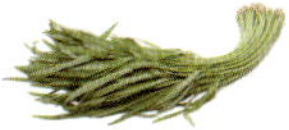

香蕉

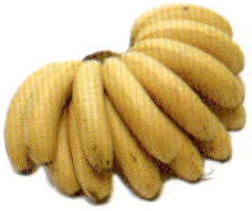

胡萝卜

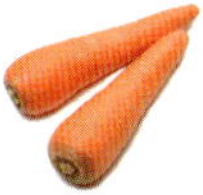

柑橘

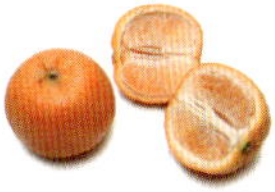

苹果

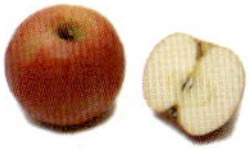

佛手柑

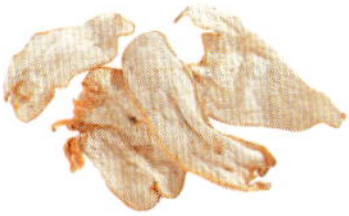

气滞血瘀者，应吃些通气化瘀的食物

Good Food 相宜食物搭配及功效

核桃

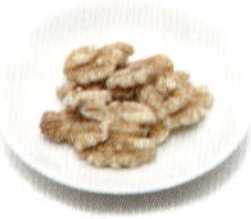

枸杞

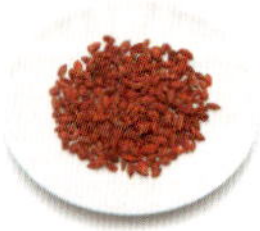

龙眼

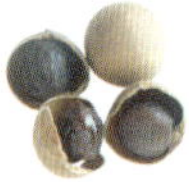

青枣

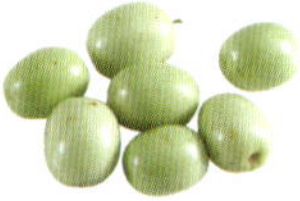

山药

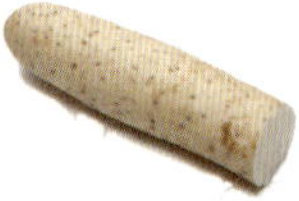

身体虚弱者，宜吃些补气、补血、补肾之品

Bad Food 相克食物搭配及后果

螃蟹

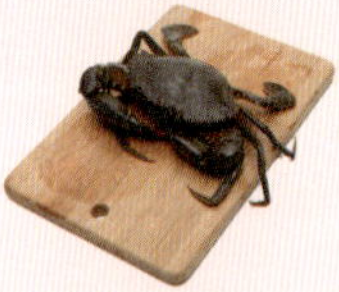

牡蛎

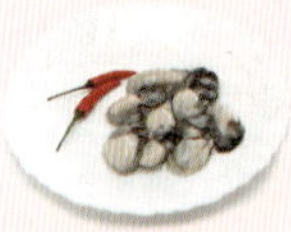

西瓜

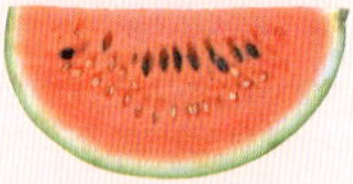

寒性及海鲜类食物

浓茶

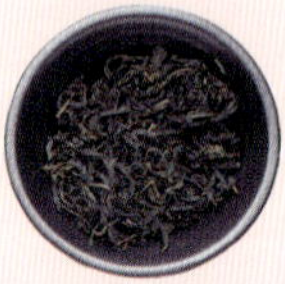

柿子

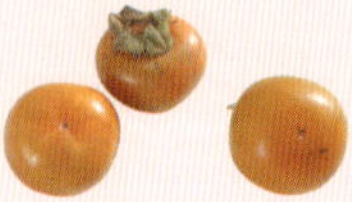

冰品类

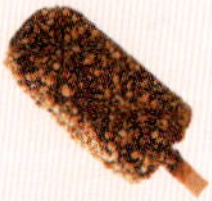

妨碍铁元素吸收的食物

Bad Food 相克食物搭配及后果

白酒

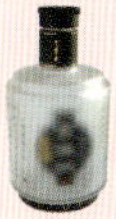

咖啡

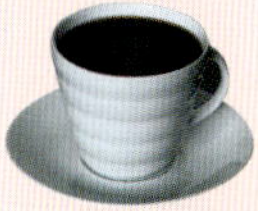

碳酸饮料

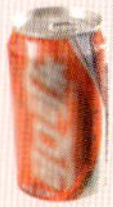

啤酒

含有咖啡因和酒精的饮料

奶油

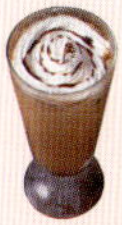

乳玛琳

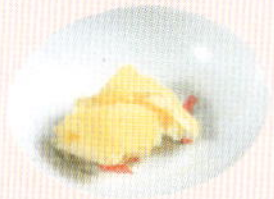

影响镁元素吸收的食物

生活之宜

①讲究生理期卫生，平时可泡温泉浴。
②平时加强体育锻炼，可练习瑜伽操。
③保持心情愉悦。

生活之忌

①生理期受寒受潮。
②抽烟、喝酒，饮用含有咖啡因的饮料和碳酸饮料。
③精神压力大，情绪抑郁烦躁。

生活一点通

缓解痛经的方法

①热敷法，在小腹上放个暖水袋，或在床上放一条加热的毯子。
②喝牛奶可以补充体内钙质，帮助体内电离子平衡，缓解痛经。

不孕症

病症简介 不孕症是指婚后有正常性生活，未避孕，同居2年而未能怀孕者，一般指女性而言。目前也有将期限定为一年的说法。

临床表现 ①原发性不孕症的临床表现是婚后未避孕，从未受孕为原发性不孕。②继发性不孕症的临床表现是曾经有过妊娠而后并未避孕，连续2年以上不孕。

病症类型

原发性不孕症
继发性不孕症

致病原因 Reason

①排卵功能障碍，月经周期中无排卵，或排卵后黄体功能不健全。②生殖器官先天性发育异常或后天性生殖器官病变，妨碍精子与卵子相遇。③免疫学因素，女性生殖道或血清中存在有抗精子抗体，导致不孕或不育。④性生活失调、性知识缺乏、全身系统性疾病及不明原因等引起不孕。

Good Food 相宜食物搭配及功效

鸡蛋

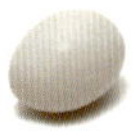

青枣

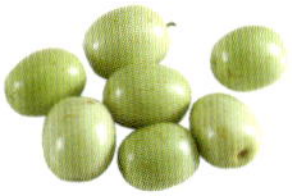

富含蛋白质、维生素和矿物质元素的食物

Bad Food 相克食物搭配及后果

酒

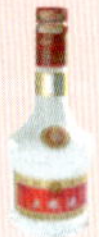

大蒜

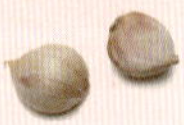

咖啡

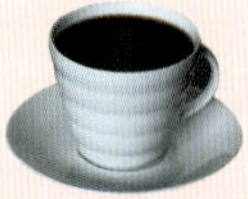

对怀孕有不良影响的食物

后记

中国有句话说“药补不如食补”，可见食物对我们人体的健康具有很大的影响力。本书所介绍的药物与食物的相克，是指药物与食物之间、药物与药物之间、食物与食物之间存在着相互拮抗、相互制约的关系。如果搭配不当，就会引起中毒或不适反应，这些反应大多是呈慢性过程，往往在人体消化吸收和代谢过程中，降低药物或营养物质的利用率，因此导致营养缺乏，代谢失常，产生疾病或让病情变严重。

书中从食物的性味、适宜对象、搭配宜忌、食物相宜与相克等角度，全面分析了上千种食材的最佳搭配方式，并纠正错误的饮食习惯。

希望本书能帮更多人快速掌握食物搭配的健康密码，准确把握饮食搭配的方法，长保健康。

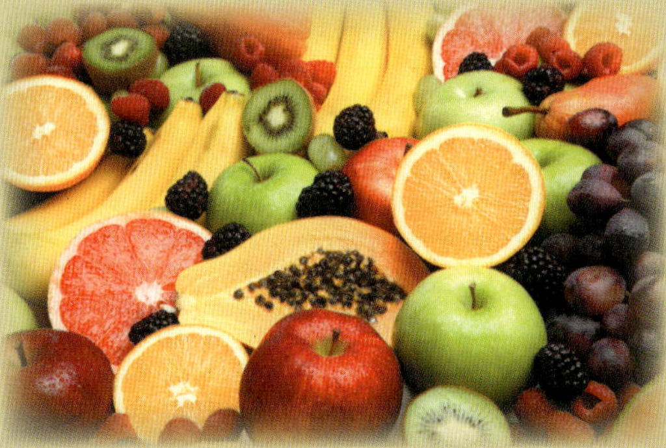

图书在版编目（CIP）数据

饮食相宜与相克速查图典/胡维勤主编.—乌鲁木齐:新疆人民卫生出版社,2015.6

ISBN 978-7-5372-6272-9

Ⅰ.①饮… Ⅱ.①胡… Ⅲ.①忌口—图解 Ⅳ.①R155-64

中国版本图书馆CIP数据核字(2015)第125134号

饮食相宜与相克速查图典

YINSHI XIANGYI YU XIANGKE SUCHA TUDIAN

出版发行	新疆人民出版總社 新疆人民卫生出版社
策划编辑	卓　灵
责任编辑	张　宁
版式设计	宫本夜猫、健呈电脑排版股份有限公司
封面设计	肖　冰
地　址	新疆乌鲁木齐市龙泉街196号
电　话	0991-2824446
邮　编	830004
网　址	http: //www.xjpsp.com
印　刷	深圳市雅佳图印刷有限公司
经　销	全国新华书店
开　本	120毫米×170毫米 32开
印　张	12
字　数	200千字
版　次	2015年9月第1版
印　次	2015年9月第1次印刷
定　价	35.00元